全国高等职业院校预防医学专业规划教材

卫生统计学

（供预防医学、公共卫生管理、医学营养、卫生检验与检疫技术、医学检验技术等专业用）

主　　编	卢晓红　周玲凤
副 主 编	王　丹　叶　海　蒋建平　李彦国
编　　者	（以姓氏笔画为序）
	王　丹（重庆三峡医药高等专科学校）
	王小贤（安徽医学高等专科学校）
	王保东（绵阳市疾病预防控制中心）
	卢晓红（四川中医药高等专科学校）
	叶　海（福建卫生职业技术学院）
	李　科（重庆医药高等专科学校）
	李彦国（沧州医学高等专科学校）
	何美慧（长春医学高等专科学校）
	沈倩倩（重庆市渝中区疾病预防控制中心）
	周玲凤（广东江门中医药职业学院）
	曹　毅（遵义医药高等专科学校）
	蒋建平（湖南中医药高等专科学校）
编写秘书	张玉蝶（四川中医药高等专科学校）

中国健康传媒集团
中国医药科技出版社 ·北京

内 容 提 要

本教材为"全国高等职业院校预防医学专业规划教材"之一，本教材共 15 章，对接国家公共卫生执业助理医师资格考试的知识点。教材着力培养学生开展医学科学研究、运用统计学方法分析资料、应用统计软件实现数据管理和分析、正确理解和表达统计分析结果的综合能力。文字表达上力求通俗易懂，层次清晰，淡化统计公式的推导及计算过程。教材力图达到定位明确、内容优化、重点突出、循序渐进，便于学生自学的编写特色。本教材为书网融合教材，即纸质教材有机融合电子教材、教学配套资源（PPT、微课、视频、图片等）、题库系统、数字化教学服务（在线教学、在线作业、在线考试）。

本教材适合高等职业院校预防医学、公共卫生管理、医学营养、卫生检验与检疫技术、医学检验技术等专业教学使用，也可供公共卫生专业人才、临床医生及相关科研工作者参考使用。

图书在版编目（CIP）数据

卫生统计学/卢晓红，周玲凤主编．—北京：中国医药科技出版社，2023.12（2025.7 重印）．
全国高等职业院校预防医学专业规划教材
ISBN 978 - 7 - 5214 - 4328 - 8

Ⅰ．①卫…　Ⅱ．①卢…　②周…　Ⅲ．①卫生统计学 - 高等职业教育 - 教材　Ⅳ．①R195.1

中国国家版本馆 CIP 数据核字（2023）第 247552 号

美术编辑　陈君杞
版式设计　友全图文

出版　**中国健康传媒集团** | 中国医药科技出版社
地址　北京市海淀区文慧园北路甲 22 号
邮编　100082
电话　发行：010 - 62227427　邮购：010 - 62236938
网址　www. cmstp. com
规格　889×1194mm $\frac{1}{16}$
印张　16 $\frac{3}{4}$
字数　480 千字
版次　2024 年 5 月第 1 版
印次　2025 年 7 月第 2 次印刷
印刷　天津市银博印刷集团有限公司
经销　全国各地新华书店
书号　ISBN 978 - 7 - 5214 - 4328 - 8
定价　**58.00 元**

获取新书信息、投稿、为图书纠错，请扫码联系我们。

为了贯彻党的二十大精神，落实《国家职业教育改革实施方案》《关于推动现代职业教育高质量发展的意见》等文件精神，对标国家健康战略、服务健康产业转型升级，服务职业教育教学改革，对接职业岗位需求，强化职业能力培养，中国健康传媒集团中国医药科技出版社在教育部、国家药品监督管理局的领导下，组织相关院校和企业专家编写"全国高等职业院校预防医学专业规划教材"。本套教材具有以下特点。

1. 强化课程思政，体现立德树人

坚决把立德树人贯穿、落实到教材建设全过程的各方面、各环节。教材编写将价值塑造、知识传授和能力培养三者融为一体。在教材专业内容中渗透我国医疗卫生事业人才培养需要的有温度、有情怀的职业素养要求，着重体现加强救死扶伤的道术、心中有爱的仁术、知识扎实的学术、本领过硬的技术、方法科学的艺术的教育。引导学生始终把人民群众生命安全和身体健康放在首位，尊重患者，善于沟通，提升综合素养和人文修养，提升依法应对重大突发公共卫生事件的能力，做医德高尚、医术精湛的健康守护者。

2. 体现职教精神，突出必需够用

教材编写坚持"以就业为导向、以全面素质为基础、以能力为本位"的现代职业教育教学改革方向，根据《高等职业学校专业教学标准》《职业教育专业目录 (2021)》要求，教材编写落实"必需、够用"原则，以培养满足岗位需求、教学需求和社会需求的高素质技能型人才，体现高职教育特点。同时做到与技能竞赛考核、职业技能等级证书考核的有机结合。

3. 坚持工学结合，注重德技并修

围绕"教随产出，产教同行"，教材融入行业人员参与编写，强化以岗位需求为导向的理实教学，注重理论知识与岗位需求相结合，对接职业标准和岗位要求。设置"学习目标""情景导入""知识链接""重点小结""练习题"等模块，培养学生理论联系实践的综合分析能力；增强教材的可读性和实用性，培养学生学习的自觉性和主动性，强化培养学生创新思维能力和操作能力。

4.建设立体教材，丰富教学资源

依托"医药大学堂"在线学习平台搭建与教材配套的数字化资源(数字教材、教学课件、图片、视频、动画及练习题等),丰富多样化、立体化教学资源，并提升教学手段，促进师生互动，满足教学管理需要，为提高教育教学水平和质量提供支撑。

本套教材的出版得到了全国知名专家的精心指导和各有关院校领导与编者的大力支持，在此一并表示衷心感谢。希望广大师生在教学中积极使用本套教材并提出宝贵意见，以便修订完善，共同打造精品教材。

数字化教材编委会

主　　编　卢晓红　周玲凤

副 主 编　王　丹　叶　海　蒋建平　李彦国

编　　者　（以姓氏笔画为序）

王　丹（重庆三峡医药高等专科学校）

王小贤（安徽医学高等专科学校）

王保东（绵阳市疾病预防控制中心）

卢晓红（四川中医药高等专科学校）

叶　海（福建卫生职业技术学院）

李　科（重庆医药高等专科学校）

李彦国（沧州医学高等专科学校）

何美慧（长春医学高等专科学校）

沈倩倩（重庆市渝中区疾病预防控制中心）

周玲凤（广东江门中医药职业学院）

曹　毅（遵义医药高等专科学校）

蒋建平（湖南中医药高等专科学校）

编写秘书　张玉蝶（四川中医药高等专科学校）

PREFACE
前言 ▶

卫生统计学是将统计学的原理和方法应用于医学，特别是公共卫生学领域的研究，是关于医学，尤其是公共卫生研究中资料的收集、整理、分析、解释和表述的一门科学。由于公共卫生领域研究的对象为人群，人群的健康及其影响因素较复杂，具有生物变异性和影响因素的复杂性，需要借助卫生统计学的方法进行统计分析，解决公共卫生与医学科研的实际问题。卫生统计学是正确认识医学领域的客观规律、总结工作经验、进行疾病防治工作和医学科研的重要工具。统计学思维和方法已经渗透到医学研究和卫生决策当中，目前卫生统计学已经成为医学研究领域中的重要组成部分。

本教材是根据《国家职业教育改革实施方案》《职业教育提质培优行动计划（2020—2023 年）》《关于推进现代职业教育高质量发展的意见》等有关精神编写的供高等职业院校预防医学专业教学使用的第一版教材。教材强化体现职教精神，突出必需够用，教材密切联系医疗卫生科研和工作需要，主要介绍卫生统计学的基本内容，侧重于常用统计方法在预防医学中的应用。本教材的编写有以下 3 个方面的特点。

1. 强调基本理论和基本技能的实际应用。全书共 15 章，其中第 1 ~ 12 章介绍卫生统计学的基本理论、基本知识和基本技能，第 13 ~ 15 章介绍人口健康统计、调查与实验研究。为使学生在学习和理解统计方法与原理的同时学会正确应用，各章编写重点突出两个方面的内容：①由医学研究和实践的实际案例引入各章的统计基本概念和方法，目的是让学生通过本章内容的学习后能够解决类似的问题；②部分章节后有实训内容，针对章节涉及的案例以及拓展案例给出 SPSS 统计软件的使用程序和计算结果，目的是让学生在理解统计概念的同时学会用 SPSS 统计软件快速计算出结果，理解统计原理和结果解释。

2. 本教材在部分内容的编写结构上与以往的《卫生统计学》教材有所不同。一是将统计表与统计图的内容放在第二章，为后续章节的学习打下基础；二是将资料的统计描述与统计推断集中在相邻的章节，有助于学生对资料统计分析的整体认识。

3. 本教材为书网融合教材，在纸质教材的基础上，融入了更多更实用的数字化教学资源，如课程知识点体系、PPT、微课、题库系统等，以更好地满足线上线下混合学习需求。

本教材的编写人员为高职高专院校从事卫生统计学教学多年的专兼职教师，积累了一定的教学经验，能把握教材中的重点和难点。本教材以表达正确、思路清晰、重点突出、易于理解、贴近工作岗位需求为原则进行编写，将教学中积累的教学体会融入其中，希望该书成为学生学习的良师益友。

由于编者的水平和实际经验所限，书中不足之处敬请专家和读者批评指正。

编　者
2024 年 3 月

CONTENTS

◀目录

第一章 绪 论

PPT

学习目标

知识目标

1. **掌握** 统计学涉及的基本概念；统计资料的变量类型。
2. **熟悉** 统计工作的基本步骤。
3. **了解** 卫生统计学的概念；统计资料的来源。

能力目标

具备区分统计资料类型的能力。

素质目标

通过本章的学习，树立统计数据"真实性"的核心价值观念。

情景导入

情景描述： 某医师开展一项长跑锻炼是否对心率有改变的研究，在进行简单实验设计后，随机抽取某高校经常参加长跑锻炼的 15 名男生，测量其晨脉数（次/分）分别为 48、54、60、64、48、55、54、45、50、48、56、48、49、50、62，计算出其晨脉平均数为 52.73 次/分。查阅文献了解到一般高校男生的晨脉均数为 65 次/分，因此就得出"经常参加长跑锻炼的高校男生晨脉次数低于一般高校男生"的结论。

思考：

1. 该医师得到的资料属于何种类型？
2. 该资料属于何种设计类型？
3. 该医师的研究结论是否正确？为什么？
4. 该资料分析需要采用何种统计方法？

第一节 统计学与卫生统计学的概念

统计学是关于数据的收集、整理、分析、解释和表述的一门科学，分成数理统计学和应用统计学两个主要领域。数理统计学侧重统计分析方法建立以及统计方法的原理，而应用统计学则是结合特定专业的研究特点，将数理统计学的原理和方法具体化，从而产生加以前缀的统计学，如生物统计学、心理统计学、社会统计学等。卫生统计学属于应用统计学的范畴，是将数理统计学的原理和方法应用于医学，特别是公共卫生学领域的研究，是关于医学，尤其是公共卫生研究中资料的收集、整理、分析、解释和表述的一门科学。统计学思维和方法已经渗透到医学研究和卫生决策当中，目前卫生统计学已经成为医学研究领域中的重要组成部分。

第二节　统计学涉及的常用基本概念

一、总体、样本和抽样研究

1. 总体　是根据研究目的确定的所有同质观察单位的全体。观察单位是根据研究目的确定的最基本的研究对象单位。根据不同的研究目的，观察单位可以是一个人、一个家庭、一个地区、一个采样点等。如观察单位是一个人时，则 100 个观察单位就是指 100 个人；观察单位为采样点时，则 50 个观察单位就是 50 个采样点。例如，调查某地 2023 年 7 岁正常男孩的身高，则观察对象为该地 2023 年全体 7 岁正常男孩，观察单位为每个男孩，观察值为测得的身高值。同质的含义是凡是影响研究指标的因素尽可能相同，此处的同质基础是同一地区、同一年份、同一年龄的正常男孩。这里的总体明确规定空间、时间、人群范围内有限个观察单位，此为有限总体。在另一些情形下，总体的概念是设想或抽象的，如观察某药治疗过敏性哮喘的效果，这里的总体应包括该药治疗的所有过敏性哮喘患者，没有时间和空间范围的限制，观察单位的全体数只是理论上存在，因而可视为"无限"，该总体称为无限总体。

2. 样本　是从总体中随机抽取一部分有代表性的观察单位组成的。为保证样本的代表性，抽样时必须保证随机抽样。所谓随机抽样，就是指总体中的每个观察单位都有同等的机会（概率）被抽中进入样本，随机抽样的方法有很多，有单纯随机抽样、系统抽样、分层抽样、整群抽样等（见第十四章）。样本中包含的观察单位数称为该样本的样本含量。如上例，可从当地 2023 年全体 7 岁正常男孩中，随机抽取 100 名男孩组成样本，并逐个进行身高测量，从而得到这 100 个男孩的身高测量值，这 100 个身高测量值就组成了样本资料（数据）；又如观察某药治疗过敏性哮喘的效果，我们从就诊的过敏性哮喘患者中，随机抽取 120 名患者，观察其治疗效果就组成了治疗效果的样本。值得注意的是，获取样本仅仅是手段，我们的研究目的是通过样本信息来推断总体特征。

3. 抽样研究　对从所研究的总体中随机抽取有代表性的一部分个体构成的样本进行的研究称为抽样研究。抽样研究的目的是通过对样本资料计算的指标去推测总体。无限总体是无法进行总体研究的，即使是有限总体，正常情形下为节约人力、物力和时间，也会选择对样本进行研究，所以医学研究的资料多数是通过抽样研究获得的。如欲了解某地 2023 年 7 岁男孩的平均身高，该地 2023 年所有 7 岁男孩是一个总体，但是我们不可能，而且也没有必要把每个 7 岁男孩都找到测量其身高值。因此可以从总体中随机抽取一定数量的 7 岁男孩作为样本，测量其身高值，并计算样本的平均身高（$\bar{x}$）。如果这个样本均数具有代表性，而且是可靠的，即可用该样本的平均身高（$\bar{x}$）去推测该地 2023 年 7 岁男孩总体的平均身高（μ）。

二、同质与变异

具有同质特征的事物，其个体观察值之间的差异在统计学上称为变异。统计学所研究的对象是以同质为前提，并具有变异的事物或现象。严格来讲，同质基础上的个体变量值之间的差异称为个体变异。例如，调查某地 2023 年 7 岁男孩身高，它的同质基础是同地区、同年份、同年龄、同性别的健康儿童，这些 7 岁男孩的身高值有的相同，有的不相同，存在差异，这种身高值之间的差异就是变异。又如，研究某药治疗过敏性哮喘的疗效，所有研究对象都必须是确诊为过敏性哮喘的患者，而且病情相同，在这种同质的基础上观察疗效，有的人治愈，有的人未治愈，这种差异就是变异。

三、标志与指标

标志是描述总体单位属性或特征的名称，标志分为品质标志和数量标志。品质标志如性别、血型、职业等，数量标志如年龄、身高、体重等。品质标志反映总体单位品质特征，数量标志反映总体单位数量特征。在统计工作和统计理论研究中，往往直接将说明总体数量特征的概念及其数值的综合称为指标。一个完整的指标一般由指标名称和指标数值两部分组成，它体现了事物质的规定性和量的规定性两个方面的特点。

四、参数、统计量与参数估计

1. 参数　描述总体分布特征的统计指标称为参数，如总体均数（μ）、总体率（π）、总体标准差（σ）等。对某一总体而言参数是固定不变的。大多数情况下，总体参数是未知的，往往是通过抽样研究，利用样本统计量来估计总体参数。参数要求用希腊字母表示。

2. 统计量　描述样本分布特征的指标称为统计量，如样本均数（$\bar{x}$）、样本率（p）、样本标准差（s），样本指标要求用拉丁字母表示。统计量是在相应总体参数附近波动的随机变量。

3. 参数估计　一般情况下，参数是未知的，需要用统计量去估计，用统计量去推论参数的方法在统计学上称为参数估计。例如，总体均数的区间估计（见第四章）和参数检验（见第五章）。

五、误差

任何周密的科研设计，都不可能没有误差。误差通常指测量值与真实值，以及样本统计量与总体参数之间的差别。前者包含系统误差和随机测量误差，后者即为抽样误差。随机测量误差和抽样误差都属于随机误差，统计学研究和处理的重要内容是抽样误差。

1. 系统误差　由某种必然因素导致的测量值与真实值之间的差别。系统误差发生的常见原因包括：①对调查问卷理解有误或操作方法不正确；②仪器不准确或试剂不合格；③医生诊断疾病的标准偏高或偏低；④调查或实验过程中的环境因素发生改变，如实验过程中的作用时间掌握不一致、现场调查过程出现不必要的外在干预等。系统误差不是偶然机遇造成的，具有一定的倾向性，观察结果全部偏向一个方向，全部偏高或全部偏低。系统误差一旦发生，统计学是无法解决的，因此要尽可能避免。大多数系统误差可通过周密的研究设计和调查（或测量）过程的严格质量控制得以避免。

2. 随机测量误差　表现为对同一观察单位多次观察的结果不尽相同，是偶然机遇所致，故无方向性。如对同一样品多次测量，观察结果或大或小、或正或负，不完全一致。随机测量误差是不可避免的，再精确的测量仪器也会存在此误差，但只要将该误差控制在允许的一定范围内，获得的数据是可以使用的，常用方法是对同一观察对象进行多次测量求均值。

3. 抽样误差　在抽样研究中，即使消除了系统误差，控制了随机测量误差，样本指标与总体指标之间仍然存在差别，这种在抽样研究中，样本指标与总体指标之间的差异称为抽样误差。抽样误差的原因是个体变异所致，是客观存在、不可避免的。抽样误差可以通过统计方法估计，也可通过增大样本含量从而使抽样误差减小。

六、概率与频率

概率是对总体而言的，是指某随机事件发生可能性大小的数值，常用符号 P 来表示。随机事件的概率值在 0 与 1 之间，即 $0 \leq P \leq 1$，常用小数或百分数表示。P 越接近 1，表示该事件发生的可能性越大；

P 越接近 0，表示该事件发生的可能性越小。$P = 0$ 表示该事件不可能发生，称为不可能事件。$P = 1$ 表示该事件必然发生，称为必然事件。这两类事件具有确定性，不是随机事件，但可视为随机事件的特例。

频率是对样本而言的，指一次试验结果计算得到的样本率，用 p 表示。例如某药治疗 100 个患者，治愈 80 人，其治愈率为 80%，这是一个频率指标。如果经过多次试验和足够多患者的治疗，其治愈率稳定在 80%，此时就可以认为该药治愈该病的可能性，即概率为 80%。统计学的许多结论都是概率得到的。统计学上将 $P \leq 0.05$ 或 $P \leq 0.01$ 称为小概率事件，表示某事件在一次试验或观察中该事件发生的可能性很小，可以认为在一次抽样研究中几乎不可能发生。

第三节　统计资料的变量类型

卫生统计资料的变量类型按照变量值的特点，一般分为数值变量和分类变量两种。不同类型的变量需要计算不同的统计指标以及选用恰当的统计分析方法。根据分析目的，资料的类型可进行转换。

一、数值资料

采用定量的方法对每一个观察单位测定其某项特征的大小所得的资料称为数值资料，也称计量资料或定量资料。如调查研究对象的身高（cm）、体重（kg）、脉搏（次/分）、血压（kPa）等，其变量值是定量的，表现为数值的大小，一般具有度量衡单位。描述数值资料特征的统计指标有平均数、标准差（见第三章），统计分析方法主要有 t 检验、方差分析、秩和检验、直线相关与直线回归（见第五、六、十、十一、十二章）。

二、分类资料

通过确定每个观察单位的某项特征的性质或差别得到的数据称为分类资料，其变量值是定性的，没有度量衡单位。根据类别之间是否有程度上的差别，分为无序分类资料和有序分类资料两种。

1. 无序分类资料　也称为计数资料，是将观察单位按照某种性质或类别分组，然后清点各组的观察单位数所得的资料。例如了解某单位职工的性别构成，根据性别分为男、女，然后统计男、女的人数；再如欲了解某疾病患者的血型情况，根据血型分为 A、B、AB、O 型，然后统计各血型的人数。无序分类资料常用的统计指标有率、构成比（见第七章），统计分析方法主要有 χ^2 检验（见第九章）。

2. 有序分类资料　也称为等级资料、半定量资料，是将观察单位按照某种性质或类别的不同程度分组，然后清点各组的观察单位数所得的资料。例如，按照疗效的不同程度分为治愈、显效、好转、无效四类，分别统计各组中的人数，此时得到的资料有定量的性质（治疗程度的排列）和定性的特征（清点各组人数）。这种变量是介于数值变量和分类变量之间的一种有序变量，属于半定量资料。有序分类资料的统计指标也可用构成比表示（见第七章），统计分析方法可以用秩和检验（见第十章）。

三、变量转换

统计分析方法的选用与统计资料的类型密切相关。在资料统计分析过程中，根据分析目的，变量之间经常需要进行转换。

1. 数值资料转化为分类资料　例如，观察某人群的脉搏数（次/分）属于数值资料。根据专业知识，将脉搏数在 60～100 次/分定义为正常，脉搏数 <60 次/分或 >100 次/分定义为异常，然后统计脉搏正常、异常的人数，此时数值资料就转变为二分类资料；如再进一步细分，将脉搏数 <60 次/分、60~100 次/分、>100 次/分分别定义为缓脉、正常、速脉三个等级，然后清点各组人数，此时资料转变为等级资料。值得注意的是，虽然数值资料可以转化为分类资料，但这样损失了资料提供的信息量。因此，统计工作收集到的数值资料应尽量采用数值资料的统计分析方法。

2. 分类资料转化为数值资料　很多情况下，数据需要使用计算机处理。为便于计算机的识别和运算，对分类变量可以通过赋值进行数量化转换。例如将文化程度为文盲、小学、初中、高中、大学及以上分别赋值为 0、1、2、3、4；将调查对象的满意程度为很满意、较满意、一般满意、不满意分别赋值为 3、2、1、0 分，这样不仅仅是一种"数据代码"，而且也有量的差别。

第四节　卫生统计工作的基本步骤

知识链接

大数据与人工智能

大数据是指无法在一定时间内用常规软件工具对其内容进行抓取、管理和处理的数据集合。数据可以是数字、数据、图像、音频、视频等，大数据 = "海量数据" + "复杂类型的数据"。

世界主要国家把发展新一代人工智能技术作为抢占未来发展的战略制高点和打赢新一轮国际竞争的先棋手。人工智能与大数据密不可分，可以将大数据的应用归纳为人工智能，随着人工智能的快速应用与普及，大数据不断累积，深度学习与强化学习等算法不断优化，大数据技术将与人工智能更紧密地结合，具备对数据的理解、分析、发现和决策能力，从而从数据中获取更准确、更深层次的知识、挖掘数据背后的价值，大数据成为人工智能持续快速发展的动力来源。

卫生统计工作的基本步骤包括设计、收集资料、整理资料和分析资料四个基本步骤。

一、设计

在进行调查研究、实验研究等工作时，需要事先做好研究设计。设计是事先对研究做出一个全面、详细的计划，即对资料的收集、整理和分析全过程的设想和安排。设计是开展研究工作的前提和依据。研究设计包括专业设计和统计设计，专业设计以专业为出发点，如选题、形成假说、干预措施等；统计设计围绕专业设计进行，考虑对资料的收集、整理和分析，如样本的来源、样本量、干预措施的分配、统计设计类型、测量指标的选择、统计分析方法等（见第十四、十五章）。

二、收集资料

收集资料的任务是按照设计方案取得准确、可靠的原始数据。

（一）统计资料的来源

统计资料的来源很多，可概括为经常性资料和一时性资料两大类。

1. 经常性资料　一般指卫生工作中的原始记录。①统计报表，如疫情报表、医疗机构的工作报表等。②医疗卫生工作记录、报告单和报告卡等，如门诊病历、住院病历、健康检查记录等。

2. 一时性资料　根据专题调查或实验研究的需要而专门设计的调查表，如对某地区进行健康服务需求调查、卫生人力资源调查等。

（二）统计资料的收集要求

数据的收集应遵循及时、准确、完整三个原则。为此，要求数据收集人员应由整体素质高、责任心强、工作细致并接受统一培训的人员来承担。

三、整理资料

整理资料是将收集到的原始数据系统化、条理化，便于后续的统计指标计算和深入的统计分析。

（一）原始数据的检查与核对

一是检查原始记录的数据有无错误和遗漏，是否按照填表要求填写；二是检查数据的取值范围有无异常；三是检查数据间的逻辑关系。

（二）数据的分组整理汇总

系统化和条理化是根据研究目的将原始数据合理分组、归纳汇总。常见的分组方法有两类。

1. 质量分组 按事件的性质或类型分组，这类方法适用于分类资料。如将调查对象按照性别、职业、民族分组；脉搏按缓脉、正常、速脉分组；疗效按治愈、好转、无效分组等。

2. 数量分组 按照数值的大小进行分组，这类分组方法适用于数值资料。如按照血清总胆固醇值 0.5mmol/L 为一组，即频数表的编制（见第三章）。

四、分析资料

分析资料的目的是按照统计设计的要求，结合资料的类型计算相关统计指标，以及阐明事物的内在联系和规律。统计分析的内容一是统计描述，包括结合统计指标、统计图表等方式描述变量的数量特征和分布规律；二是对样本指标进行参数估计和假设检验，并结合专业知识解释分析结果，用样本信息去推断总体特征。

实训一 SPSS 统计软件介绍与数据文件建立

【实训目的】

1. 能够进行 SPSS 统计软件的操作。
2. 能够完成 SPSS 统计软件的数据录入和读取，变量定义，变量转换。

【实训准备】

1. 物品 计算机。
2. 环境 MS Windows 系统、IBM SPSS Statistics 统计软件等。

【实训学时】

2 学时。

【实训内容、方法与结果】

统计是要与大量的数据打交道的，涉及大量的计算和图表绘制。现代的数据分析工作如果离开统计软件几乎是无法正常开展的。在准确理解和掌握了各种统计方法原理之后，再来掌握一种统计分析软件的实际操作，是十分必要的。

常见的统计分析软件有 SAS、SPSS、Stata、Excel 等。这些统计软件的功能和作用大同小异，各自有所侧重。其中的 SAS 和 SPSS 是目前在大型企业、各类院校以及科研机构中较为流行的两种统计软件。SAS 涉及编程，而 SPSS 的 Windows 风格操作界面便于人机互动、功能强大、易学、易用，几乎包含全部的统计分析方法，具备完善的数据定义、操作管理和开放的数据接口以及灵活美观的统计图表制作，对于非统计专业的人而言更为流行。

一、SPSS 简史

SPSS（Statistical Package for the Social Sciences）意为社会科学统计软件包，最初由美国斯坦福大学的三位研究生于 1968 年研发，同时成立了 SPSS 公司，深受各行各业用户的喜爱。1992 年推出 Windows 版本，随着服务领域的扩大和服务深度的增加，SPSS 公司于 2000 年将名称更改为 SPSS（Statistical Product and Service Solutions，意为统计产品与服务解决方案）。2009 年 IBM 公司收购软件提供商 SPSS 公司，并将软件更名为 IBM SPSS Statistics。为适应各种操作系统平台的要求经历了多次版本更新，各种版本的 SPSS for Windows 大同小异，本书我们选择 IBM SPSS Statistics 26.0 进行介绍。

二、SPSS 的启动

安装 SPSS 后，双击桌面上 SPSS Statistics 26.0 图标，或者在 Windows 任务栏中单击"开始→程序→IBM SPSS Statistics→IBM SPSS Statistics 26.0"即可启动 SPSS 软件，进入对话框，如实训图 1-1、1-2 所示。

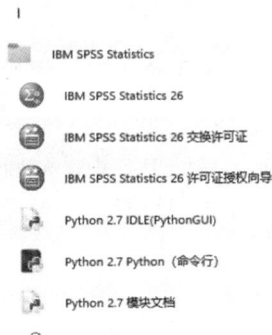

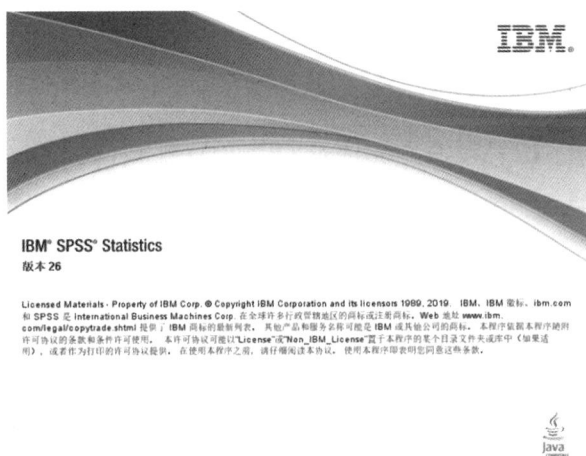

实训图 1-1　SPSS 启动　　　　实训图 1-2　IBM SPSS Statistics 26.0 启动对话框

三、SPSS 软件的退出

SPSS 软件的退出方法与其他 Windows 应用程序相同，有两种常用的退出方法。

1. 按菜单栏"文件→退出"的顺序使用菜单命令退出程序。

2. 直接单击 SPSS 窗口右上角的"关闭"按钮，回答系统提出的是否保存的问题之后即可安全退出程序。

四、SPSS 的主要窗口介绍

SPSS 软件运行过程中会出现多个界面，各个界面用处不同。其中，最主要的界面有三个：数据编辑窗口、结果输出窗口和语法编辑窗口。

（一）数据编辑窗口

启动 SPSS 后看到的第一个窗口便是数据编辑窗口，如实训图 1 - 3 所示。实际使用中，可同时打开多个数据编辑窗口。在数据编辑窗口中可以进行数据的录入、编辑以及变量属性的定义和编辑，它是 SPSS 的基本界面。数据编辑窗口主要由以下几部分构成：标题栏、菜单栏、工具栏、编辑栏、变量名栏、观测序号、窗口切换标签、状态栏。SPSS 的数据文件可以直接通过 SPSS 的数据编辑窗口建立，也可以调入其他数据库建立好的数据，SPSS 的数据文件以后缀名 ".sav" 的格式保存。

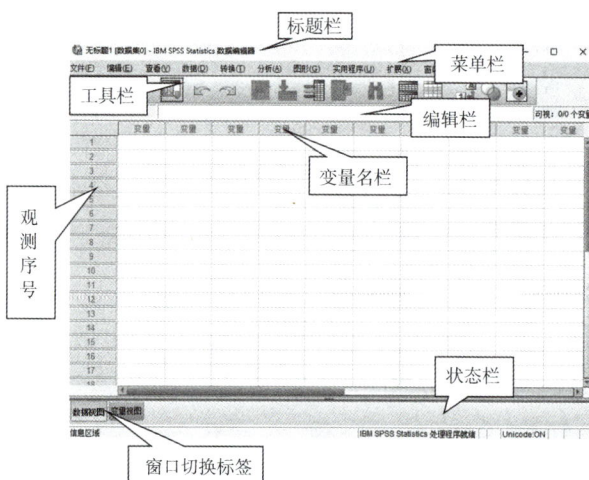

实训图 1 - 3 数据浏览界面

1. 标题栏 显示数据编辑的数据文件名。

2. 菜单栏 通过对这些菜单的选择，用户可以进行几乎所有的 SPSS 操作。关于菜单的详细操作步骤将在后续实验内容中分别介绍。

3. 工具栏 为了方便用户操作，SPSS 软件把菜单项中常用的命令放到了工具栏里。当鼠标停留在某个工具栏按钮上时，会自动跳出一个文本框，提示当前按钮的功能。另外，如果用户对系统预设的工具栏设置不满意，也可以用 "查看→工具栏→定制" 命令对工具栏按钮进行定义。

4. 编辑栏 可以输入数据，以使它显示在内容区指定的方格里。

5. 变量名栏 列出了数据文件中所包含变量的变量名。

6. 观测序号 列出了数据文件中的所有观测值。观测的个数通常与样本量的大小一致。

7. 窗口切换标签 用于 "数据视图" 和 "变量视图" 的切换，即数据浏览窗口与变量浏览窗口。数据浏览窗口用于样本数据的查看、录入和修改，变量浏览窗口用于变量属性定义的输入和修改、管理变量等。

8. 状态栏 用于说明显示 SPSS 当前的运行状态。SPSS 被打开时，将会显示 "IBM SPSS Statistics 处理程序就绪" 的提示信息。

（二）结果输出窗口

在 SPSS 中大多数统计分析结果都将以表和图的形式在结果观察窗口中显示。窗口右边部分显示统计分析结果，左边是导航窗口，用来显示输出结果的目录，可以通过单击目录来展开右边窗口中的统计分析结果，见实训图1-4。当用户对数据进行某项统计分析，结果输出窗口将被自动调出。当然，用户也可以通过双击后缀名为".spv"的SPSS输出结果文件来打开该窗口。

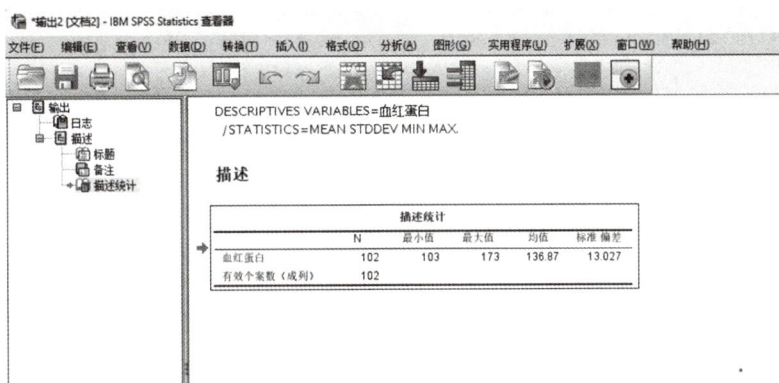

实训图1-4 数据结果输出界面

（三）语法编辑窗口

除了常规的菜单操作，SPSS还提供语法或程序方式进行统计分析，对于高级统计分析人员，可作为菜单功能的补充。依次单击"文件→新建→语法"，在弹出窗口中可进行输入、粘贴或修改SPSS命令，编辑好的程序可以点击菜单栏上的运行菜单执行分析，见实训图1-5。用户也可以在SPSS分析过程中选择好各个选项后，单击对话框中的粘贴按钮，就可以在语法编辑窗口中自动生成标准的SPSS程序。编辑好的程序在SPSS中以后缀名为".sps"的格式保存，以便之后调用。

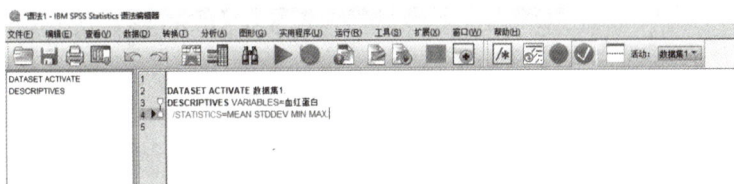

实训图1-5 语法编辑界面

五、SPSS的数据管理

建立数据库是统计分析的第一步，打开SPSS进入数据编辑窗口后，即可进行数据库的建立，也可通过菜单"文件→新建→数据"建立数据库，还可通过菜单"文件→打开→数据"调入其他类型的数据库文件。

（一）变量的定义

定义一个变量至少要定义它的两个属性，即变量名和变量类型，其他属性可以暂时采用系统默认值，待以后分析过程中如果有需要再对其进行设置。在SPSS数据编辑窗口中单击"变量视图"标签，进入变量视图界面（实训图1-6）即可对变量的各个属性进行设置。

1. 名称（name） 系统不区分大小写，但不能使用SPSS的函数符号作变量名，如all、and、not等。

2. 类型（type） 定义数据的类型。可选择的变量类型有8种，进行数据分析时，通常定义成数字型。

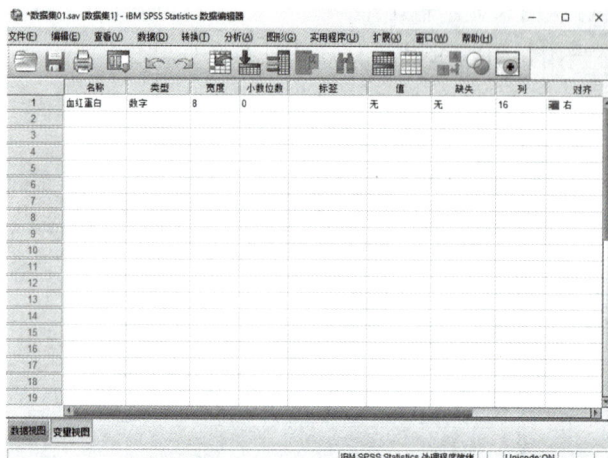

实训图 1-6 变量视图界面

3. 宽度（width） 定义每一列数据内显示的整数位数。

4. 小数位数（decimals） 定义变量取值的小数位数。

5. 标签（label） 对变量名称的进一步解释或标注。

6. 值标签（value） 解释变量取值的含义，主要用于定性变量及等级变量取值的解释。如性别本来为字符型变量，变量值为"男""女"，为了方便录入，可以将性别变量定义为数值型变量，"1"代表"男"，"2"代表"女"，见实训图 1-7。

实训图 1-7 值标签设置界面

7. 缺失（missing） 缺失值不纳入统计分析，一般情况下无缺失值，需要进行缺失值处理时，根据实际情况定义。

8. 列（columns） 定义变量值显示时占用的列宽度。通过在数据视图中拖拉列变量名称的边界，也可以实现列宽度的改变。

9. 对齐（align） 定义数据显示的对齐方式，默认为右对齐方式。

10. 测量（measure） 定义变量的测量尺度，分为标度、有序、名义三种类型，分别对应定量变量、有序分类变量、无序分类变量。

（二）数据的输入

1. 直接录入 SPSS 数据输入与编辑与 Excel 电子表格类似，在变量视图设置完变量后，就可切换到数据视图窗口录入数据，在单元格中输入数据需要先激活此单元格，可以鼠标单击单元格激活或者通过"←、↑、→、↓"移动光标到此单元格。录入数据时需要注意每一列为一个变量，每一行对应一个观察对象，如实训图1-8所示。对于分类资料，类别可以通过赋值体现，比如性别变量资料本来为字符型变量，变量值为"男""女"，为了方便录入，可以将性别变量定义为数值型变量，直接录入"1"或"2"，"1"代表"男"，"2"代表"女"，通过值标签赋值体现；频数变量可以直接录入变量对应的例数，具体分析时，需要对频数进行加权处理。

实训图1-8　数据录入界面

2. 数据导入　SPSS软件对很多数据格式兼容性好，可以直接导入不同格式的数据文件，选择"文件→导入数据"，系统会显示出可以直接打开的数据文件格式，如实训图1-9，选择需要导入的文件后，软件会打开对应的数据，并转换为SPSS自带的格式。

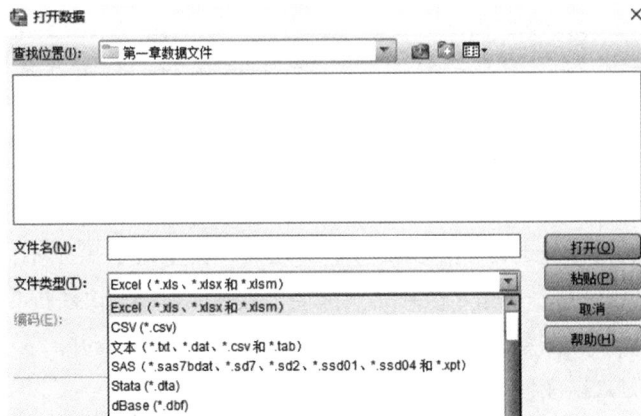

实训图1-9　数据导入界面

（三）数据的编辑

1. 数据排序　在实际工作中，有时需要将一个或多个变量值按照升序或降序排列，通过"数据→个案排序"来实现，可实现一个变量的排序或多个变量的同时排序，且不同变量可按照不同顺序进行排列。此过程可用来查找输入错误，依据最大值或最小值；也可用于发现缺失值，通常排在最小值的前面。操作菜单如实训图1-10所示。

2. 数据拆分　用于数据文件的分组处理。通过"数据→拆分文件→婴儿分组→比较组→分组依据→确定"，如实训图1-11所示，分别计算出顺产组和难产组婴儿的平均体重，如实训图1-12所示。

3. 数据筛选 有时在分析过程中，不需要分析全部数据，如只对顺产婴儿数据进行分析，可通过"数据→选择个案"来实现，操作如实训图 1 – 13。

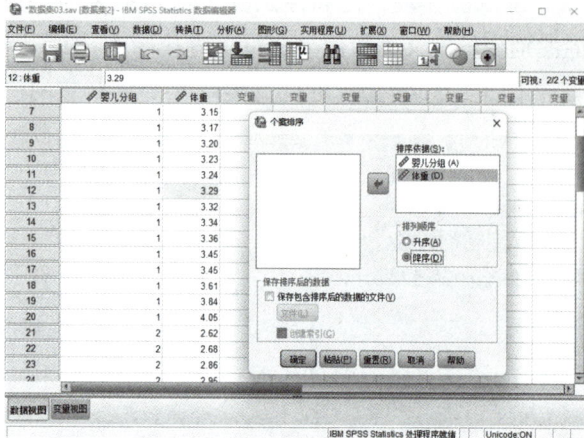

实训图 1 – 10 数据排序界面

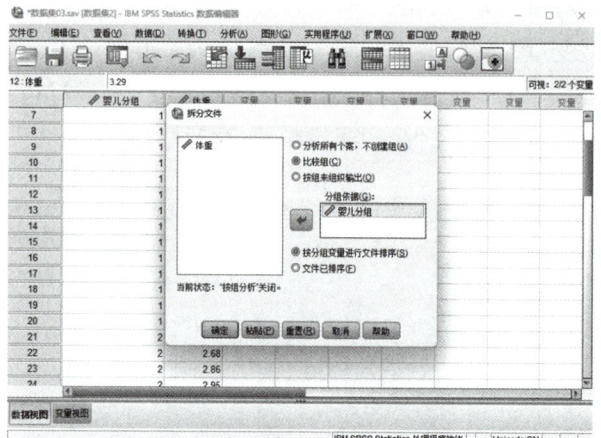

实训图 1 – 11 数据拆分设置

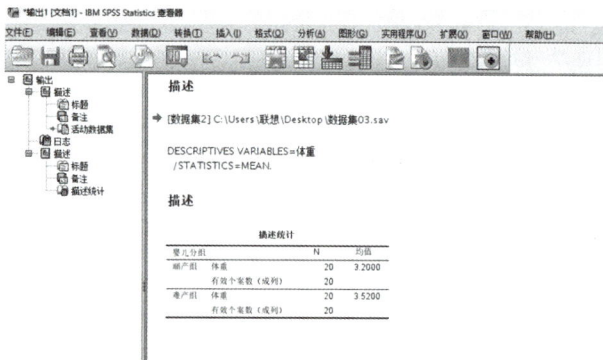

实训图 1 – 12 数据拆分后计算的结果

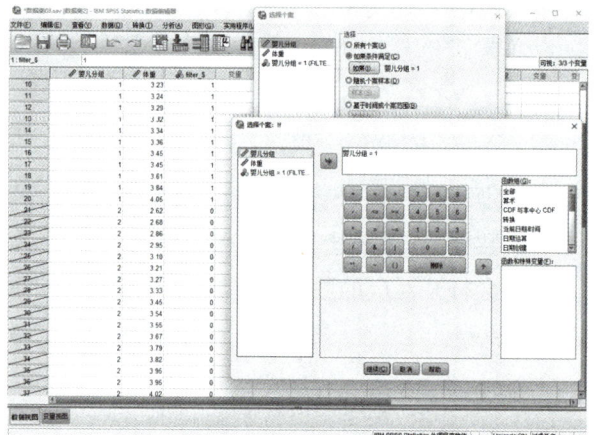

实训图 1 – 13 数据筛选过程

4. 数据合并 录入数据是统计分析的第一步工作，当样本量大时，往往采取多人同时录入的方式进行，录入完成后再进行数据合并进行下一步的分析。还有一种情况，就是不同的变量分散在不同的文件中，需要合并后再进行统计分析。这两种情况下都需要合并，SPSS 软件提供了两种数据文件的合并方式：横向和纵向合并。但需要注意的是，采用对话框方式进行文件合并时，只能实现两个 SPSS 数据文件的合并；三个及以上的数据文件合并，需要以程序方式进行。

（1）横向合并 从外部数据文件增加变量到当前数据文件，一般是按照序号取值相同的方式合并，需要注意是否正确对应。通过"数据→合并文件→添加变量→选择打开的对应表格→继续→确定"来实现，操作如实训图 1 – 14 所示。

（2）纵向合并 从外部数据文件增加记录到当前数据文件，需要注意合并的文件中各个变量的名称应相同，变量属性也尽量一致。通过"数据→合并文件→添加个案→选择打开的对应表格→继续→确定"来实现，操作如实训图 1 – 15 所示。

实训图 1 – 14　横向合并

实训图 1 – 15　纵向合并

5. 数据转换　主要通过菜单"转换→计算变量"来实现，以实训图 1 – 8 中的数据为例，将体重 3.00 及以上的赋值为"1"，小于 3.00 赋值为"2"，步骤为转换→计算变量→目标变量命名→数字表达式处填"1"→如果→在个案满足条件时包括→"体重≥3.00"录入→继续→确定。"2"的赋值过程一样，顺产难产婴儿体重赋值后出现新变量，结果如实训图 1 – 16 所示。通过"转换→重新编码为不同变量"也可以实现变量的转换。

实训图 1 – 16　变量赋值结果

六、实例分析

以第三章例 3.1 的资料建立 SPSS 数据文件，具体步骤如下。

1. 打开 SPSS 软件　在数据编辑窗口点击"变量视图"标签，进入"变量视图"标签。

2. 定义标签　在"变量视图"界面下对变量的每个属性进行设置，如本例题"名称"为"Chol"，"类型"为"数字"，"标签"为"胆固醇值"，"测量"为"标度"。

3. 录入　在"数据视图"完成数据的录入，按提示保存。

其他资料的建立可参考相关实训章节内容。

✐ 练习题

答案解析

一、单项选择题

1. 下列关于个人基本信息的指标，属于数值变量的是（　　）

    A. 性别　　　　　　　　B. 民族　　　　　　　　C. 职业

    D. 血型　　　　　　　　E. 身高

2. 下列关于个人基本信息的指标，属于有序分类变量的是（　　）

    A. 性别　　　　　　　　B. 民族　　　　　　　　C. 学历

    D. 血型　　　　　　　　E. 身高

3. 下列关于概率的说法，错误的是（　　）

    A. 概率的值在 0 至 1 之间

    B. 概率在实际工作中难以获得

    C. 某事件发生的概率 $P<0.05$ 或 $P<0.01$，称为小概率事件

    D. 概率是从一次试验或一个样本计算获得的某事件发生率

    E. 概率通常用 P 表示

4. 下列关于抽样误差的说法，错误的是（　　）

    A. 抽样研究中抽样误差是可以避免的

    B. 造成抽样误差的原因是个体变异

    C. 抽样误差可以通过增大样本含量使其减小

    D. 抽样误差是指样本统计指标与总体指标之间的差异

    E. 抽样误差既不是系统误差，也不是测量误差

5. 下列资料中，属于一时性资料来源的是（　　）

    A. 医院工作报表　　　　B. 医院病历　　　　　　C. 疫情报表

    D. 现场调查　　　　　　E. 传染病报告卡

二、简答题

1. 举例说明总体、样本和抽样研究的概念。

2. 举例说明统计资料的类型。

3. 举例说明总体与样本、参数与统计量之间的关系。

（卢晓红　曹　毅）

书网融合……

本章小结　　　　微课　　　　题库

第二章　统计表与统计图

学习目标

知识目标

1. 掌握　统计表的基本结构、编制原则；常用统计图的正确选择与应用。

2. 熟悉　统计图绘制的基本要求；统计表和统计图的绘制方法。

3. 了解　绘制统计表和统计图的注意事项。

能力目标

1. 具备正确绘制统计表的能力。

2. 具备根据资料的类型和特点正确选择并应用统计图的能力。

素质目标

通过本章的学习，树立科学的职业精神、严谨仔细的工作态度和作风。

情景导入

情景描述：某市疾病预防控制中心统计了 2023 年 5 月全市乙类传染病疫情概况：全市共报告乙类传染病发病 21548 例，其中艾滋病 293 例、病毒性肝炎 2546 例、肺结核 2041 例、其他 16668 例。

思考：

1. 采用统计表清晰展示该市 2023 年 5 月乙类传染病疫情，为开展传染病预防与控制工作提供依据。统计表与普通表有何不同？

2. 为更直观地展示该市 2023 年 5 月传染病疫情概况，可采用何种统计图？

第一节　统计表

统计表与统计图都是统计描述的重要方法。在医疗卫生工作及科学研究中，常采用统计表和统计图来描述数据特征及分析结果，具有简单明了、直观形象的特点，便于阅读、理解及比较分析。

一、统计表的概念

广义的统计表包含调查资料所用的调查表、整理资料所用的整理汇总表以及分析资料所用的统计分析表等。本节仅介绍统计分析表。它是用表格的组合形式来描述统计资料的处理结果，避免了冗长的文字叙述，使人印象清晰，一目了然，便于资料的计算、分析和对比。

二、统计表的基本结构及绘制要求

（一）统计表的基本结构

统计表的基本结构包含标题、标目、线条和数字 4 个部分，必要时可加合计、备注。其基本格式如

表 2 – 1 所示。

表号→ **表 2 – 1　统计表的基本结构**　←标题

←顶线

横标目名称	纵标目
横标目	数字
合计	

←标目线

←底线

1. 标题　位置位于表格上方正中央，要求用一句话简明扼要地概括表的中心内容，应包括时间、地点和事件的主要内容。标题既不能过于简略，也不能过于繁琐，更不能无标题或标题不确切。标题前面应有表号，以备查找。

2. 标目　为表格内所列的项目，要求文字简明，有度量衡单位时要注明单位。标目可分为分横标目和纵标目。

（1）横标目　列在表的左侧，表明表内同一横行数字的含义，一般为被研究事物的主要标志或分组。

（2）纵标目　列在表的第一行，表明表内同一纵列数字的含义，一般为横标目的各项统计指标。如标题中未标明统计指标的度量衡单位，应在纵标目后注明。横、纵标目的顺序可按照时间先后、数值大小、重要程度、逻辑关系等排列。

3. 线条　表内只有横线，不应有竖线和斜线。横线也不宜过多，常用三条基本线表示，即顶线、底线，以及隔开纵标目和数字的标目线，故常把统计表称为"三线表"。如需合计，可再加一条隔开合计与数字的合计线。绘制时通常顶线和底线略粗一点，另两条线可略细一点。

4. 数字　表内数字要求务必准确，一律采用阿拉伯数字表示，同一指标的小数位数应一致，位次对齐，数字后不带单位。表内不得留有空项，若数据暂缺或未记录用"…"表示，无数字用"—"表示，数字若为 0，则应填写"0"而不能留空。

5. 备注　备注不是统计表的必备部分，一般不列入表内。如确实需要对表格中的标题、标目或数字作出说明或解释时，在相应位置用"＊"标出，备注内容写在表底线的下方，若有多处备注则用不同符号进行区别。

（二）统计表的绘制要求

1. 重点突出　即一张统计表一般只表达一个中心内容，不宜将过多的内容放在同一张表里。如有多个内容需要描述和展示，可分成多个表格。

2. 层次清楚　横、纵标目的安排及分组应该符合逻辑，便于分析和比较。

3. 简单明了　统计表尽量简洁，表中的文字、数字和线条尽量从简，方便阅读理解。

三、统计表的种类

根据分组特征或标志的多少，统计表可分为两种，即简单表和组合表。

（一）简单表

将研究对象只按单一特征或标志分组的统计表称为简单表。如某年某市随机调查了不同年龄成年人群的代谢综合征患病情况，其中 20 ~ 岁组 577 人、患病 15 人；30 ~ 岁组 573 人、患病 48 人；40 ~ 岁组 591 人、患病 84 人；50 ~ 岁组 481 人、患病 87 人；≥60 岁组 528 人、患病 123 人。该资料只按年龄分组，即按照年龄进行描述和比较，绘制时年龄为横标目，纵标目包括调查人数、患病人数和患病率，该表即简单表，见表 2 – 2。

表 2 - 2　某年某市不同年龄成年人群代谢综合征患病情况

年龄（岁）	调查人数	患病人数	患病率（%）
20 ~	577	15	2.60
30 ~	573	48	8.38
40 ~	591	84	14.21
50 ~	481	87	18.09
≥60	528	123	23.30
合计	2750	357	12.98

（二）组合表

将研究对象按两种或两种以上特征或标志结合分组的表称为组合表。如在上例中，将调查人群不仅按年龄分组，也按性别分组，即将调查对象年龄与性别两个标志结合起来分组，可以同时描述并分析不同年龄、不同性别间的患病率差别，见表 2 - 3。

表 2 - 3　某年某地不同年龄性别人群代谢综合征患病情况

年龄（岁）	男性			女性		
	调查人数	患病人数	患病率（%）	调查人数	患病人数	患病率（%）
20 ~	286	8	2.80	291	7	2.41
30 ~	274	31	11.31	299	17	5.69
40 ~	269	54	20.07	322	30	9.32
50 ~	230	42	18.26	251	45	17.93
≥60	257	49	19.07	271	74	27.31
合计	1316	184	13.98	1434	173	12.06

四、统计表的制作与统计错表的修改

统计表的制作与普通表格有一定差异，必须严格按照统计表的绘制原则、基本结构及其要求进行，才能绘制出规范的统计表。初学者在绘制统计表时，容易出现各种错误，常见的有：标题不清、标目设置有误、表格线条不符合要求、统计指标缺失等。

医疗卫生工作者在绘制统计表时，应当秉承严谨、细致、认真、负责的态度，绘制前仔细研究资料的特点以及需要表达的内容，科学设计表格。绘制统计表后应逐项审查表格各结构是否符合要求。审查的内容包括：标题是否高度概括表格的主要内容；纵、横标目设置是否正确，是否出现颠倒、混乱，标目含义是否清楚，是否注明单位；表格线条是否简洁，是否有竖线或斜线，是否符合"三线表"的要求；数字是否为阿拉伯数字，同一指标小数位数是否一致，位次是否对齐，表格中是否有空白；表格中的统计指标计算是否正确等。如表 2 - 4 所示，某地抽样调查了甲、乙两个社区居民的传染病防控知识知晓情况，将其绘制成统计表，该表存在问题较多，修改后见表 2 - 5。

表 2 - 4　两个社区居民知识知晓情况

是否知晓传染病防控知识	甲社区	乙社区	合计
知晓	40	70	110
不知晓	60	30	90
合计	100	100	200

表 2-5　某年某地两个社区居民传染病防控知识知晓情况

社区	调查人数	知晓人数	知晓率（%）
甲社区	100	40	40.00
乙社区	100	70	70.00
合计	200	110	55.00

第二节　统计图

一、统计图的概念

统计图是用点的位置、线段的升降、直条的长短、图形面积的大小等图形来表达统计资料的一种形式。它把资料中反映的数量多少、变化趋势、相互关系等用图形表达出来，具有更加直观、形象的优点，便于阅读者理解接受以及进行资料间的相互比较。在实际工作中，统计图可根据需要结合统计表一起使用。

卫生统计工作中常用的统计图有直条图、普通线图、半对数线图、直方图、构成图（包含圆图和百分条图）、散点图、箱式图、统计地图等。

二、统计图绘制的基本要求

1. 正确选图　应当根据资料性质和分析目的选择合适的统计图。如资料是按照性质分组的、各自独立的、无连续关系的资料，其目的是比较各指标的数值大小，选择直条图；资料是连续性资料，其目的是说明一个现象随另一现象变化的趋势，选择普通线图。

2. 标题　内容要求与统计表标题一致，应高度概括图的中心内容，一般应包括资料的时间、地点和主要内容。但统计图的标题一般放在图的下方居中，有别于统计表的标题。标题前应加上图号。

3. 具有坐标轴图形的绘制要求

（1）纵、横轴所代表的事物名称要说明，并标注单位。

（2）纵横轴的长度比例要合理纵轴长度与横轴长度之比一般以 5:7 为宜。

（3）横轴尺度自左向右，纵轴尺度自下而上，刻度数值按从小到大的顺序，有单位的应在相应的标目中注明单位。绘图时，可按照统计指标的数值大小，适当选择坐标原点和刻度间隔。

4. 图例　当在同一图内比较两种以上的事物时，采用不同线条、图标、图案或颜色表示不同事物的指标，应当附以图例进行说明。图例位置较为灵活，以整个图的平衡美观为原则，一般可放置在图域右上、上方空隙处或横坐标与标题之间。

一个统计图通常只表达一个中心内容和一个主题。除圆图外，其余统计图一般用直角坐标系的第一象限作为图域（制图空间），绘制统计图还应符合准确、美观、清晰的要求。

三、常用统计图的选用与绘制

（一）直条图

直条图又称条图，是用等宽直条的高度来表示统计指标的数值大小，用于展示彼此间相互独立的资料某指标的对比情况。分为单式条图和复式条图两种，绘制方法如下。

1. 一般以横轴为基线，表示各个组别，以纵轴表示统计指标，需写明单位。

2. 纵轴必须从"0"开始，中间不宜折断。

3. 各直条宽度应一致，各直条之间的距离也应相等，一般与直条等宽或为直条宽度的1/2。

4. 为了便于对比，直条一般按由高到低的顺序排列。若分组间有逻辑顺序时，则应按照逻辑顺序排列。

5. 复式条图绘制方法与单式条图相同，不同的是复式条图以组为单位，每组直条不宜过多，同组直条间不留间隙，组内直条排序前后一致，图中应附以图例说明直条的类别。

表2-5为独立分组资料的指标对比，且只有一个分组标志，适合绘制成单式条图，见图2-1。

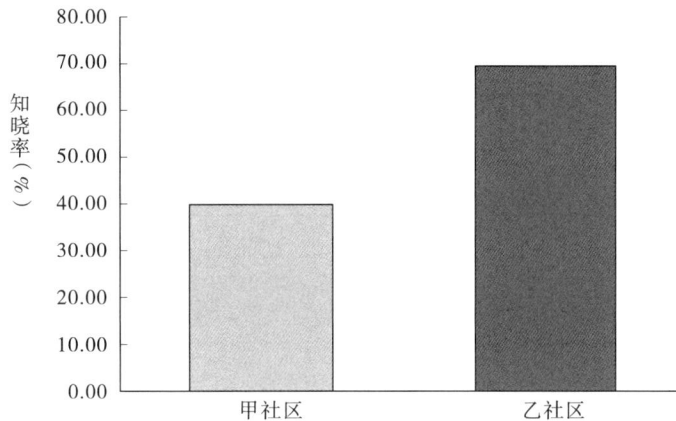

图2-1　某年某地两个社区居民传染病防控知识知晓情况

若表2-5数据改为如表2-6所示，则有两个分组标志，适合绘制成复式条图，见图2-2。

表2-6　某年某地两个社区不同性别居民传染病防控知识知晓情况

社区	男性		女性	
	调查人数	知晓率（%）	调查人数	知晓率（%）
甲社区	40	37.50	60	41.67
乙社区	40	62.50	60	75.00
合计	80	50.00	120	58.33

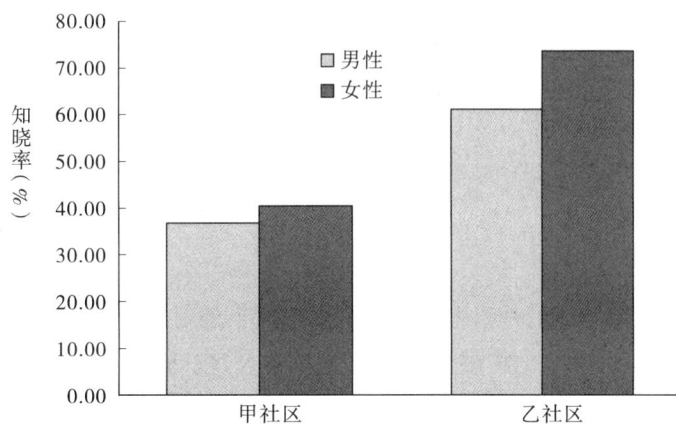

图2-2　某年某地两个社区不同性别居民传染病防控知识知晓情况

（二）普通线图

普通线图适用于连续性资料，是用线段上升或下降来表示事物随时间变化而变化的趋势，或说明某现象随另一种现象变迁的情况。普通线图的绘制方法如下。

1. 横轴表示某一连续变量（如时间），纵轴表示统计指标，横轴与纵轴均为算术尺度。

2. 纵轴一般从"0"开始，若图形的最低点与"0"距离较大，可在纵轴基部作折断处理，起始点选择小于最低点的合适数值。

3. 横轴可以不从"0"开始，若以组段为单位时，组距应相等，并以组段下限为起点。坐标点的位置应在组段中点，相邻两点直接用线段连接，不可描绘成光滑曲线。

4. 纵、横轴长度的比例适当，以反映实际情况为宜，一般为5∶7。

5. 图中若有两条及以上的线条时，应当以不同线形（实线、虚线等）或颜色相区分，并附图例说明（图2-3）。

表2-7为我国2012—2021年这10年间城市、农村婴儿死亡率的资料，可用普通线图描述2012—2021年这10年间我国城市、农村婴儿死亡率随时间的变化趋势。

表 2-7　我国 2012—2021 年城市、农村婴儿死亡率变化（‰）

年份	2012	2013	2014	2015	2016	2017	2018	2019	2020	2021
城市	5.2	5.2	4.8	4.7	4.2	4.1	3.6	3.4	3.6	3.2
农村	12.4	11.3	10.7	9.6	9.0	7.9	7.3	6.6	6.2	5.8

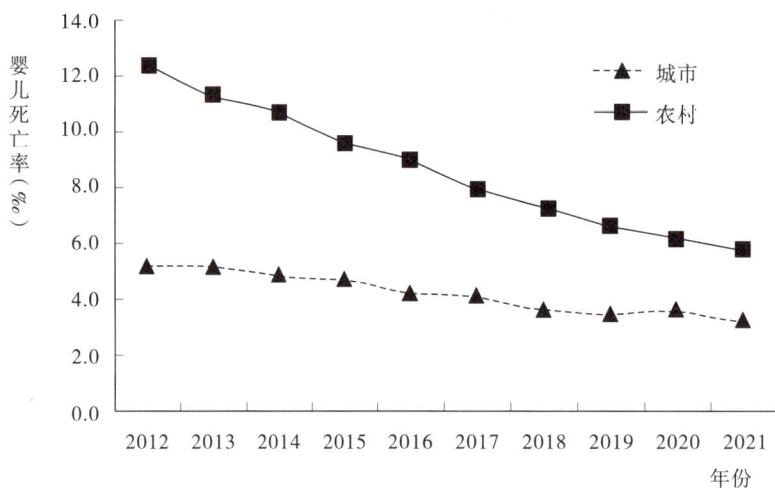

图 2-3　我国 2012—2021 年城市、农村婴儿死亡率变化趋势

从图2-3可以看出，我国2012—2021年城市、农村婴儿死亡率均呈现下降趋势，农村婴儿死亡率的下降幅度较大，但无法看出城市、农村婴儿死亡率的下降速度，若要比较城市与农村的下降速度，需绘制半对数线图。

（三）半对数线图

半对数线图用于比较两事物或两种以上事物在发展速度上的对比。半对数线图与普通线图的不同之处在于纵轴为对数尺度，如图2-3的横轴与纵轴均为算术尺度，若将纵轴转变为对数尺度，即由普通线图变为半对数线图，见图2-4。

从图2-4可以看出，我国2012—2021年城市、农村婴儿死亡率变化速度几乎相同。普通线图反映数据的变化趋势，而半对数线图反映的是数据的变化速度。不能单凭普通线图"肉眼"观察变化速度，必须严谨、实事求是地正确运用半对数线图来展示。

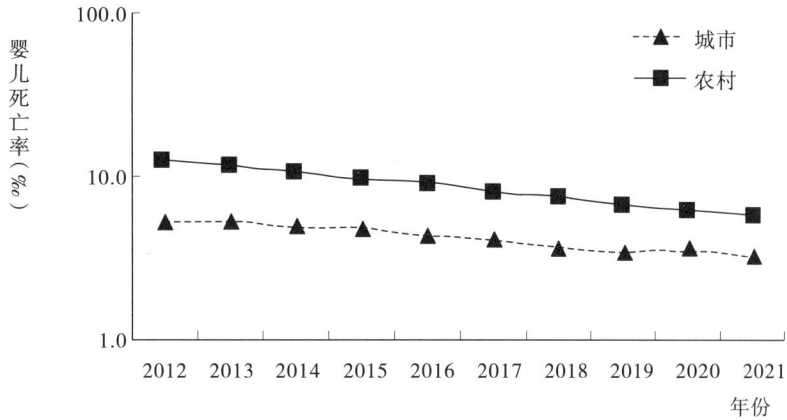

图 2 - 4　我国 2012—2021 年城市、农村婴儿死亡率变化速度

(四) 直方图

直方图是以各矩形的面积表示各组段的频数。适用于表示连续性变量的频数分布情况。绘制方法如下。

(1) 横轴表示被观察现象，纵轴表示频数或频率，以各矩形的面积代表各组段的频数。

(2) 纵轴尺度应从 "0" 开始，横轴的刻度按实际范围制定。

(3) 各直条间不留间隙，用直线分隔。

如某地 100 名正常成年男子的红细胞数频数表资料，如表 2 - 8 所示。

表 2 - 8　某地 100 名正常成年男子红细胞数 （$\times 10^{12}$/L）

组段	频数
3.7 ~	1
3.9 ~	2
4.1 ~	5
4.3 ~	12
4.5 ~	19
4.7 ~	21
4.9 ~	17
5.1 ~	14
5.3 ~	5
5.5 ~	3
5.7 ~ 5.9	1

由表 2 - 8 的频数表资料绘制直方图（图 2 - 5）。

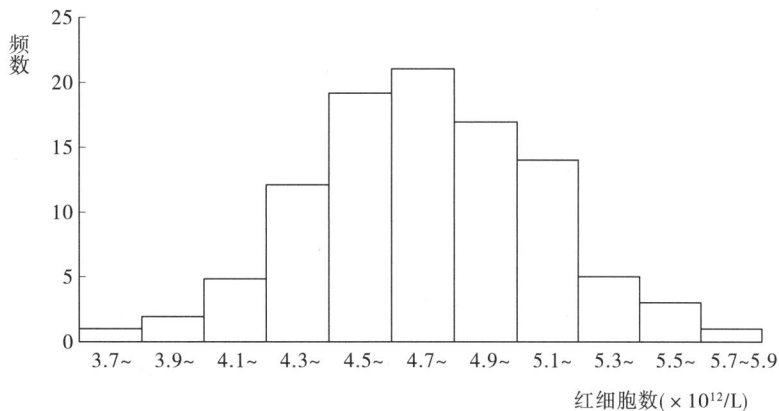

图 2 - 5　某地 100 名正常成年男子红细胞数频数分布

知识链接 --

直方图与直条图的区别

直方图与直条图外形相似，但存在本质区别。直方图适用于表示连续性定量资料的频数分布情况，各直条间没有间隙；直条图适用于离散型资料，表示相互独立各组间的指标对比关系，各直条间留有间隙。两种图形不能混用，在实际应用时，应根据资料的类型和分析目的决定绘制何种图形。

（五）构成图

1. 圆图　是以圆的总面积表示事物的全部，即100%，圆内各扇形面积表示事物各组成部分所占的比重。绘制方法如下。

（1）以圆的总面积为100%，圆心角为3.6°的扇形面积为1%，各部分的构成比分别乘以3.6°，得各构成部分所占的圆心角度数。

（2）以相当于时钟12点的位置为起点，顺时针方向用量角器在圆上画出相应扇形面积，一般各组成部分按百分比的大小顺序排列。

（3）圆中各部分用不同图案或颜色表示，在图上标出百分比，并附图例说明。

（4）如果有两种或两种以上类似资料的百分比相互比较时，可绘制两个或两个以上直径相同的圆图，并注意各圆图的各构成部分排列次序和图例要一致。

据中国卫生统计年鉴，2021年农村居民的主要疾病死因构成比中，心脏病占25.36%，脑血管病占23.62%，恶性肿瘤占22.47%，呼吸系统疾病占8.77%，损伤和中毒外部原因占7.13%，其他占12.65%。该资料为构成比资料，绘制圆图见图2-6。

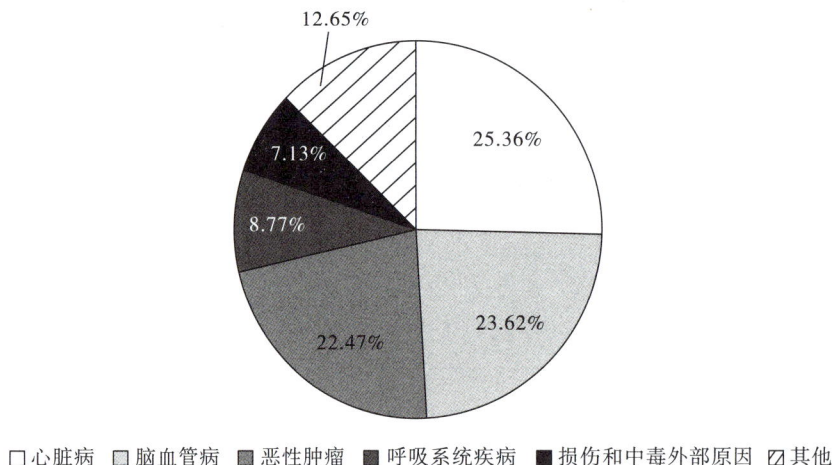

图 2-6　2021 年农村居民主要疾病死因构成比的圆图

2. 百分条图　也是一种构成图，适用的资料、用途与圆图相同。它是以一直条的总面积表示事物全部，即100%，直条内各段的面积为相应部分所占的百分比。在多组资料构成比比较时，绘制圆图占篇幅较多且不易对比，此时绘制百分条图可以节约篇幅且在一张图中同时展示多组构成比，方便阅读，其绘制方法如下。

（1）绘一横向等宽直条作为100%，在该直条下方画一条与直条等长的标尺。

（2）根据标尺指示，按各部分所占的百分比，从大到小把直条分成若干段。

（3）直条各段用简单文字、不同颜色或图案表示，标出百分比，并附图例说明。

（4）如有两种或两种以上类似的百分比相互比较时，可绘制两个或两个以上长度、宽度都相等的直条，在同一起点上依次平行排列，各直条间留适当空隙，一般为直条宽度的一半。

如上例资料绘制成百分条图如图 2 - 7 所示。

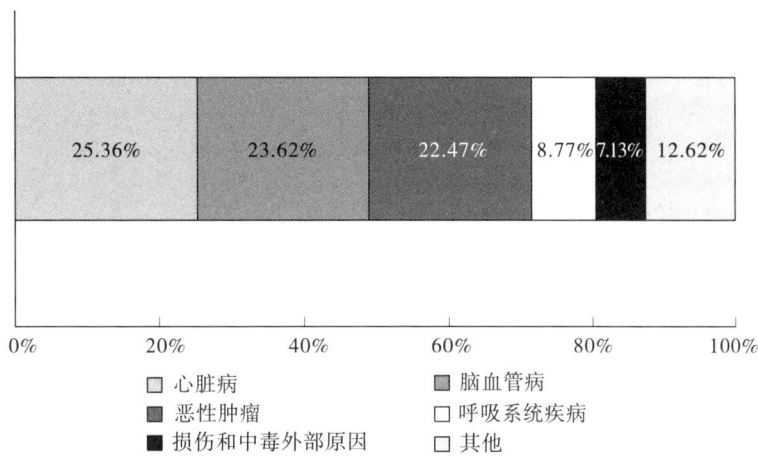

图 2 - 7　2021 年农村居民主要疾病死因构成比的百分条图

（六）散点图

散点图是用点的趋势和密集程度来反映两个定量变量间相关的方向和相关的密切程度，一般横轴代表自变量，纵轴代表因变量。散点图主要用于线性相关与回归分析中，初步判断两个定量变量间是否存在线性趋势。

如某公卫医师研究污染源距离和粉尘浓度的关系，分别测量了距离某污染源不同距离（m）的粉尘浓度（mg/m³），结果见表 2 - 9，绘制的散点图见图 2 - 8。

表 2 - 9　距离某污染源不同距离的粉尘浓度（mg/m³）

距离污染源距离（m）	粉尘浓度	距离污染源距离（m）	粉尘浓度
200	4.5	700	1.6
300	3.7	800	1.2
400	3.2	900	0.8
500	2.5	1000	0.6
600	2.0		

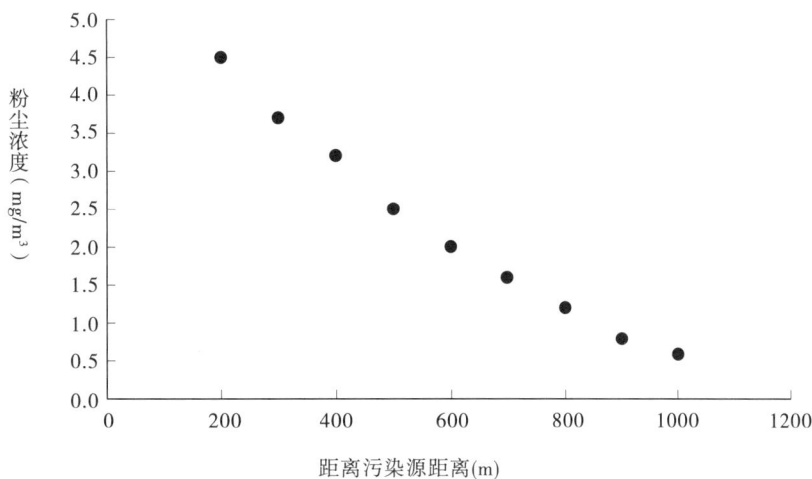

图 2 - 8　不同污染源距离和粉尘浓度的散点图

（七）箱式图

箱式图用于比较两组或多组事物的集中趋势和离散趋势。绘制采用5个基本统计量，即最小值、下四分位数、中位数、上四分位数和最大值，来进行多组定量资料分布的比较。其中，图形下线为最小值，上线为最大值，盒子的下线是下四分位数，盒子中间的线是中位数，盒子的上线是上四分位数。一般横轴为各组，纵轴为统计量的取值范围，见图2-9。

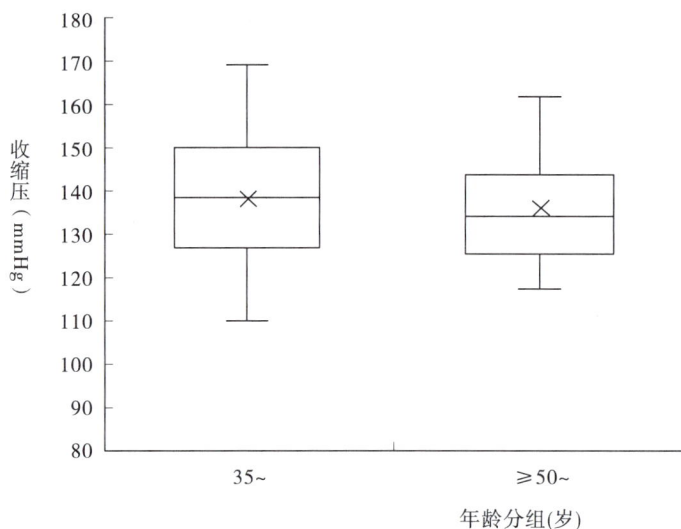

图2-9 某地不同年龄组正常成年男性收缩压箱式图

（八）统计地图

统计地图是以地图为底本，采用各种图形或不同线纹、颜色等表明指标的数量大小对比及其地理分布状况的图形。它是统计图形与地图的结合，可以直观展示某些现象在地理位置上的分布，可进行不同地区间的比较，也可表明地理位置及与其他自然条件的关系等。

各种统计图均有不同的适用条件，在实际工作中应根据资料的性质、分析目的选择合适的统计图，保证正确、规范、实事求是地反映资料特点，为进一步开展医学实践和公共卫生工作提供参考。

实训二 统计表与统计图的绘制

【实训目的】

1. 能够绘制正确的统计表。
2. 能够根据资料的类型、分析目的等选用恰当的统计图，并用SPSS软件绘制图形。

【实训准备】

1. **物品** 计算机。
2. **环境** MS Windows系统、IBM SPSS Statistics统计软件等。

【实训学时】

2学时。

【实训内容、方法与结果】

一、统计表

据统计，2021 年农村居民主要疾病死亡率如下：恶性肿瘤 167.06/10 万，心脏病 188.58/10 万，脑血管病 175.58/10 万，呼吸系统疾病 65.23/10 万，损伤和中毒外部原因 52.98/10 万。请绘制统计表。绘制的统计表见实训表 2 - 1。

实训表 2 - 1　2021 年农村居民主要疾病死亡率

疾病	死亡率（1/10 万）
恶性肿瘤	167.06
心脏病	188.58
脑血管病	175.58
呼吸系统疾病	65.23
损伤和中毒外部原因	52.98

二、统计图

（一）条形图

1. 案例　将上述统计资料（实训表 2 - 1）绘制成统计图。

2. SPSS 软件的操作

（1）在 SPSS 统计软件中建立数据文件

1）启动 SPSS 并设置变量　单击 SPSS 界面左下角的"变量视图"标签，建立两个变量，变量名分别为"疾病"和"死亡率"。变量类型均为数字型，"疾病"小数位可设置 0，"死亡率"小数位 2 位。在"疾病"变量名后的"变量值标签"中用"1"表示恶性肿瘤，"2"表示心脏病，"3"表示脑血管病，"4"表示呼吸系统疾病，"5"表示损伤和中毒外部原因，见实训图 2 - 1。

2）输入数据　单击左下角的"数据视图"标签，录入变量数据。"疾病"变量值录入 1 ~ 5，分别代表五类疾病；"死亡率"变量录入每类疾病的死亡率数据（实训图 2 - 2）。

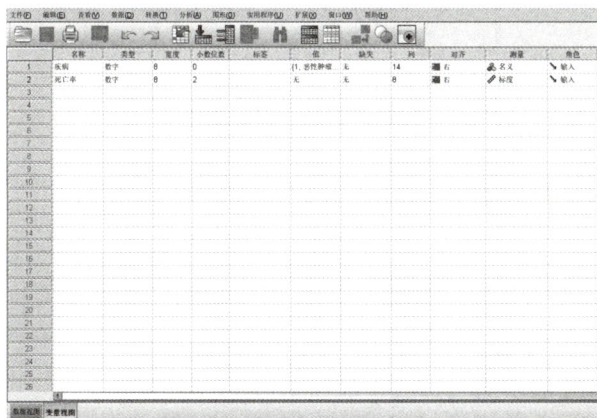

实训图 2 - 1　设置变量

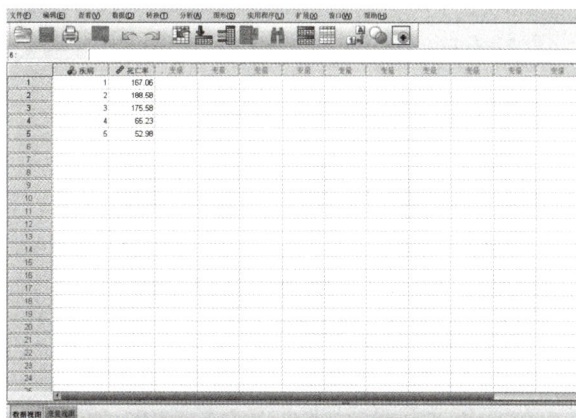

实训图 2 - 2　输入数据

（2）绘制统计图

1）选择图形 统计图选择单式条图。点击菜单栏"图形"→"旧对话框"→"条形图"，见实训图 2 - 3。

2）图形定义 默认设置为"简单"→"个案组摘要"。本例将"图表中的数据为"修改为"单个个案的值"，点击"定义"按钮，见实训图 2 - 4。

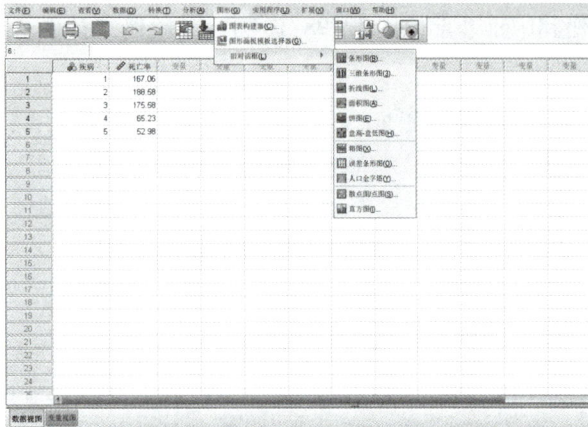

实训图 2 - 3　选择图形

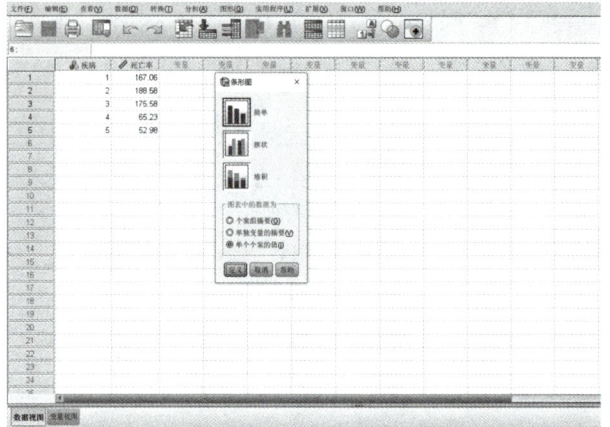

实训图 2 - 4　图形设置

将"死亡率"选入"条形表示"，将"疾病"选入"类别标签"的"变量"，点击"确定"，见实训图 2 - 5。

（3）实训结果 SPSS 输出图形结果见实训图 2 - 6。

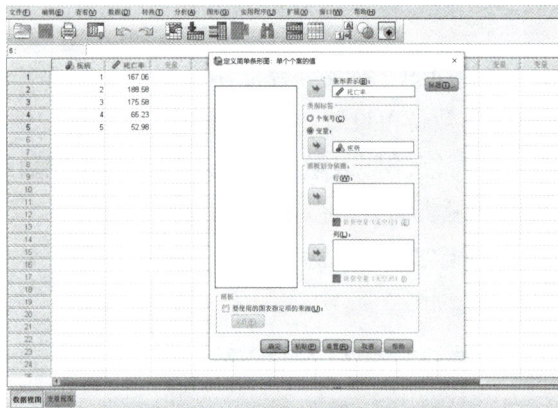

实训图 2 - 5　图形定义

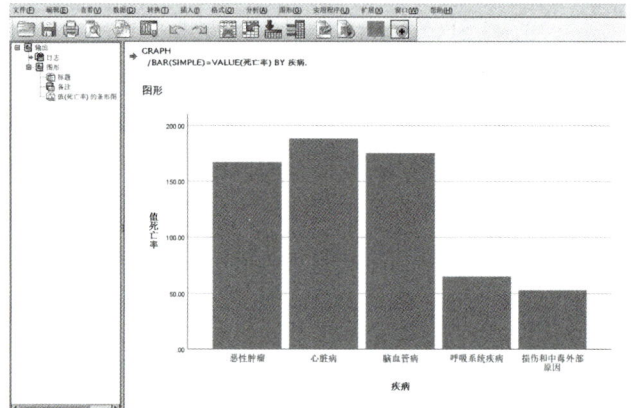

实训图 2 - 6　输出图形

（二）圆图

1. 案例 截止 2021 年底，我国公共卫生执业（助理）医师中，25 岁以下的占 0.5%，25～34 岁的占 20.2%，35～44 岁的占 24.5%，45～54 岁的占 29.9%，55～59 岁的占 13.6%，60 岁及以上的占 11.2%。请绘制合适的统计图。

2. SPSS 软件的操作

（1）在 SPSS 统计软件中建立数据文件

1）启动 SPSS 并设置变量 单击 SPSS 界面左下角的"变量视图"标签，建立两个变量，变量名分别为"年龄组"和"构成比"。变量类型均为数字型，"年龄组"小数位可设置 0，"构成比"小数位 1 位。在"年龄组"变量名后的"变量值标签"中用"1"表示 25 岁以下,"2"表示 25~34 岁,"3"表示 35~44 岁,"4"表示 45~54 岁,"5"表示 55~59 岁,"6"表示 60 岁及以上,见实训图 2-7。

2）输入数据 单击左下角的"数据视图"标签,录入变量数据。"年龄组"变量值录入 1~6,分别代表五个年龄组;"构成比"变量录入每个年龄组的构成比数据,见实训图 2-8。

实训图 2-7 设置变量

实训图 2-8 输入数据

（2）绘制统计图

1）选择图形 统计图选择圆图。点击菜单栏"图形"→"旧对话框"→"饼图",见实训图 2-9。

2）图形定义 "图表中的数据为"默认设置为"个案组摘要"。本例修改为"单个个案的值",点击"定义"按钮,见实训图 2-10。

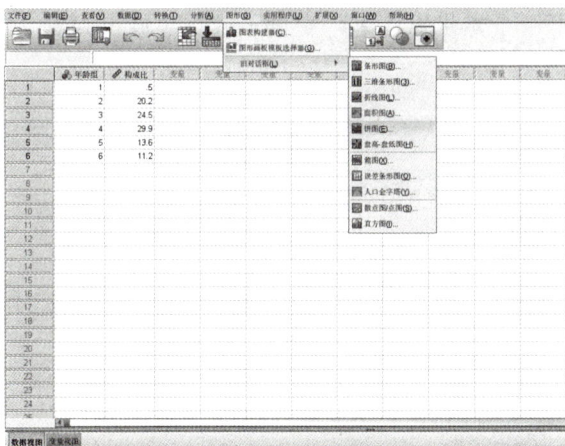

实训图 2-9 选择图形

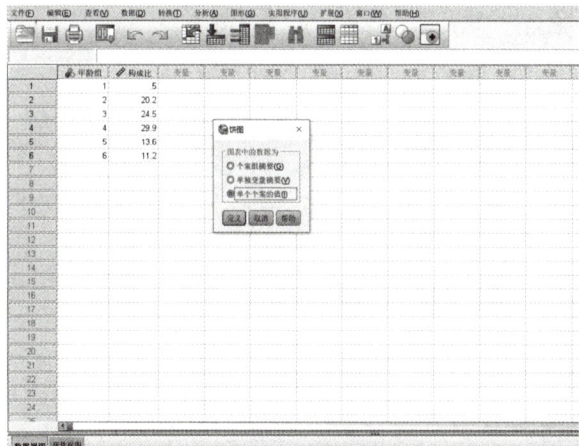

实训图 2-10 图形设置

将"构成比"选入"分区表示",将"年龄组"选入"分区标签"的"变量",点击"确定",见实训图 2-11。

（3）实训结果 SPSS 输出图形结果见实训图 2-12。

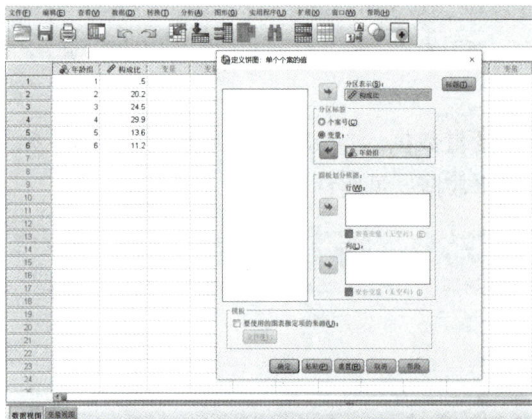

实训图 2 - 11　图形定义

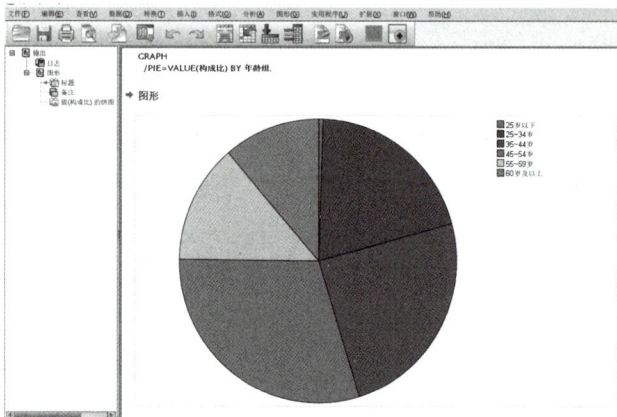

实训图 2 - 12　输出图形

（三）普通线图

1. 案例　以表 2 - 7 数据为例绘制普通线图。

2. SPSS 软件的操作

（1）在 SPSS 统计软件中建立数据文件

1）启动 SPSS 并设置变量　单击 SPSS 界面左下角的"变量视图"标签，建立三个变量，变量名分别为"年份""城乡"和"婴儿死亡率"。变量类型均为数字型，"年份"和"城乡"小数位可设置 0，"婴儿死亡率"小数位 1 位。在"城乡"变量名后的"变量值标签"中用 1 表示城市，2 表示农村，见实训图 2 - 13。

2）输入数据　单击左下角的"数据视图"标签，录入变量数据。"年份"变量值录入 2012～2021，"城乡"录入"1"和"2"分别代表"城市"和"农村"；"婴儿死亡率"变量录入每年城市和农村的婴儿死亡率数据，见实训图 2 - 14。

实训图 2 - 13　设置变量

实训图 2 - 14　输入数据

（2）绘制统计图

1）选择图形　统计图选择普通线图。点击菜单栏"图形"→"旧对话框"→"折线图"，见实训图 2 - 15。

2）图形定义　因本案例有两组数据，折线图类型选择"多线"。"图表中的数据为"默认设置为"个案组摘要"，点击"定义"按钮，见实训图 2 - 16。

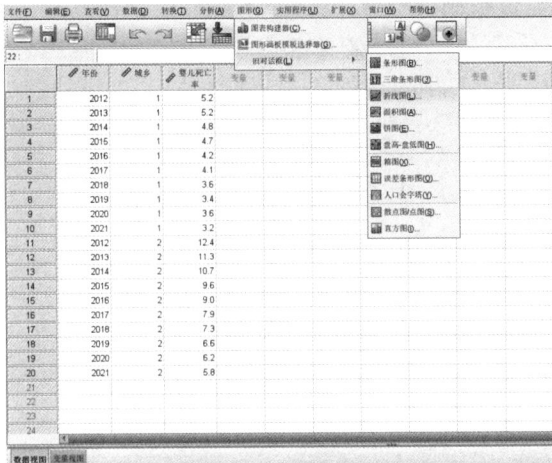

实训图 2-15　选择图形

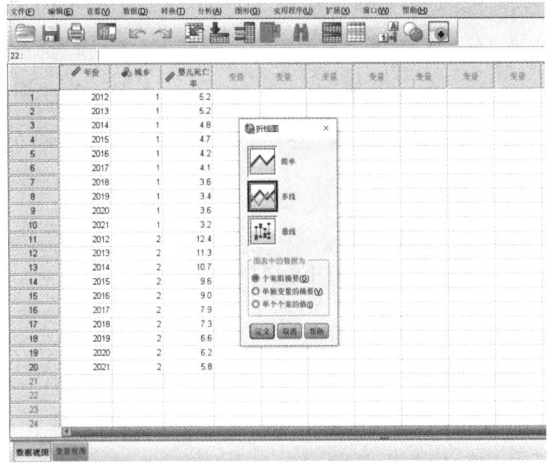

实训图 2-16　设置图形

　　将"婴儿死亡率"选入"折线表示"的"其他统计（例如平均值）"，将"年份"选入"类别轴"，"城乡"选入"折线定义依据"，点击"确定"，见实训图 2-17。

　　（3）实训结果　SPSS 输出图形结果见实训图 2-18，可双击输出结果进行修改。

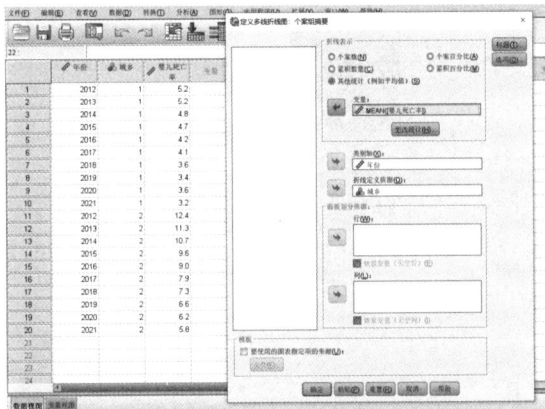

实训图 2-17　图形定义

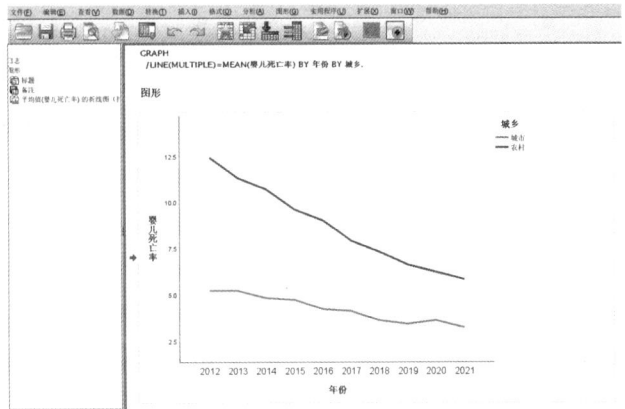

实训图 2-18　输出图形

练习题

答案解析

一、单项选择题

1. 下列关于绘制统计表的做法，错误的是（　　）

　　A. 标目包括横标目和纵标目　　　　　B. 表内数据用阿拉伯数字表示

　　C. 统计表的标题在表格上方正中央　　　D. 表中不能有竖线、斜线

　　E. 表中数据后可带单位

2. 统计表的必备结构不包括（　　）

　　A. 标题　　　　　　　B. 标目　　　　　　　C. 备注

　　D. 线条　　　　　　　E. 数字

3. 比较某年四个地区不同性别脑卒中的死亡率情况，可绘制（   ）

    A. 直条图   B. 百分条图   C. 散点图

    D. 普通线图   E. 直方图

4. 欲描述某年某地流行性感冒患者的年龄分布，应绘制（   ）

    A. 直条图   B. 百分条图   C. 散点图

    D. 普通线图   E. 直方图

5. 下列统计图中不包含坐标轴的是（   ）

    A. 直条图   B. 普通线图   C. 半对数线图

    D. 圆图   E. 直方图

二、简答题

1. 简述统计表的基本结构及绘制要求。

2. 简述统计图的选用原则。

（王　丹）

书网融合……

| 本章小结 | 微课 | 题库 |

第三章 数值资料的统计描述

PPT

学习目标

知识目标

1. 掌握 常用的集中趋势指标和离散趋势指标以及各指标的适用条件；正态曲线下面积的分布规律；医学参考值范围的制定。

2. 熟悉 数值变量资料频数表的编制方法和频数表的用途。

3. 了解 正态分布的概念；质量控制的意义。

能力目标

1. 具备正确选用集中趋势和离散趋势指标全面描述定量资料的能力。

2. 具备利用正态分布原理解决医学和公共卫生相关问题的能力。

素质目标

通过本章的学习，树立全面整体看待事物的观点，养成运用卫生统计方法解决人民健康问题的意识。

情景导入

情景描述： 某地随机测量了当地 200 名 30～40 岁健康成年人身高值（cm）和体重值（kg），计算每个人的体重指数（BMI＝体重值/身高值^2，kg/cm^2）。

思考：

1. 如何全面描述当地 30～40 岁健康成年人的体质指数特点？

2. 如何制定当地 30～40 岁健康成年人的体质指数正常值范围？

第一节 频数表与频数分布图

一、频数表

调查或实（试）验收集到的一组大小不等的定量资料，若观察单位较少，可直接计算统计指标进行统计描述。但当观察单位较多时，需要先编制成频数表以了解变量值的分布情况，然后根据频数分布的特征选择合适的统计指标进行统计描述。

频数表全称频数分布表，是由组段和频数两列构成的表格，所谓频数就是观察值的个数。

1. 频数表的编制 现就例 3.1 介绍定量资料频数表的编制。

例 3.1 某年某地 100 名 30～40 岁健康男子血清总胆固醇值（mmol/L）测定结果如表 3－1 所示，试编制频数表。

表3-1 某年某地100名30~40岁健康男子血清总胆固醇值（mmol/L）

3.47	4.75	5.20	4.67	5.42	4.60	5.20	4.60	4.34	5.06
4.27	6.35	5.45	4.66	3.45	4.18	4.53	3.71	4.77	4.07
5.87	5.19	4.28	5.28	4.69	5.05	4.69	5.40	4.87	4.30
4.79	5.76	3.30	3.28	4.65	5.05	4.34	4.22	5.75	3.34
5.75	3.14	3.69	6.26	4.68	5.62	4.77	5.07	4.51	4.22
4.33	4.21	6.24	4.68	2.60	4.70	6.65	4.66	4.38	6.61
5.28	3.81	5.29	4.62	4.37	3.54	4.19	5.86	6.04	4.79
6.46	4.55	5.19	4.37	3.66	4.13	4.44	5.28	5.59	4.35
6.40	3.85	4.13	5.28	5.31	7.12	4.41	4.81	5.31	3.77
5.22	4.65	4.70	3.15	5.30	4.64	5.64	3.73	3.60	6.28

（1）计算全距 全距又称极差，指数据中的极大值与极小值之差，用符号 R 表示。即 $R = X_{max} - X_{min}$。本例极大值为7.12mmol/L，极小值为2.60mmol/L，故 $R = 7.12 - 2.60 = 4.52$（mmol/L）。

（2）确定组段数和组距 组段数根据样本含量的大小拟定，一般以分8~15组为宜，若资料在100例以上，一般取10组左右；若例数较少，组数可相应减少。组距的大小根据全距和组段数来确定。组距用符号 i 表示，组段数用符号 k 表示。表3-1数据共100例，拟分10组，全距为4.52，则组距 $i = R/k = 4.52/10 = 0.45$（mmol/L），为方便计算，取0.5mmol/L作为组距。

（3）列出组段 各组段的界限应清晰分明，第一组段应包括极小值，最后一组段应包括极大值。每一组段的起始值称下限，终止值称上限。为避免组间交叉，各组段从下限开始（包括下限），到本组段上限为止（不包括上限），上限 = 下限 + 组距。用各组段下限及"~"表示，最后一组段可同时写出上下限。

本例第一组段可从2.50~开始，包括极小值，第二组段3.00~，第三组段3.50~，……最后一个组段为7.00~7.50（表3-2第1列）。

（4）列表划记归组 按照确定的组段设计整理表，将原始数据进行归纳计数，可用划"正"字的方式（表3-2第2列），并写出各组段的频数 f（表3-2第3列）。各组段频数之和应等于样本含量 n。

（5）计算频率、累计频数、累计频率 频率即各组段频数占总例数的比重，用百分数表示（表3-2第4列）。采用频率判断资料的分布特征更直观方便。累计频数为累积到当前组段的频数之和，最后一组的累计频数应为总例数（表3-2第5列）。累计频率等于累计频数除以总例数，最后一组的累计频率应为100%（表3-2第6列）。

表3-2 某年某地100名健康成年男子血清总胆固醇（mmol/L）频数表

组段 （1）	划记 （2）	频数 f （3）	频率（%） （4）	累计频数 （5）	累计频率（%） （6）
2.50 ~	一	1	1.00	1	1.00
3.00 ~	正丁	7	7.00	8	8.00
3.50 ~	正正	9	9.00	17	17.00
4.00 ~	正正正正	20	20.00	37	37.00
4.50 ~	正正正正正	25	25.00	62	62.00
5.00 ~	正正正丁	19	19.00	81	81.00
5.50 ~	正丁	9	9.00	90	90.00
6.00 ~	正丁	7	7.00	97	97.00
6.50 ~	丁	2	2.00	99	99.00
7.00 ~ 7.50	一	1	1.00	100	100.00
合计		100	100.00	—	—

随着计算机的广泛应用，目前频数表的编制一般由计算机完成。计算机编制频数表准确、快速，并可根

据需要随时变换组距和组段,编制理想的频数表。编制频数表,需保证原始数据的正确性和分组的合理性。

2. 频数分布图的绘制 将数值资料的频数表,以观察值为横轴,以各组频数为纵轴,每一组段画一直方,直方面积与该组段频数成正比,如图 3 – 1 所示,即频数分布图,也是直方图。

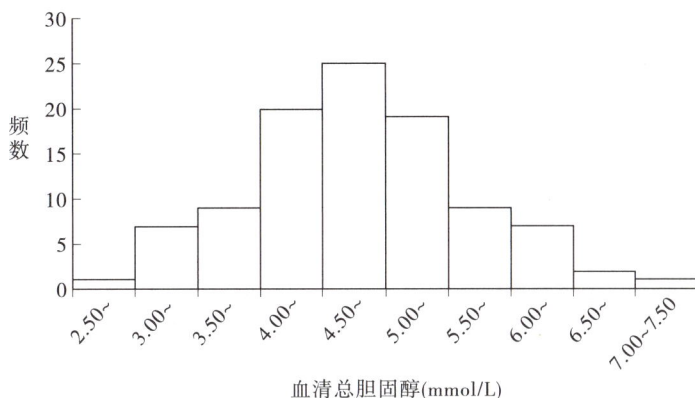

图 3 – 1 某年某地 100 名健康成年男子血清胆固醇值的频数分布

二、频数分布的特征

数值变量资料的频数分布特征包括集中趋势和离散趋势。集中趋势指全部数据向某个位置集中的趋势,如表 3 – 2、图 3 – 1 可见 100 名健康成年男子的血清胆固醇含量向中央集中,以 4.50 ~ 5.00mmol/L 附近居多。离散趋势指全部数据偏离集中位置的趋势和程度,如表 3 – 2、图 3 – 1 可见从中央到左右两侧的组段频数逐渐降低。

三、频数分布的类型

数值变量资料的频数分布常见的有两种类型。

1. 对称分布型 医学中最常见的为单峰对称分布,其中又以正态分布最为多见,如图 3 – 2(a)所示,整个图形高峰位于中心,左右逐步下降并对称。如身高、体重、心率、血红蛋白值等人体生理、生化指标的分布。

2. 偏态分布型 又可分为正偏态分布型和负偏态分布型。

(1)正偏态分布型 如图 3 – 2(b)所示,整个图形不对称,高峰偏左,即频数主要集中在观察值较小的一端。属于此类分布的资料也不少见,如传染病潜伏期、正常人体内非必需元素含量的分布等。

(2)负偏态分布型 如图 3 – 2(c)所示,整个图形不对称,高峰偏右,即频数主要集中在观察值较大的一端。属于这一类型分布的资料相对较为少见,如肿瘤患者的年龄分布等。

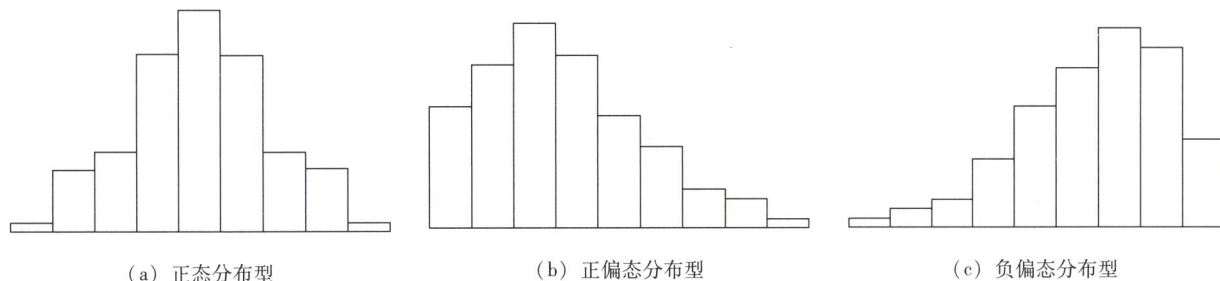

(a)正态分布型　　　　　　　　(b)正偏态分布型　　　　　　　　(c)负偏态分布型

图 3 – 2 数值变量资料常见频数分布类型示意图

四、频数分布的用途

1. 揭示数值变量资料的频数分布类型。

2. 揭示数值变量资料的频数分布特征，即集中趋势和离散趋势的特征。

3. 便于发现某些特大和特小的可疑值。如在频数表两侧，连续出现几个组段的频数为0后，又出现一些特大和（或）特小值，就有理由怀疑这些数据的真实性和准确性，此时应检查核对原始资料是否存在错误，如发现有错，应及时更正。

4. 便于下一步进行统计分析和处理。

第二节 集中趋势指标

从频数分布表和频数分布图可以大致看出定量资料的频数分布情况，也可以大致了解定量资料分布的集中趋势和离散趋势。如果要准确掌握定量资料的频数分布特征，则需进一步计算相应指标。

集中趋势指标采用平均数，它反映一组同质观察值的集中位置和平均水平，常作为一组资料的代表值，可用于不同组间的分析比较。卫生统计学中常用的平均数有算术均数、几何均数和中位数。

一、算术均数

算术均数简称均数，是指 n 个观察值的和除以观察单位的个数所得的商。总体均数用 μ 表示，样本均数用 $\bar{x}$ 表示。

1. 适用条件 适用于对称分布，尤其是正态分布及近似正态分布数值变量资料。

2. 计算方法

（1）直接法 适用于样本含量较少时，此时将所有观察值 X_1、X_2、X_3……X_n 相加，再除以观察值的例数 n。计算公式见式（3-1）。

$$\bar{X} = \frac{X_1 + X_2 + X_3 + \cdots\cdots + X_n}{n} = \frac{\sum X}{n} \tag{3-1}$$

式中，$\bar{X}$ 为样本均数；X_1、X_2、X_3……X_n 为各观察值；$\sum$ 为求和符号；n 为观察值例数。

例3.2 测得5名健康成年男子血清总胆固醇值（mmol/L）分别为3.5、4.0、4.5、5.0、3.0，计算其均数。

$$\bar{X} = \frac{3.5 + 4.0 + 4.5 + 5.0 + 3.0}{5} = 4.0(\text{mmol/L})$$

（2）加权法 当资料中出现相同观察值时，可将相同观察值的个数（即频数 f）与该观察值 X 的乘积代替相同观察值的逐个相加；对已编制成频数表的资料，可用每组的组中值代替该组段观察单位的实际值，用加权法计算均数。计算公式见式（3-2）。

$$\bar{X} = \frac{f_1 x_1 + f_2 x_2 + \cdots\cdots + f_n x_n}{f_1 + f_2 + \cdots\cdots + f_n} = \frac{\sum fx}{\sum f} \tag{3-2}$$

例3.3 以表3-2资料为例计算其均数，具体计算结果见表3-3中的（1）、（2）、（3）和（4）列。

表 3 - 3 某年某地 100 名健康成年男子血清总胆固醇（mmol/L）均数与标准差计算表

组段 (1)	频数 f (2)	组中值 x (3)	fx (4)	fx^2 (5)
2.50 ~	1	2.75	2.75	7.5625
3.00 ~	7	3.25	22.75	73.9375
3.50 ~	9	3.75	33.75	126.5625
4.00 ~	20	4.25	85.00	361.2500
4.50 ~	25	4.75	118.75	564.0625
5.00 ~	19	5.25	99.75	523.6875
5.50 ~	9	5.75	51.75	297.5625
6.00 ~	7	6.25	43.75	273.4375
6.50 ~	2	6.75	13.50	91.1250
7.00 ~ 7.50	1	7.25	7.25	52.5625
合计	100	—	479.00	2371.7500

$$\overline{X} = \frac{2.75 \times 1 + 3.25 \times 7 + 3.75 \times 9 + \cdots + 6.75 \times 2 + 7.25 \times 1}{100} = 4.79(\text{mmol/L})$$

其中，2.75、3.25、3.75……6.75、7.25 是各组段的组中值〔组中值 =（上限 + 下限）/2〕；1、7、9……2、1 是相应组段的频数。故 100 名健康成年男子血清胆固醇平均值为 4.79mmol/L。

二、几何均数

医学研究中有一类比较特殊的资料，如抗体滴度、细菌计数、血清凝集效价、某些物质浓度等，其数据特点是观察值间按倍数关系变化，对此类数据可以计算几何均数描述其平均水平。几何均数用 G 表示。

1. 适用条件 适用于等比数列资料、对数正态分布资料（即原始数据呈偏态分布，但经对数转换后呈正态分布的资料）及近似对数正态分布资料。

2. 计算方法

（1）直接法 计算公式见式（3 - 3）。

$$G = \sqrt[n]{x_1 x_2 \cdots x_n} \tag{3-3}$$

利用对数变换，上述公式可转变为式（3 - 4）。

$$G = \lg^{-1}\left(\frac{\sum \lg x}{n}\right) \tag{3-4}$$

例 3.4 测得 5 份标本的血清滴度的倒数分别为 2、4、8、16、32，求其平均滴度。

$$G = \lg^{-1}\left(\frac{\lg 2 + \lg 4 + \lg 8 + \lg 16 + \lg 32}{5}\right) = 8$$

故 5 份标本血清滴度的平均水平为 1 : 8。

（2）加权法 当资料中相同观察值较多，或为频数表资料时，可用加权法计算。计算公式见式（3 - 5）。

$$G = \lg^{-1}\left(\frac{\sum f \lg x}{\sum f}\right) \tag{3-5}$$

例 3.5 某地 50 名儿童接种某疫苗，1 个月后测定其血凝抑制抗体滴度（表 3 - 4），求其平均滴度。

表 3 - 4 某地 50 名儿童某疫苗接种后血凝抑制抗体滴度

抗体滴度	频数 f		抗体滴度	频数 f
1 : 4	3		1 : 64	10
1 : 8	6		1 : 128	12
1 : 16	7		1 : 256	5
1 : 32	3		1 : 512	4

$$G = \lg^{-1}\left(\frac{3 \times \lg4 + 6 \times \lg8 + \cdots\cdots + 4 \times \lg512}{50}\right) = 53.45$$

其中，lg4、lg8……lg512 为抗体滴度倒数的对数值；3、6……4 为各组的频数，故 50 名儿童某疫苗接种后血凝抑制抗体平均滴度为 1 : 53.45。

计算几何均数时应注意：观察值中有 0 时，不能计算几何均数；观察值中同时有正、负值，亦不能计算几何均数。若同为负值，可统一去掉负号，计算出结果后，再加上负号。

三、中位数

中位数是指将一组观察值按从小到大排序后，位次居中的那个数值。在全部观察值中，大于和小于中位数的观察值各占一半。中位数用符号 M 表示。

1. 适用条件　用中位数表示平均水平，不受资料分布类型的影响，因此应用范围较广。常用于偏态分布资料；一端或两端无界限的资料，即开口资料；分布类型不明的资料。

2. 计算方法

（1）直接法　将观察值按从小到大排序，当观察值例数为奇数时，中位数就是位居中央的那个数，即位次为 $(n+1)/2$ 的那个数，即 $M = X_{(n+1)/2}$；当观察值例数为偶数时，中位数就是位于中央的两个观察值相加再除以 2，即位次为 $n/2$ 和 $(n/2+1)$ 的两个数的均数 $M = (X_{n/2} + X_{n/2+1})/2$。

例 3.6　现测得 5 名乳腺癌患者化疗后血液尿素氮的含量（mmol/L）分别为 3.43、2.96、3.03、4.43、4.53，求其中位数。

先将观察值按从小到大排序，为 2.96、3.03、3.43、4.43、4.53，$n = 5$ 为奇数，位次为 $(n+1)/2 = (5+1)/2 = 3$，即排在第 3 位的观察值为中位数，故 $M = 3.43\text{mmol/L}$。

例 3.7　现测得 6 名乳腺癌患者化疗后血液尿素氮的含量（mmol/L）分别为 3.43、2.96、3.03、4.43、4.53、5.25，求其中位数。

先将观察值按从小到大排序，为 2.96、3.03、3.43、4.43、4.53、5.25，$n = 6$ 为偶数，位次为 $n/2 = 6/2 = 3$ 和 $(n/2+1) = (6/2+1) = 4$ 的两个观察值分别是 3.43 和 4.43，故 $M = (3.43 + 4.43)/2 = 3.93\text{mmol/L}$。

（2）频数表法　当为频数表资料时，可先分别计算累计频数和累计频率，然后按式（3-6）计算中位数。

$$M = L + \frac{i}{f_m}\left(\frac{n}{2} - \Sigma f_L\right) \qquad (3-6)$$

式中，L 为中位数所在组段的下限，i 为中位数所在组段的组距，f_m 为中位数所在组段的频数，Σf_L 为小于 L 的所有组段累计频数。中位数所在组段即累计频数首次超过 $n/2$ 或累计频率首次超过 50% 的组段。

例 3.8 某地 300 名正常人的尿汞值分布如表 3 – 5 所示，试求其平均值。

表 3 – 5 300 名正常人尿汞值（μg/L）频数表

尿汞值	频数	累计频数	累计频率（%）
0 ~	49	49	16. 33
4 ~	27	76	25. 33
8 ~	58	134	44. 67
12 ~	50	184	61. 33
16 ~	45	229	76. 33
20 ~	22	251	83. 67
24 ~	16	267	89. 00
28 ~	10	277	92. 33
32 ~	9	286	95. 33
36 ~	4	290	96. 67
40 ~	5	295	98. 33
44 ~	5	300	100. 00

累计频数达到 300/2 = 150 或累计频率达到 50% 的组段为 12 ~ ，即中位数所在组段。

$$M = 12 + \frac{4}{50} \times \left(\frac{300}{2} - 134 \right) = 13.28 (\mu g/L)$$

即本例 300 名正常人平均尿汞值为 13.28 μg/L。

算术均数、几何均数、中位数三个平均数指标各有其适用条件，在实际运用时应根据数值资料的分布类型正确选用。对于服从正态分布、近似正态分布资料首选算术均数，对于对数正态分布资料首选几何均数，对于偏态分布且无法转换为正态分布的资料，宜选用中位数。

四、百分位数

中位数只能用来描述一组观察值的中心位置，当我们需要了解数据分布的其他位置时，如资料分布的第 25 分位数、第 75 分位数，可以通过计算百分位数确定。百分位数可用来描述资料的观察值序列在某百分位置的水平，用符号 P_x 表示，x 即百分位。P_x 是指在一组数据中，有 x% 的观察值小于 P_x，有 $(100 - x)$% 的观察值则大于 P_x。P_{50} 实际就是中位数。多个百分位数结合使用可以更全面地说明数据的分布特点。百分位数的计算只需将式（3 – 6）中的中位数换成任意百分位数，如下式：

$$P_x = L + \frac{i}{f_x}(n \times x\% - \sum f_L) \tag{3 – 7}$$

式中，L、f_x 分别为 P_x 所在组段的下限和频数；$\sum f_L$ 为 P_x 所在组段之前各组段的累计频数。如计算例 3.8 的百分位数 P_{25}、P_{75}、P_{95}。

$$P_{25} = 4 + \frac{4}{27} \times (300 \times 25\% - 49) = 7.85 (\mu g/L)$$

$$P_{75} = 16 + \frac{4}{45} \times (300 \times 75\% - 184) = 19.64 (\mu g/L)$$

$$P_{95} = 32 + \frac{4}{9} \times (300 \times 95\% - 277) = 35.56 (\mu g/L)$$

第三节　离散趋势指标

事物的特征都不是单方面的，看待事物必须从多方面、全面的角度，采用整体的观点来看，才能完整、正确地认识事物，看清事物的真实面貌。定量资料的频数分布具有集中趋势和离散趋势两个主要特征，平均数只描述了数据分布的集中趋势，对数据的离散趋势也需进行描述，必须把两者结合起来，才能全面地展示资料的特征。

例如，有如下三组数据资料（单位：cm）。

甲组	4	5	6	7	8
乙组	2	5	6	7	10
丙组	2	3	6	9	10

三组资料的均数和中位数均为6cm，但是三组资料中5个数据参差不齐的程度（变异程度）不同，也就是说三组数据资料的离散趋势不同。

离散趋势又称离散程度、变异程度，常用的指标有极差、四分位数间距、方差、标准差和变异系数等。

一、极差

极差又称全距，用符号 R 表示，是观察值中极大值与极小值的差值。上例中，$R_甲 = 4\text{cm}$，$R_乙 = 8\text{cm}$，$R_丙 = 8\text{cm}$，甲组的极差小，乙、丙两组的极差大，说明甲组的变异度小，乙、丙两组的变异度大。极差的优点是计算方便、容易理解。极差的缺点是极差的大小仅与极大值、极小值有关，故不能精确地反映其他观察值的变异情况，资料的信息没有充分加以利用。如本例中，乙组数据比丙组的变异度要小，但极差却无法反映。另外，极差的稳定性也比较差。一组资料的极差受样本含量大小的影响，样本含量越大，抽到较大或较小值的可能性越大，极差也越大，因此样本含量相差悬殊时不宜用极差比较其变异程度。

二、四分位数间距

四分位数是把全部观测值等分为四等分，正好中间占50%观察值的距离，所以它也可被看成是中间一半观察值的极差。四分位数间距用符号 Q 表示，即上四分位数 P_{75}（Q_U）和下四分位数 P_{25}（Q_L）之差，即 $Q = Q_U - Q_L = P_{75} - P_{25}$。

如例3.8中，$Q = Q_U - Q_L = P_{75} - P_{25} = 19.64 - 7.85 = 11.79$（μg/L）

四分位数间距的意义与极差相似，Q 越大，说明资料的离散程度越大。四分位数间距的应用条件与中位数相同，主要用于偏态分布资料、分布一端或两端有未确定值或分布不明的资料。其优点是不受数据两端个别极大值或极小值的影响，从而比极差稳定，但只考虑了50%观察值的变异程度，仍没有考虑全部观察值的离散程度。

三、方差

为全面反映所有观察值的变异程度，必须考虑每一个观察值对变异度的影响。可计算总体中每个观察值 X 与总体均数 μ 的差值（$x - \mu$），称为离均差，但由于对称分布资料的离均差有正有负，总离均差之和为0，即 $\sum(x - \mu) = 0$，不能反映出变异度的大小。因此常将离均差进行平方后再求和，即

$\sum (x-\mu)^2$，称为离均差平方和。考虑观察值个数 N 的影响，将离均差平方和除以观察总例数，得到的指标即为方差，用 σ^2 表示，计算公式见式（3-8）。

$$\sigma^2 = \frac{\sum(\bar{x}-\mu)^2}{N} \tag{3-8}$$

由于在实际工作中往往是抽样研究，总体均数 μ 未知，通常采用样本均数 $\bar{X}$ 作为 μ 的估计值，即用 $\sum(x-\bar{x})^2$ 代替 $\sum(x-\mu)^2$，用样本例数 n 代替 N。统计研究发现，用样本资料计算出的样本方差往往比总体方差偏小，为得到较为准确的结果，将样本方差分母中 n 减去 1，用 $n-1$ 代替 n 来校正，这样计算出来的不再是总体方差，而是样本方差，用 S^2 表示。计算公式见式（3-9）。

$$S^2 = \frac{\sum(x-\bar{x})^2}{n-1} \tag{3-9}$$

式中，$n-1$ 称为自由度，符号为 ν。

知识链接

自由度

自由度指计算某一统计量时，能自由取值、不受限制的变量个数。通常 $\nu = n - k$。其中 n 为样本含量，k 为受限制的条件数或变量个数，或计算某一统计量时用到其他独立统计量的个数。如在计算 S 的公式中，要用到 $\bar{x}$ 这个统计量，所以大小为 n 的样本中，最多只有 $n-1$ 个 x 能自由变化，第 n 个 x 必须是满足 $\bar{x}$ 数值的数据，即有一个限定条件 $\bar{x}$，故自由度为 $n-1$。

方差既考虑了每一个观察值对变异程度的影响，又考虑了观察值多少的影响，因此对观察值的变异程度反映更全面。方差越小，说明观察值之间的变异程度越小；反之，说明观察值之间的变异程度越大。

四、标准差

方差因计算的原因，原有的度量衡单位被平方，这不利于进一步的统计分析处理和解释，因此常用其平方根即标准差替代方差描述资料的变异程度。总体标准差（用 σ 表示）、样本标准差（用 S 表示）计算公式见式（3-10）和式（3-11）。

$$\sigma = \sqrt{\frac{\sum(x-\mu)^2}{N}} \tag{3-10}$$

$$S = \sqrt{\frac{\sum(x-\bar{x})^2}{n-1}} \tag{3-11}$$

标准差的计算方法如下。

1. 直接法 未分组的资料，可用式（3-11）直接计算标准差。但在实际工作中运算较不便，经推导可转变为式（3-12）。

$$S = \sqrt{\frac{\sum x^2 - \frac{(\sum x)^2}{n}}{n-1}} \tag{3-12}$$

如上述甲组数据的标准差计算如下：

$$n=5, \quad \sum X = 4+5+6+7+8=30 \qquad \sum X^2 = 4^2+5^2+6^2+7^2+8^2=190$$

$$S = \sqrt{\dfrac{190 - \dfrac{(30)^2}{5}}{5 - 1}} = 1.58 \, (\text{cm})$$

故甲组数据的标准差为1.58cm。同理可计算出乙组和丙组的标准差分别为2.92cm和3.54cm，说明甲组的变异度最小，乙组次之，丙组最大。

2. 加权法　与加权法计算均数一样，当相同观察值较多或频数表资料时，计算公式见式（3 – 13）。

$$S = \sqrt{\dfrac{\sum fx^2 - \dfrac{(\sum fx)^2}{\sum f}}{\sum f - 1}} \qquad (3-13)$$

例3.9　以表3 – 2资料为例采用加权法计算标准差，具体计算结果见表3 – 3中的（1）、（2）、（4）和（5）列。

$$\sum f = 100, \sum fX = 1 \times 2.75 + 7 \times 3.25 + 9 \times 3.75 + \cdots\cdots + 2 \times 6.75 + 1 \times 7.25 = 479$$

$$\sum f X^2 = 1 \times 2.75^2 + 7 \times 3.25^2 + 9 \times 3.75^2 + \cdots\cdots + 2 \times 6.75^2 + 1 \times 7.25^2 = 2371.75$$

$$S = \sqrt{\dfrac{2371.75 - \dfrac{(479)^2}{100}}{100 - 1}} = 0.884 \, (\text{mmol/L})$$

即100名30 ~ 40岁健康成年男子血清胆固醇标准差为0.884mmol/L。

标准差的意义如下。

（1）描述对称分布，尤其是正态分布或近似正态分布的资料变异程度。标准差越小，表示资料的变异程度小，反之变异程度大。

（2）衡量均数的代表性。标准差越小，表示观察值越集中，各观察值越接近均数，均数的代表性越好；标准差越大，各观察值越远离均数，均数的代表性越差。

（3）结合样本均数全面描述资料的频数分布特征。标准差与均数同时使用，可全面描述对称分布，尤其是正态分布或近似正态分布资料的数据特征，以及对频数分布进行概率估计，用于确定医学参考值范围等。

（4）可用于计算标准误和变异系数。

五、变异系数

标准差反映个体观察值的绝对变异程度，有度量衡单位，其单位与原观察值单位相同，可用于单组资料的变异程度描述。当两组或多组资料进行比较时，如果度量衡单位不同或各组均数相差较大时，则不能直接用标准差比较其变异程度，而应采用变异系数表示其变异程度。

变异系数的符号为CV，为标准差与均数的比值，常用百分数表示，计算公式见式（3 – 14）。变异系数没有单位，为相对离散程度指标，更便于资料间的比较。

$$CV = \dfrac{S}{\bar{x}} \times 100\% \qquad (3-14)$$

1. 度量衡单位不同的资料间比较

例3.10　某地20岁男子120名，测得其身高均数为168.06cm，标准差为4.95cm；体重均数为62.54kg，标准差为4.85kg。试比较该地男子身高与体重变异程度的大小。

本例身高与体重的单位不同，不能用标准差直接进行比较，而应计算变异系数来比较二者的离散程度。

$$CV_{身高} = \dfrac{4.95}{168.06} \times 100\% = 2.95\%$$

$$CV_{体重} = \frac{4.85}{62.54} \times 100\% = 7.76\%$$

$CV_{体重} > CV_{身高}$，故该地男子体重的变异程度大于身高。

2. 各组均数相差较大的资料间比较

例**3.11**　测得某地 250 名成人的舒张压均数为 77.52mmHg，标准差为 10.71mmHg；收缩压均数为 122.93mmHg，标准差为 16.97mmHg。试比较舒张压和收缩压的变异程度。

$$CV_{舒张压} = \frac{10.71}{77.52} \times 100\% = 13.82\%$$

$$CV_{收缩压} = \frac{16.97}{122.93} \times 100\% = 13.80\%$$

可见，该地成人舒张压与收缩压的变异程度非常接近。

第四节　正态分布及其应用

一、正态分布

（一）正态分布的概念

正态分布为连续型分布，是医学和生物学中最常见的定量资料分布类型，也是许多统计学方法的基础。如健康人的红细胞数、血红蛋白含量、收缩压值、血清总胆固醇值，同年龄、同性别儿童的身高、体重值等，均服从正态分布。

频数表可以看出变量值的分布类型，而直方图的反映更为形象和直观，如图 3 - 1 反映了某年某地 100 名健康成年男子血清胆固醇值的频数分布。从图 3 - 1 可看出，大部分数据集中在均数左右，两侧频数逐渐减少，离均数越近数据越多，离均数越远数据越少，呈现基本对称的特点。不同的正态分布资料虽然数据各不相同，但画出的直方图图形却是相似的。可以设想，这种类型的资料，如果观察例数逐渐增多，所取组距逐渐缩小，组数逐渐增加，直方图顶端会逐渐连成一条光滑的曲线（图 3 - 3，图 3 - 4），这条曲线就是统计学上的正态曲线。

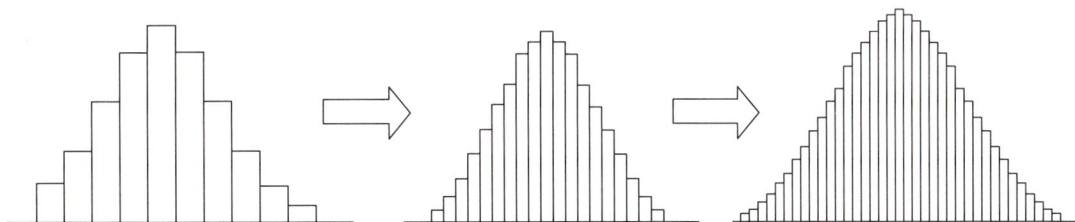

图 3 - 3　频数分布逐渐接近正态分布示意图

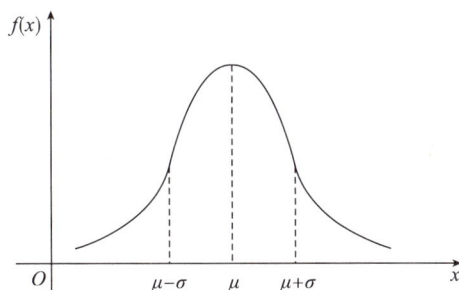

图 3 - 4　正态曲线示意图

（二）正态分布的特征

正态分布具有以下几个主要特征。

1. 正态分布为单峰对称分布，以均数 μ 为中心，左右对称。

2. 正态曲线由 μ 和 σ 两个参数决定。均数 μ 是位置参数，决定曲线高峰的位置。σ 一定，μ 越大，曲线越靠右，μ 越小，曲线越靠左（图 3-5）。标准差 σ 是变异度参数，决定曲线的形态。σ 越大，数据越分散，曲线"越矮越胖"，σ 越小，数据越集中，曲线"越高越瘦"（图 3-6）。

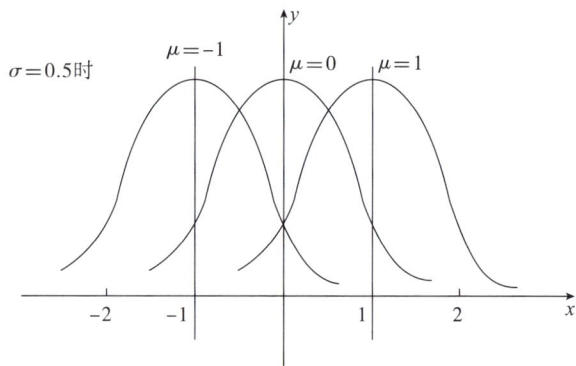

图 3-5 标准差相同均数不同的正态曲线

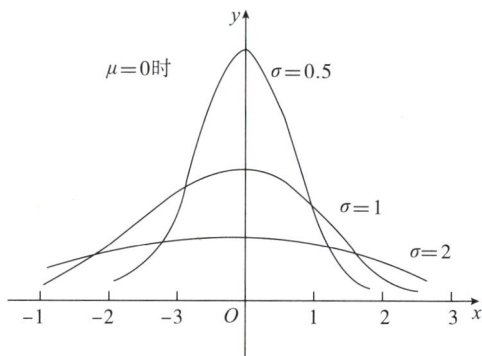

图 3-6 均数相同标准差不同的正态曲线

3. 正态曲线下的面积分布具有一定规律。整个正态曲线下的面积之和表示总概率，用 1 或 100% 表示。正态曲线下的面积分布规律见图 3-7 和表 3-6。

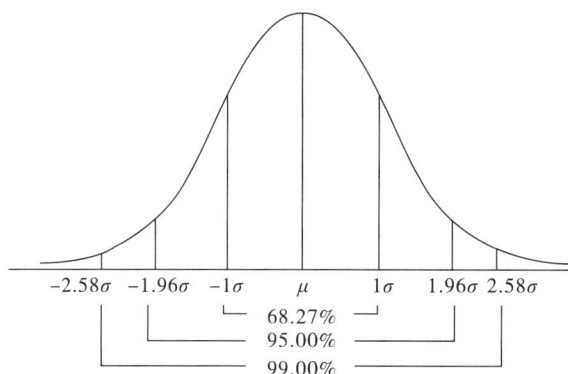

图 3-7 正态曲线下的面积分布规律

表 3-6 正态曲线下面积分布规律

正态分布 X 取值区间	标准正态分布 Z 取值区间	样本资料 x 取值区间	占总面积（%）
$\mu \pm \sigma$	± 1	$\bar{x} \pm S$	68.27
$\mu \pm 1.96\sigma$	± 1.96	$\bar{x} \pm 1.96S$	95.00
$\mu \pm 2.58\sigma$	± 2.58	$\bar{x} \pm 2.58S$	99.00

正态曲线下 $\mu \pm \sigma$ 区间与横轴所夹面积占总面积的 68.27%；$\mu \pm 1.96\sigma$ 区间与横轴所夹面积占总面积的 95.00%；$\mu \pm 2.58\sigma$ 区间与横轴所夹面积占总面积的 99.00%。对于样本资料，可用 $\bar{x}$ 替代 μ，用 S 替代 σ 进行估计。

正态分布的提出

正态分布又称"高斯分布"，最先由法国数学家棣莫弗提出，后由德国数学家高斯在研究误差分布时从另一个角度导出。当时高斯在研究天文学时遇到了一些问题，他需要测量恒星的位置，但由于各种误差的存在，导致得到的测量数据并不完全准确，为解决这个问题，高斯开始研究误差的分布规律，最终提出一套数学公式来描述它。

高斯作为 18 世纪最伟大的数学家之一，他的贡献对统计学、物理学、计算机科学等都有十分深远的影响，高斯分布作为一种十分重要的概率分布模型，被广泛应用于统计学、自然科学、社会科学等领域中，在医学领域中也有非常重要的应用意义。他在遇到困难和问题时的积极创新、不断追求真理的精神值得我们每个人学习。

二、标准正态分布

均数为 μ，标准差为 σ 的正态分布可记作 $N(\mu, \sigma^2)$。所有正态分布中有个最特别的，即均数为 0，标准差为 1 的正态分布，统计学上称为标准正态分布（即 Z 分布）。

任一正态分布可通过变量变换转化为标准正态分布 $N(0, 1)$。转换公式见式（3-15）。

$$Z = \frac{x - \mu}{\sigma} \tag{3-15}$$

如图 3-7 中，横轴 X 值中 μ 转化为 Z 值中的 0，X 值中 $\mu+\sigma$ 转化为 Z 值中的 1，X 值中 $\mu-\sigma$ 转化为 Z 值中的 -1，X 值中 $\mu+1.96\sigma$ 转化为 Z 值中的 1.96，X 值中 $\mu-1.96\sigma$ 转化为 Z 值中的 -1.96。

标准正态分布下的面积分布规律为：①最高点对应的为 0，中间高，两头低，两边逐渐降低，并完全对称的单峰性钟形曲线；②曲线下面积分布规律，± 1 区间与横轴之间的面积占总面积的 68.27%；± 1.96 区间与横轴之间的面积占总面积的 95.00%；± 2.58 区间与横轴之间的面积占总面积的 99.00%。

为方便使用，统计学家编制了标准正态分布（Z 分布）曲线下的面积（见附表1），可根据该表查阅不同 Z 值对应的面积分布即概率。因正态分布为对称分布，故表中只给出了 Z 值为负值的面积分布，若 Z 值为正值，可按其对应的负值查阅后利用曲线的对称性计算相应概率。

三、正态分布的应用

（一）估计变量值的理论频数

利用正态曲线下面积的规律，可以估计变量值的频数分布。

例3.12 已知某地一年级女大学生身高值服从正态分布，随机测量 200 名一年级女大学生身高，均数为 163.5cm，标准差为 4.5cm。现欲估计该地身高低于 155cm 及身高高于 170cm 的一年级女大学生的比例。

一年级女学生身高服从正态分布 $X \sim N(163.5, 4.5^2)$，估计身高低于 155cm 的比例即 $P(X \leq 155)$，身高高于 170cm 的比例即 $P(X \geq 170)$。可将其进行变量转换，用标准正态分布曲线下面积进行估计。

$$P(X \leq 155) = P(Z \leq \frac{155 - 163.5}{4.5}) = P(Z \leq -1.89) = 0.02938 = 2.938\%$$

$$P(X \geqslant 170) = P(Z \geqslant \frac{170 - 163.5}{4.5}) = P(Z \geqslant 1.44) = P(Z \leqslant -1.44) = 0.07493 = 7.493\%$$

故该地身高低于 155cm 及身高高于 170cm 一年级女大学生的比例分别为 2.938% 和 7.493%。

（二）估计医学参考值范围

医学参考值范围指绝大多数"正常人"的人体形态、功能和代谢产物等各种生理及生化指标的波动范围，也称正常值范围，一般在临床上用作判定某项指标正常或异常的参考标准。

制定医学参考值范围时，应注意以下几点。

1. "正常人"不是指完全无病的人，而是指排除了影响所研究指标的疾病和有关因素的同质人群。

2. "绝大多数"指估计参考值范围的百分界限，医学上最常用的是 95% 或 99%，即估计的参考值范围包括 95% 或 99% 正常人指标值。

3. 根据指标的特点确定制定双侧界限值还是单侧界限值。若某项指标过高和过低均属异常，如身高、体重、血红蛋白含量、收缩压值等，则参考值范围既制定上限值，又制定下限值，为双侧界限参考值范围；若该指标仅仅过高或过低为异常，如人体血铅值、肺活量等，则参考值范围只制定上限值或下限值，为单侧界限参考值范围。

4. 制定医学参考值范围时应有足够的样本例数。一般每组不应低于 100 例。

5. 根据该指标的分布类型选用不同的制定方法。

（1）正态分布法 对服从正态分布、近似正态分布或可转化为正态分布的某些人体生理、生化指标资料，可根据正态曲线面积分布规律，可按式（3 - 16）或式（3 - 17）或式（3 - 18）估计医学参考值范围。

$$双侧 \quad \overline{x} \pm ZS \tag{3-16}$$
$$单侧 \quad \overline{x} + ZS \ （上限） \tag{3-17}$$
$$\overline{x} - ZS \ （下限） \tag{3-18}$$

如果指标过高、过低均为异常的，按式（3 - 16）进行估计；如果指标只有过高为异常的，按式（3 - 17）估计；如果指标只有过低异常的，按式（3 - 18）估计。公式中的 Z 值可根据要求查表 3 - 7。

表 3 - 7 常用 Z 值表

参考值范围（%）	单侧	双侧
80	0.842	1.282
90	1.282	1.645
95	1.645	1.960
99	2.326	2.576

例 3.13 某地抽样调查正常成年女性 150 人的红细胞数，计算均数 $\overline{x} = 4.95 \times 10^{12}/L$，标准差 $S = 0.36 \times 10^{12}/L$。试估计该地正常成年女性红细胞数的 95% 参考值范围。

因红细胞数过多、过少均属异常，故用双侧估计，按式（3 - 16）计算：

上限为 $\overline{x} + 1.96S = (4.95 + 1.96 \times 0.36) \times 10^{12}/L = 5.66 \times 10^{12}/L$

下限为 $\overline{x} - 1.96S = (4.95 - 1.96 \times 0.36) \times 10^{12}/L = 4.24 \times 10^{12}/L$

即该地正常成年女性红细胞数的 95% 参考值范围为 $(4.24 \sim 5.66) \times 10^{12}/L$。

（2）百分位数法 对偏态分布且不可转化为正态分布的资料，应用百分位数法估计医学参考值范围。若为双侧范围，95% 参考值范围为 $P_{2.5} \sim P_{97.5}$，99% 参考值范围为 $P_{0.5} \sim P_{99.5}$；若为单侧范围，95% 参考值下限为 P_5，95% 参考值上限为 P_{95}，单侧 99% 参考值下限为 P_1，99% 参考值上限为 P_{99}。

制定医学参考值范围的两种方法汇总见表3-8。

表3-8 制定医学参考值范围的两种方法

百分界限（%）	正态分布法			百分位数法		
	双侧	单侧		双侧	单侧	
		下限	上限		下限	上限
90	$\bar{x} \pm 1.65s$	$\bar{x} - 1.28s$	$\bar{x} + 1.28s$	$P_5 \sim P_{95}$	P_{10}	P_{90}
95	$\bar{x} \pm 1.96s$	$\bar{x} - 1.65s$	$\bar{x} + 1.65s$	$P_{2.5} \sim P_{97.5}$	P_5	P_{95}
99	$\bar{x} \pm 2.58s$	$\bar{x} - 2.33s$	$\bar{x} + 2.33s$	$P_{0.5} \sim P_{99.5}$	P_1	P_{99}

（三）质量控制

实验中的检测误差一般服从正态分布，因此可利用正态分布原理进行控制。常以 $\bar{x} \pm 2S$ 作为上下警戒线，以 $\bar{x} \pm 3S$ 作为上下控制线。这里的 $2S$ 和 $3S$ 可认为是 $1.96S$ 和 $2.58S$ 的近似值，即超过95%的实验测量值都在警戒线范围内，超过99%的实验测量值都在控制线范围内，如果超过警戒线尤其是控制线，则可怀疑该实验测量值的准确性。

（四）其他分布或统计方法的理论基础

以正态分布为基础，可推导出其他一些抽样分布，亦可进行 Z 检验等。

实训三　数值资料的统计描述

【实训目的】

能够正确选用定量资料的统计描述指标，并用 SPSS 软件进行计算。

【实训准备】

1. 物品　计算机。

2. 环境　MS Windows 系统、IBM SPSS Statistics 统计软件等。

【实训学时】

2 学时。

【实训内容、方法与结果】

一、正态分布资料的统计描述

（一）案例

某地随机测量了 20 名成年人的空腹血糖值（mmol/L），分别为 6.23、6.63、7.28、4.73、7.02、5.93、6.22、7.15、6.78、3.98、5.27、6.19、4.56、6.02、5.69、5.52、5.94、8.81、5.53、6.45。若空腹血糖值服从正态分布，请选用正确的指标进行统计描述。

（二）SPSS 软件的操作

1. 在 SPSS 统计软件中建立数据文件

（1）启动 SPSS 并设置变量 单击 SPSS 界面左下角的"变量视图"标签，建立变量"空腹血糖值"，变量类型为数字型，宽度和小数位数根据数据进行相应设置，见实训图 3-1。

（2）输入数据 单击左下角的"数据视图"标签，录入数据，见实训图 3-2。

实训图 3-1 设置变量

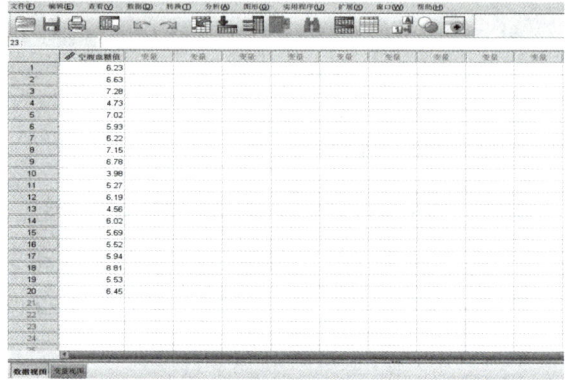

实训图 3-2 输入数据

2. 统计分析 该资料服从正态分布，应选择均数和标准差进行统计描述。选择菜单栏"分析"→"统计描述"→"描述"。将"空腹血糖值"选入"变量"框内，点击"确定"，见实训图 3-3、3-4。

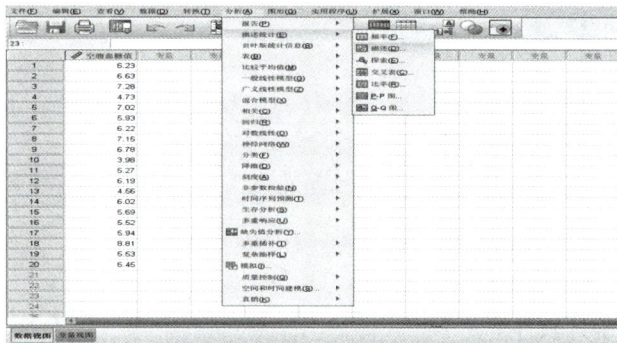

实训图 3-3 选择方法菜单

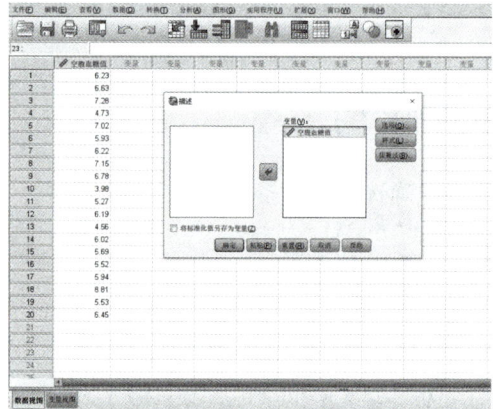

实训图 3-4 选择变量

3. 实训结果 见实训图 3-5。

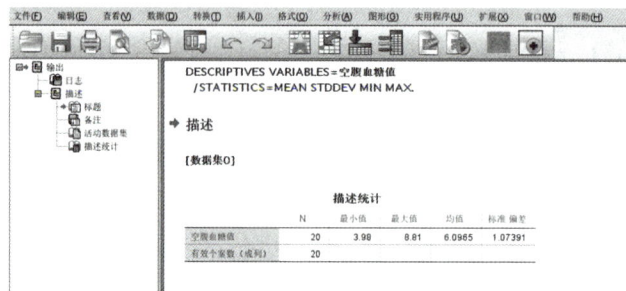

实训图 3-5 输出结果

4. 结果解释   描述统计结果总共输出样本含量（有效个案数）、最小值、最大值、均值和标准差5个数据。故本例20名成年人的空腹血糖值均值为6.10mmol/L，标准差为1.07mmol/L。

二、偏态分布数据的统计描述

（一）案例

某地随机测量了10名成年人的血清甘油三酯（mmol/L），分别为1.04、1.30、1.84、1.84、0.68、3.23、0.77、5.28、1.17、0.98。若该资料不服从正态分布，请选用正确的指标进行统计描述。

（二）SPSS软件的操作

1. 在SPSS统计软件中建立数据文件

（1）启动SPSS并设置变量   单击SPSS界面左下角的"变量视图"标签，建立变量"血清甘油三酯"，变量类型为数字型，宽度和小数位数根据数据进行相应设置，见实训图3-6。

（2）输入数据   单击左下角的"数据视图"标签，录入数据，见实训图3-7。

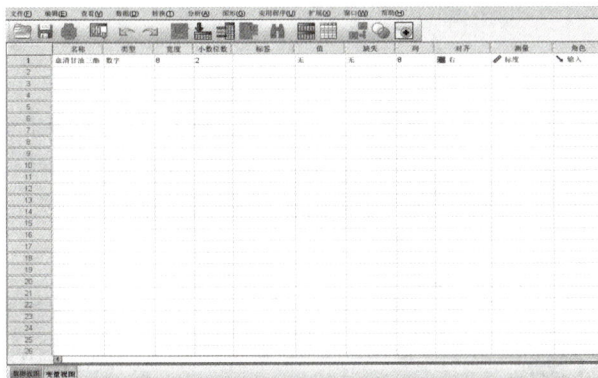

实训图3-6 设置变量

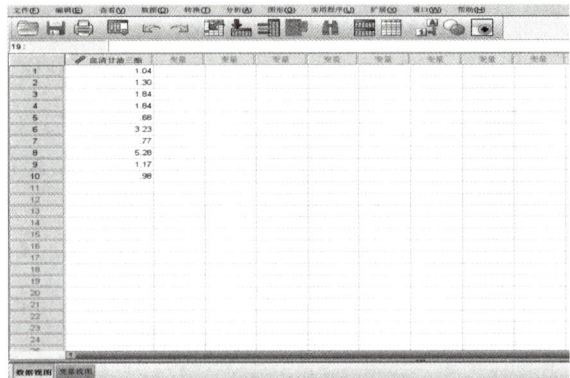

实训图3-7 输入数据

2. 统计分析   该资料不服从正态分布，应选择中位数和四分位数间距进行统计描述。选择菜单栏"分析"→"统计描述"→"探索"，见实训图3-8。

将"血清甘油三酯"选入"因变量列表"框内，点击"统计"设置，勾选"百分位数"，点击"确定"，见实训图3-9。

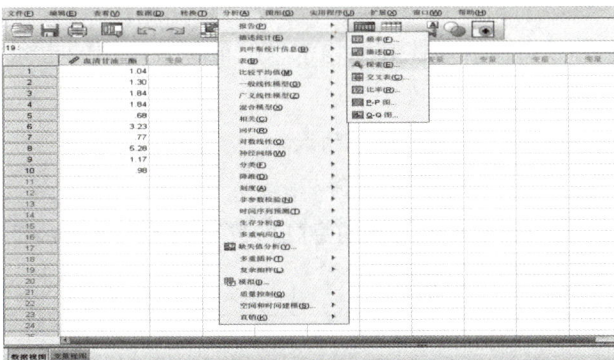

实训图3-8 方法菜单选择

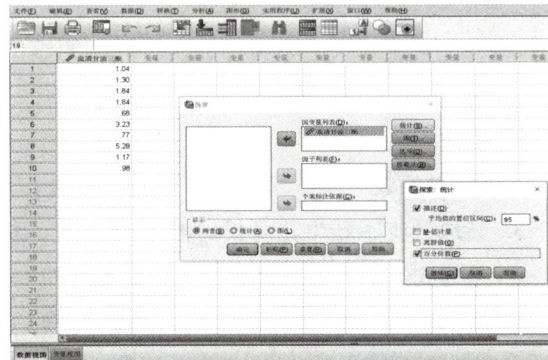

实训图3-9 "探索"菜单设置

3. 实训结果 见实训图 3-10。

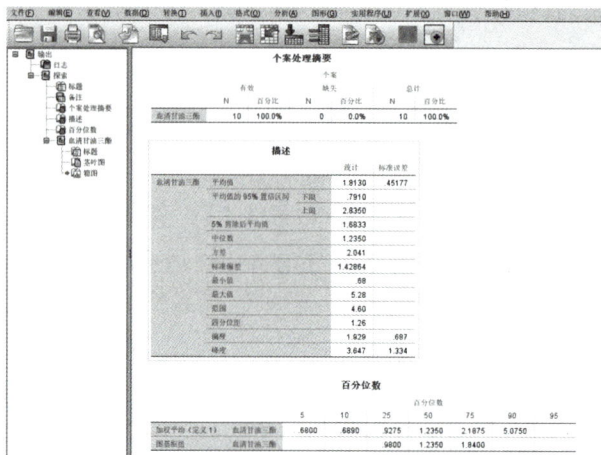

实训图 3-10 输出结果

4. 结果解释

（1）个案处理摘要 输出本例的有效个案数（样本含量）、是否有缺失值及占比等。

（2）描述 输出结果较多，包括均数、均数的 95% 置信区间、中位数、标准差、最小值、最大值、极差、四分位距等。本例选择中位数和四分位距这两个指标，分别为 1.23mmol/L 和 1.26mmol/L。

（3）百分位数 输出 P_5、P_{10}、P_{25}、P_{50}、P_{75}、P_{90}、P_{95} 等数据。可根据需要选择，本例四分位距的两个四分位数分别为 P_{25}、P_{75}，即 0.93mmol/L 和 2.19mmol/L。

练习题

答案解析

一、单项选择题

1. 描述一组偏态分布资料离散程度大小的最佳指标是（　　）
   A. 四分位数间距　　　　　　B. 标准差　　　　　　　　C. 极差
   D. 离均差平方和　　　　　　E. 百分位数

2. 若正常成年人的尿铅含量取对数后的数值呈正态分布，欲描述其平均水平，最适宜采用的指标是（　　）
   A. 众数　　　　　　　　　　B. 几何均数　　　　　　　C. 算术均数
   D. 中位数　　　　　　　　　E. 百分位数

3. 某地调查了新生儿身长均数为 58.5cm，标准差为 2.1cm；6 岁儿童的身高均数为 119.6cm，标准差为 3.3cm。若对比新生儿与 6 岁儿童身高的变异程度，宜采用（　　）
   A. 变异系数　　　　　　　　B. 极差　　　　　　　　　C. 标准差
   D. 方差　　　　　　　　　　E. 四分位数间距

4. 正态曲线下，从 $-\infty$ 到 $\mu - 1.96\sigma$ 的区间面积占总面积的（　　）
   A. 90.0%　　　　　　　　　B. 95.0%　　　　　　　　C. 5%
   D. 2.5%　　　　　　　　　　E. 10%

5. 一组变量值，其大小分别为 10、5、12、19、28、11、19，其中位数为 （   ）

    A. 10   B. 10.5   C. 11

    D. 12   E. 40

二、简答题

1. 举例说明算术均数、几何均数和中位数的应用条件。

2. 简述正态分布的特征。

（王　丹）

书网融合……

| 本章小结 | 微课 | 题库 |

第四章　总体均数的估计

PPT

学习目标

知识目标

1. 掌握　均数抽样误差和标准误的概念、计算公式和应用；t 分布的概念与特征；总体均数置信区间的概念和计算公式。

2. 熟悉　标准差和标准误的区别和联系；t 分布与 Z 分布的区别和联系；均数置信区间与医学参考值范围的区别。

3. 了解　t 分布的发现。

能力目标

具备借助 t 分布估计总体均数的能力。

素质目标

通过本章的学习，树立描述总体均数时要考虑抽样误差的观念。

情景导入

情景描述：为了解某地区初中男生身高的平均水平，某研究者随机抽取该地初中男生 200 人，算得其身高均数为 164.7cm，标准差为 9.6cm，则认为该地区初中男生身高的平均水平为 164.7cm。

思考：

1. 该资料为何种类型？
2. 该资料采用了何种设计方案？
3. 该研究者的统计方法是否正确？为什么？
4. 怎样正确估计该地区初中男生身高的平均水平？

第一节　均数的抽样误差与标准误

前面章节分别介绍了如何应用统计图表、统计指标对资料的数据特征及其分布规律进行描述，属于统计描述的内容。卫生领域研究中经常采用抽样的方法，从总体中随机抽取一个样本，用样本的信息推断总体特征，属于统计推断的内容。情景导入中的例子，通过随机抽取某地初中男生 200 人得到的平均身高去估计该地区初中男生身高的平均水平，还可以比较该地区初中男生身高的平均水平和全国初中男生身高的平均水平是否相等，前者称为总体参数的估计，后者为假设检验，参数估计和假设检验是统计推断的两个重要内容。实际研究中所面对的总体很多是无限总体，往往只能抽取一部分观察单位作为样本进行研究，由于个体差异和随机测量误差，样本统计量和总体参数之间会存在差异，这种差异反映了抽样误差的存在。

一、均数的抽样误差

第一章中我们介绍了抽样误差的概念。由于总体中各观察单位间存在个体变异，抽样研究中抽取的样本只包含了总体的一部分观察单位，因此样本指标不一定恰好就等于相应的总体指标。例如，在第三章的例3.1中，为了解某地30~40岁健康成年男子血清总胆固醇值（mmol/L），第一次抽样随机抽取100名健康成年男子计算出此次抽样的样本均数 $\bar{x}_1$ 为4.79（mmol/L），标准差为0.884（mmol/L），由于存在抽样误差，这个样本均数 $\bar{x}_1$ 不会刚好等于总体均数。我们第二次重新抽样，如抽取100个观察对象对其调查，然后计算得到一个样本均数 $\bar{x}_2$。由于抽样的随机性，一般情况下两个样本的个体组成不同，因此样本均数与总体均数之间以及两个样本均数之间存在差异。

在抽样研究中，由于同质总体中的个体差异，从同一总体中随机抽取样本量相同的若干份样本，样本的指标往往不等于总体指标，同时各样本指标间也存在差异。我们把这种由个体变异产生的、随机抽样引起的样本统计量与总体参数间的差异称为抽样误差。研究中的资料分为定量资料和定性资料两大类。定量资料常用均数指标来描述，定性资料常用率指标，因此常用的抽样误差有均数的抽样误差和率的抽样误差。将来自同一总体的样本均数间的差异、样本均数与总体均数间的差异称为均数的抽样误差。来自同一总体的样本率之间的差异、样本率与总体率之间的差异称为率的抽样误差（具体见第八章）。在抽样研究中，抽样误差是不可避免的，只要抽样，就存在抽样误差，因为抽样误差产生的根源是客观存在的个体变异。

如何估计抽样误差是统计推断首先应考虑的问题，表示抽样误差大小的指标称为标准误。

二、样本均数的分布及标准误

从总体中随机抽取的样本，只包含总体的部分个体，且每个样本的个体组成不完全相同。抽样误差的大小影响样本对总体的代表性。抽样误差小就代表样本统计量与总体参数较接近，用样本描述总体特征的可靠性就大。但是，很多时候总体参数并不知道，抽样误差的大小不能直观得到。我们可以通过分析样本均数的分布，了解抽样误差的规律。

例4.1 某地2022年15岁男生身高服从总体均数 $\mu = 158.6$cm、总体标准差 $\sigma = 5.4$cm 的正态分布。从该正态分布总体中随机抽样，抽取100个样本，每个样本样本量为36人，计算得到100个样本的均数和标准差。该100个样本均数的频数分布如表4-1所示，试分析其样本均数的抽样分布特点。

表 4-1 从正态总体 N（158.6，5.4^2）随机抽取的100个样本均数的频数分布（$n = 36$）

均数组段（cm）	频数	频率（%）	累计频数	累计频率（%）
154.0 ~	1	1.0	1	1.0
155.0 ~	7	7.0	8	8.0
156.0 ~	10	10.0	18	18.0
157.0 ~	19	19.0	37	37.0
158.0 ~	23	23.0	60	60.0
159.0 ~	19	19.0	79	79.0
160.0 ~	10	10.0	89	89.0
161.0 ~	7	7.0	96	96.0
162.0 ~	3	3.0	99	99.0
163.0 ~ 164.0	1	1.0	100	100.0
合计	100	100.0	—	—

由表 4 - 1 资料可知,在同一总体中随机抽取得到的样本均数也是随机变量,也有其概率分布,我们把样本均数统计量的概率分布称为均数的抽样分布。根据频数表绘制直方图,如图 4 - 1 所示。通过表 4 - 1 和图 4 - 1 可以看出,各样本均数不一定都等于总体均数 158.6cm;样本均数间也存在差异;样本均数的分布有规律,样本均数大部分分布在总体均数 158.6cm 的左右,中间多,两边少,左右基本对称,服从或近似服从正态分布。

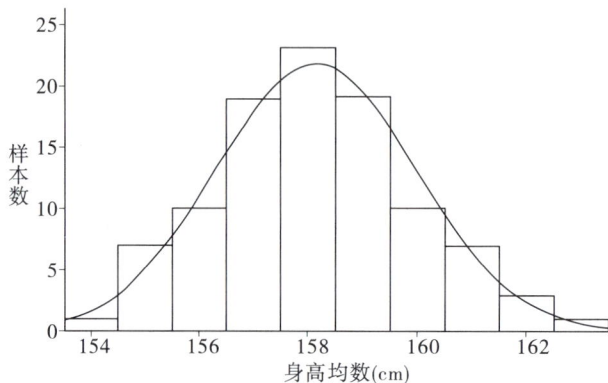

图 4 - 1　从正态总体中随机抽取的 100 个样本均数的频数分布

对于一组正态或近似正态分布的资料,可以用标准差来描述其变异程度。那么也可以用样本均数的标准差来描述样本均数的变异程度。为了与前面所学的标准差区别开来,样本均数的标准差称为均数标准误(standard error of mean,SEM),简称标准误(standard error,SE),用符号 $\sigma_{\bar{x}}$ 表示。$\sigma_{\bar{x}}$ 的大小反映各样本均数围绕总体均数的离散程度,可用来反映样本均数的抽样误差大小。

数理统计原理和中心极限定理表明:在正态总体 $N(\mu, \sigma^2)$ 中随机抽样,样本均数 $\bar{x}$ 服从正态分布。即使从偏态分布总体中随机抽样,当样本含量 n 足够大时($n > 100$),样本均数也近似服从正态分布。该正态分布的均数仍等于原总体均数 μ,样本均数的标准差(一般称为标准误)等于原变量总体标准差除以样本含量 n 的平方根见式(4 - 1),即样本均数 $\bar{x}$ 服从正态分布 $N(\mu, \sigma_{\bar{x}}^2)$。标准误的计算可按式(4 - 1)计算:

$$\sigma_{\bar{x}} = \frac{\sigma}{\sqrt{n}} \qquad \text{(理论值)} \tag{4 - 1}$$

$\sigma_{\bar{x}}$ 越大,说明样本均数越分散,样本均数与总体均数以及各样本均数间的差异越大,即抽样误差越大,样本均数的代表性差。反之,标准误越小,表明抽样误差越小,样本均数的代表性好。

由式(4 - 1)可知,$\sigma_{\bar{x}}$ 的大小与原总体的标准差 σ 成正比,与样本含量 n 的平方根成反比。从某一特定总体中抽样,因总体确定,总体标准差 σ 是一固定常数,增大样本含量 n 可以降低样本均数 $\bar{x}$ 的抽样误差。

在实际工作中,往往事先并不知道总体标准差 σ,因而无法计算 $\sigma_{\bar{x}}$。此时,可用样本标准差 S 来估计 σ,得到标准误的估计值 $S_{\bar{x}}$,计算公式为:

$$S_{\bar{x}} = \frac{S}{\sqrt{n}} \qquad \text{(估计值)} \tag{4 - 2}$$

由式(4 - 2)可知,实际工作中仅需进行一次随机抽样,就可得到一个样本均数 $\bar{x}$ 和样本标准差 S,可以通过计算样本均数的标准误 $S_{\bar{x}}$ 来估计出抽样误差的大小。但由于不同样本的标准差并不相等,存在抽样误差,所以 $S_{\bar{x}}$ 也存在由抽样引起的变异。

标准差与标准误的区别与联系见表 4-2。

表 4-2　标准差与标准误的区别与联系

区别	标准差 S	标准误 $S_{\bar{x}}$
意义	描述个体观察值间的变异程度。S 越大，表示观察值越分散，均数的代表性差；反之，均数的代表性好	描述样本均数的变异程度，表示抽样误差的大小。$S_{\bar{x}}$ 越大，表示抽样误差大，样本均数的代表性差；反之，$S_{\bar{x}}$ 越小，样本均数的代表性好
应用	描述（近似）正态分布资料的频数分布；估计医学参考值范围	总体均数的区间估计；两均数间比较的 t 检验
联系	两者都是描述变异程度的指标；$S_{\bar{x}}$ 的计算与 S 有关，样本量一定时，S 越大，$S_{\bar{x}}$ 也越大	

第二节　t 分布

一、t 分布的概念

第三章已经讲述，正态分布有两个参数，均数 μ 和标准差 σ。可以通过 z 变换 $\dfrac{x-\mu}{\sigma}$ 使得正态分布 $N(\mu, \sigma^2)$ 变换为标准正态分布 $N(0, 1)$。由例 4.1 可知，样本均数 $\bar{x}$ 服从均数为 μ，标准差为 $\sigma/\sqrt{n}$ 的正态分布，同理可以对样本均数 $\bar{x}$ 做 z 变换，使得样本均数的正态分布 $N(\mu, \sigma_{\bar{x}}^2)$ 变换为标准正态分布 $N(0, 1)$。但在实际工作中，总体标准差 σ 往往是未知的，常用样本标准差 S 来估计总体标准差 σ，用 $S_{\bar{x}}$ 代替 $\sigma_{\bar{x}}$，于是样本均数 $\bar{x}$ 的标准正态转换就不是 z 变换，而是 t 变换。统计量 t 不再服从标准正态分布 $N(0, 1)$，理论上可以证明统计量 t 服从自由度 $\nu = n-1$ 的 t 分布（t-distribution）。

$$t = \frac{\bar{x}-\mu}{S_{\bar{x}}} = \frac{\bar{x}-\mu}{S/\sqrt{n}} \qquad \nu = n-1 \qquad (4-3)$$

式中，$\bar{x}$ 为样本均数，μ 为总体均数，S 为样本标准差，n 为样本含量，ν 为自由度。

知识链接

t 分布

t 分布最早于 1908 年由英国人威廉·戈塞特（Willam S. Gosset）提出，当时他工作的酒厂禁止员工发表一切与酿酒有关的成果，但是允许戈塞特在不提到酿酒的前提下，以笔名发表有关 t 分布发现的文章，于是戈塞特在论文中使用了"学生"（Student）的笔名。后来，t 检验以及相关理论经过 Ronald Fisher 发扬光大。为了感谢戈塞特的贡献，Fisher 将此分布命名为 t 分布，即 Student t 分布。t 分布主要用于总体均数的区间估计和两均数间比较的 t 检验。t 分布的发现开创了小样本统计推断的新纪元。

二、t 分布曲线及特征

例 4.1 中，样本含量 $n=36$ 的 100 个样本，每个样本都采用 t 变换，可以得到 100 个 t 值，将 t 值绘制成相应的直方图，可得到 t 值分布曲线图；如果是样本含量 $n=100$ 的 100 个样本，也可将 t 值绘制成相应的直方图得到 t 值分布曲线图，可以看到两个 t 值分布曲线图并不完全一样。

t 分布图是一簇曲线，t 分布曲线的形状随自由度 ν 的不同而有规律地变动，当 $\nu\to\infty$ 时，t 分布趋近于标准正态分布，当自由度 ν 较小时，t 分布与标准正态分布差异较大，见图 4-2。

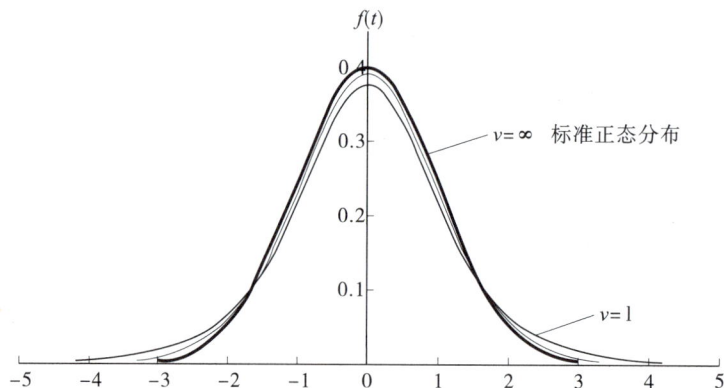

图 4-2　t 分布与正态分布

由图 4-2 可知，t 分布曲线的特征如下。

（1）t 分布曲线是一簇曲线，曲线的形状与自由度 ν 的大小有关。

（2）呈单峰分布，在 $t = 0$ 时曲线最高，以 0 为中心，左右对称。

（3）自由度 ν 越小，$S_{\bar{x}}$ 就越大，t 值越分散，曲线高峰越低平，尾部越高；反之，自由度 ν 越大，$S_{\bar{x}}$ 就越小，t 值逐渐增大，曲线高峰越尖峭，尾部越低。

（4）当 $\nu \to \infty$ 时，t 分布曲线逼近标准正态分布曲线，故标准正态分布是 t 分布的特例。

由于 t 分布曲线是一簇曲线，不同自由度的曲线下面积分布不同，为了便于使用，统计学家编制了不同自由度曲线下面积的 t 界值表（附表 2）。

在 t 界值表中，横标目为自由度 ν，纵标目为概率 P，表示曲线中 t 值对应的曲线尾部的概率，分为单侧概率和双侧概率，表格中的数字表示不同的自由度 ν 和概率 P 对应的 t 临界值。单侧概率的 t 值写作 $t_{\alpha,\nu}$，双侧概率的 t 值写作 $t_{\alpha/2,\nu}$。由于 t 分布以 $t = 0$ 为中心左右对称，所以 t 界值表只列出了 t 值为正的部分。

以自由度 $\nu = 10$ 为例，$t_{0.05,10} = 1.812$，表示在自由度 $\nu = 10$ 时，曲线下 $t \geqslant 1.812$ 或 $t \leqslant -1.812$ 的单侧尾部面积为 0.05，如图 4-3 所示；$t_{0.05/2,10} = 2.228$，表示在自由度 $\nu = 10$ 时，曲线下 $t \geqslant 2.228$ 和 $t \leqslant -2.228$ 的两侧尾部面积之和为 0.05（左右尾部面积各为 0.025），如图 4-4 所示。

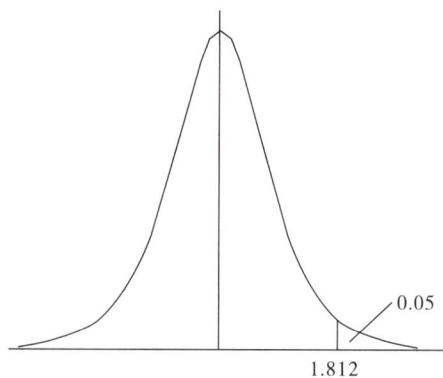

图 4-3　自由度 $\nu = 10$ 的单侧尾部面积

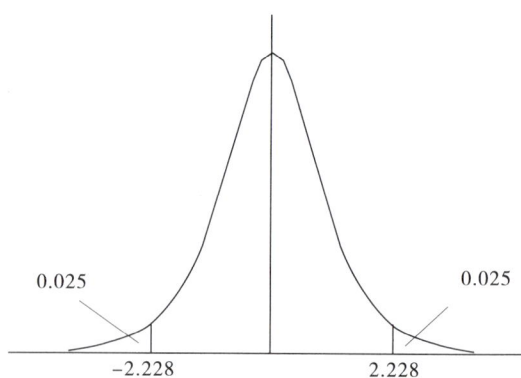

图 4-4　自由度 $\nu = 10$ 的双侧尾部面积

根据 t 界值表中的数字可以看出：①在相同自由度时，$|t|$ 增大，尾部面积即概率 P 值减小，$|t|$ 减小，尾部面积即概率 P 值增大；②在相同 $|t|$ 时，双侧尾部面积是单侧尾部面积的两倍，如 $t_{0.10/2,10} = t_{0.05,10} = 1.812$；③在相同 P 值时，自由度越大，对应的 t 值越小。

第三节　总体均数的估计

一、参数估计

在实际研究中，大量的研究都是抽样研究，得到的仅仅是样本信息，但研究目的又是要知道总体特征，需要通过样本的信息去推断总体的特征，此为统计推断的内容。统计推断包括参数估计和假设检验。所谓参数估计就是通过在总体中随机抽取一定含量的样本，对样本进行研究，然后利用样本指标（即统计量）去估计总体指标（即参数）。参数估计的方法有点估计和区间估计。

（一）点估计

点估计是指用样本统计量直接作为总体参数的估计值。如本章情景导入中的例子，随机抽取该地初中男生 200 人，算得其身高的样本均数 $\bar{x} = 164.7 \text{cm}$，那么将 164.7cm 直接作为该地区初中男生身高的总体均数，即 $\mu = 164.7 \text{cm}$。对于一个确定的总体而言，总体参数是确定的值，而样本统计量是随机变量。从同一个总体中随机抽取不同的样本，样本统计量也不一定相等，依据不同的样本统计量去估计总体参数，很难回答哪一个样本的估计更接近总体均数。点估计方法虽然简单，但没有充分利用样本信息，不能反映抽样误差的影响。因此，在实际工作中常常按照一个预先给定的概率来估计总体参数所在的可能范围。

（二）区间估计

区间估计是给出被估计参数的可能的数值范围。按一定的概率 $(1 - \alpha)$ 估计总体参数所在的可能范围称为总体参数的置信区间（confidence interval，CI），又称可信区间。$1 - \alpha$ 称为置信度或可信度，常取 $1 - \alpha$ 为 95% 和 99%，即总体均数的 95% 置信区间和 99% 置信区间。如没有特别说明，一般情况下取双侧 95% 置信区间。

总体均数 $1 - \alpha$ 置信区间的含义：按照预先给定的概率 $(1 - \alpha)$，估计总体参数所在的可能范围，有 $1 - \alpha$ 的把握认为该区间包含了总体参数，认为没有被包含的可能性为 α。也可以这样理解：从总体中随机抽取 100 份样本含量相同的样本，根据每个样本可以算得一个置信区间，总共得到 100 个置信区间，平均有 95 个置信区间包含总体均数（估计正确），有 5 个置信区间不包含总体均数（估计错误），犯错的概率为 5%。5% 是小概率事件的标准，对一次实验而言，出现的可能性很小，所以在实际中可以认为算得的置信区间包含了总体均数。置信区间通常由两个置信限构成，其中数值较小者称为置信下限，记为 C_L；较大者称为置信上限，记为 C_U。严格意义上来讲，置信区间 (C_L, C_U) 是开区间，不包括置信下限和置信上限两个值。

二、总体均数置信区间的计算

根据总体标准差 σ 是否已知，以及样本量的大小，总体均数置信区间的计算可采用 Z 分布和 t 分布两种方法。

（一）Z 分布法

1. 条件　总体标准差 σ 已知，可以通过 z 变换使得 $\dfrac{\bar{x} - \mu}{\sigma / \sqrt{n}}$ 服从标准正态分布 $N(0, 1)$，总体均数 μ 的 $(1 - \alpha)$ 置信区间计算公式为：

$$(\bar{x} - Z_{\alpha/2}\,\sigma_{\bar{x}}, \bar{x} + Z_{\alpha/2}\,\sigma_{\bar{x}})$$

或简写为：

$$\bar{x} \pm Z_{\alpha/2}\,\sigma_{\bar{x}} \tag{4-4}$$

其中，$\bar{x}$ 为样本均数，$Z_{\alpha/2}$ 为标准正态分布曲线下两侧尾部面积各占 $\alpha/2$ 的右侧临界值（正值），$\sigma_{\bar{x}} = \sigma/\sqrt{n}$，$n$ 为样本含量。当双侧 $\alpha = 0.05$ 时，$Z_{\alpha/2} = 1.96$，95% 置信区间为 $\bar{x} \pm 1.96\,\sigma_{\bar{x}}$；当双侧 $\alpha = 0.01$ 时，$Z_{\alpha/2} = 2.58$，99% 置信区间为 $\bar{x} \pm 2.58\,\sigma_{\bar{x}}$。

2. 条件　总体标准差 σ 未知，但样本量 n 足够大（如 $n > 100$）时，t 分布逼近标准正态分布，式 4-4 中的 $\sigma_{\bar{x}}$ 可以用 $S_{\bar{x}}$ 代替，总体均数 μ 的（$1-\alpha$）置信区间计算公式为：

$$(\bar{x} - Z_{\alpha/2}\,S_{\bar{x}}, \bar{x} + Z_{\alpha/2}\,S_{\bar{x}})$$

或简写为：

$$\bar{x} \pm Z_{\alpha/2}\,S_{\bar{x}} \tag{4-5}$$

对于情景导入中的例子，因总体标准差 σ 未知，$n = 200$ 人，属于样本量足够大。$\bar{x} = 164.7\,\text{cm}$，$S = 9.6\,\text{cm}$，（$1-\alpha$）$= 95\%$ 的标准正态分布临界值为 1.96，所以该地区初中男生平均身高总体均数的 95% 置信区间为：

$$\bar{x} \pm Z_{\alpha/2}\,S_{\bar{x}} = 164.7 \pm 1.96 \times \frac{9.6}{\sqrt{200}} = 164.7 \pm 1.33$$

即该地区初中男生平均身高总体均数的 95% 置信区间为（163.37，166.03）cm。

（二）t 分布法

条件　总体标准差 σ 未知，用样本标准差 S 代替总体标准差 σ，此时的变换 $\dfrac{\bar{x} - \mu}{S/\sqrt{n}}$ 是 t 变换，服从 $\nu = n-1$ 的 t 分布。总体均数 μ 的（$1-\alpha$）置信区间计算公式修改为：

$$(\bar{x} - t_{\alpha/2,\nu}\,S_{\bar{x}}, \bar{x} + t_{\alpha/2,\nu}\,S_{\bar{x}})$$

或简写为：

$$\bar{x} \pm t_{\alpha/2,\nu}\,S_{\bar{x}} \tag{4-6}$$

实际工作中，当总体标准差 σ 未知时，无论样本量 n 是否足够大，总体均数 μ 的置信区间估计都可以采用式（4-6），采用 t 分布法计算置信区间，得到的置信区间更加确切，因为式（4-5）是在样本量较大时为了方便计算而采用的正态近似法。

例4.2　对于情景导入中的例子，采用式（4-6）计算总体均数的 95% 置信区间为：

$$\bar{x} \pm t_{\alpha/2,\nu}\,S_{\bar{x}} = 164.7 \pm 1.97 \times \frac{9.6}{\sqrt{200}} = 164.7 \pm 1.34$$

式中，$\nu = 200 - 1 = 199$，α 取双侧 0.05，查 t 界值表，得 $t_{0.05/2,199} \approx 1.97$。所以该地区初中男生平均身高总体均数的 95% 置信区间为（163.36，166.04）cm。计算得到的置信区间与利用式（4-5）计算的结果非常接近。

用区间估计的方法估计未知参数时，一方面希望得到的置信区间能以很大的概率包含总体参数，另一方面又不希望区间太宽，因为区间越宽说明估计的精确度低。一般用准确度和精确度来描述总体均数的置信区间。准确度反映置信度（$1-\alpha$）的大小，即置信区间包含总体均数的可能性，单纯考虑准确度的话，（$1-\alpha$）越接近 1 越好，对于同一份资料，就准确度而言，99% 的置信区间比 95% 好。精确度反映的是置信区间的宽度，常用 $C_U - C_L$ 衡量，因为宽度取决于 $t_{\alpha/2,\nu}\,S_{\bar{x}}$ 的大小，所以精确度与变量的变异程度、样本例数及置信度（$1-\alpha$）有关。当（$1-\alpha$）确定后，个体变异越大，区间越宽；样本量越小，区间越宽；反之，区间越窄。从精确度角度来看，置信区间的宽度越窄越好。当样本量确定后，准确度和精确度是此消彼长的，如果提高准确度（$1-\alpha$），置信区间会增宽（减小了 α，但增大了 t 值或 Z 值），降低了精确度。对于同一份资料，99% 的置信区间的准确度比 95% 好，但精确度比 95% 的置信区间差，所以不能简单地认为 99% 的置信区间优于 95% 的置信区间。实际使用中为了较好地兼顾准确度和精确度，常用 95% 的置信区间。在置信度确定的条件下，要提高精确度的唯一方法是增大样本量。

为了更好地理解应用置信区间，需要和正常参考值范围区分开来，现将两者的区别总结于表 4-3。

表 4-3　总体均数置信区间与参考值范围的区别

	置信区间	正常参考值范围
意义	按照预先给定的概率（$1-\alpha$）确定总体均数的可能范围，95% 置信区间是指按 95% 置信度估计总体均数所在的范围，得到的区间有 95% 的可能性包含了总体均数	绝大多数"正常人"的解剖、生理、生化等指标的波动范围，95% 参考值范围指同质总体内包含 95% 的个体值的波动范围
计算	总体标准差 σ 已知，双侧 $\bar{x} \pm Z_{\alpha/2}\, \sigma_{\bar{x}}$ σ 未知，$n \geqslant 100$，双侧 $\bar{x} \pm Z_{\alpha/2}\, S_{\bar{x}}$ σ 未知，$n < 100$，双侧 $\bar{x} \pm t_{\alpha/2,\nu}\, S_{\bar{x}}$	正态分布：双侧 $\bar{x} \pm Z_{\alpha/2} S$ 单侧下限：$\bar{x} - Z_{\alpha} S$ 或单侧上限：$\bar{x} + Z_{\alpha} S$
应用	总体均数的区间估计	评价个体指标是否正常

练习题

答案解析

一、单项选择题

1. 下列哪个指标越小，表示用该样本均数估计总体均数的可靠性越大（　　）

　　A. CV
　　B. S
　　C. $\sigma_{\bar{x}}$

　　D. R
　　E. 四分位数间距

2. 下列关于抽样误差的描述，正确的是（　　）

　　A. 抽样研究中，抽样误差可以避免

　　B. 抽样误差的大小可以用标准差来描述

　　C. 抽样误差越小，样本均数的代表性越差

　　D. 同一总体的若干样本统计量间也存在抽样误差

　　E. 以上均不对

3. 对于一组样本来说，若标准差固定不变，下列选择可以减少抽样误差的是（　　）

　　A. 减小变异系数
　　B. 增大样本均数
　　C. 减少样本均数

　　D. 增大样本含量
　　E. 减少样本含量

4. 下列关于 t 分布的描述，错误的是（　　）

　　A. 相同自由度时，$|t|$ 增大，概率 P 值减小

　　B. 相同自由度时，双侧尾部面积是单侧尾部面积的两倍

　　C. $\nu \to \infty$ 时，t 分布就是标准正态分布

　　D. 相同 P 值时，自由度越大，对应的 $|t|$ 值越小

　　E. t 分布曲线是一条曲线

5. 下列关于置信区间的说法，正确的是（　　）

　　A. 置信区间包含区间上下限两个值

　　B. 置信区间的计算需要使用标准差

C. 99% 置信区间一定比 95% 置信区间好

D. 置信区间的含义是有 $(1-\alpha)$ 的可能性认为计算出的置信区间包含了总体参数

E. 以上说法均不对

二、简答题

1. 简述标准差和标准误的区别与联系。

2. 简述 t 分布的特征。

三、案例分析题

1. 已知某地 400 名正常成年人心率均数为 74.6 次／分，标准差为 8.1 次／分，试估计该地正常成年人心率总体均数的 95% 置信区间。

2. 某药厂为了解其生产的某药物（同一批次）的有效成分含量是否符合国际规定的标准，随机抽取了该药 10 片，得到样本均数为 103.0mg，标准差为 2.22mg。试估计该批次药剂有效成分的平均含量。

（曹　毅）

书网融合……

本章小结　　　　　微课　　　　　题库

第五章　假设检验

学习目标

知识目标

1. 掌握　假设检验的基本步骤；t 检验的应用条件；三类不同设计类型资料假设检验的目的和方法。

2. 熟悉　假设检验的基本思想；Z 检验。

3. 了解　假设检验的注意事项；两类错误的概念。

能力目标

具备选择正确统计方法进行假设检验的能力。

素质目标

通过本章的学习，树立统计思维以及借助统计推断结论进行科学决策的意识。

情景导入

情景描述： 某医院妇产科医生欲了解孪生兄弟的出生体重是否与其出生的顺序有关，在一段时间共收集记录了 15 对孪生兄弟的出生顺序和出生体重，测得新生儿先出生者的平均体重为 2.95kg，后出生者的平均体重为 2.88kg。你能帮这位医生判断出"先后出生的孪生兄弟体重相同还是不同"吗？

思考：

1. 这是什么类型的资料？

2. 该资料采用何种设计方案？

3. 如何做出正确的结论判断？

第一节　假设检验的基本思想与基本步骤

一、假设检验的基本思想

统计推断包括参数估计与假设检验，上一章介绍了参数估计，即如何用样本均数去估计总体均数，本章将介绍如何用样本信息去推断总体信息即假设检验，讲述假设检验的基本思想、基本步骤和基本方法。

假设检验亦称显著性检验，它是先对总体 X 的分布或总体分布中未知参数（如总体均数 μ）作出某种假设，然后根据样本信息用统计分析方法（如 t 检验、方差分析等）来检验所作出的假设是否成立，从而做出拒绝或不拒绝假设的判断。假设检验的基本思想包括了小概率思想和反证法思想。

1. 小概率思想　小概率事件（发生概率很小的事件）在一次试验中认为几乎不发生。小概率事件的概率是相对的，在假设检验中预先要设定一个检验水准，亦称显著性水平，记作 α。α 常取 0.05、

0.01 等数值。

2. 反证法思想 首先提出一个假设，用适当的统计方法确定当假设成立时，获得现有样本概率的大小。如果是小概率事件，则推断出假设不真或不成立，因此拒绝假设；如果不是小概率事件，则认为假设是真实的或假设成立，因此不拒绝假设。

下面通过一个具体的例子来说明其中原理。

例5.1 某食品厂以玉米淀粉为原料，采用全酶法工艺生产食用葡萄糖粉，根据以往调查可知，每袋葡萄糖粉重量服从正态分布，额定标准为每袋净重500g。现该厂引进一条生产线，为检测新生产线是否运行正常，某天随机抽取16袋葡萄糖粉样本，称得其平均重量为507g，标准差为13g。试问：新生产线包装葡萄糖粉的每袋净重是否符合额定标准？

分析：新生产线上随机抽取的16袋样本的均数 $\bar{x} = 507g$，比额定标准值500g多了7g，能否以此直接判定该生产线包装的产品不符合要求？造成样本均数和总体均数（即额定标准值）存在差别，是由于抽样误差引起的，还是生产线工作不正常造成的？

首先，随机抽取16袋样本得到的样本均数，不可避免地存在抽样误差，因此我们不能直接通过比较样本均值（507g）与额定标准（500g）的大小下结论，应对样本所代表的总体均数 μ 和已知的总体均数 $\mu_0 = 500g$ 是否存在差异进行假设检验之后，才能做出推断。我们要注意体会在假设检验过程中隐含的小概率原理和反证法思想。

知识链接

小概率原理的认知

"一个概率很小的事件在一次试验中一般是不应该发生的"，根据这一原理，可以做出是否接受前提假设的决策。例如，在100件产品中只有1件次品，被抽到的概率仅为1%。现在让你从中随机抽取1件产品，恰好就被你抽到了，你是不是会怀疑"100件产品中只有1件次品"的真实性。因为"随机抽取1件产品是次品"这一事件发生的概率只有0.01，是一个小概率事件，可以认为几乎不可能发生或不应该发生的。但现在确实抽到了次品，我们就难以接受"100件产品中只有1件次品"的事实，或说拒绝承认这一事实。在实际统计中，小概率事件发生的概率用 α 表示，一般 $\alpha \leqslant 0.05$ 或 $\alpha \leqslant 0.01$。

二、假设检验的基本步骤

假设检验一般可按以下四个步骤进行。

（一）建立假设，确定检验水准

建立假设：一是原假设（亦称无效假设或零假设），记为 H_0；二是备择假设（亦称对立假设），记为 H_1。H_0 和 H_1 都是根据分析目的提出的对总体特征的假设，是一对相互联系且对立的假设。假设检验是围绕 H_0 进行的，当 H_0 被拒绝时，则接受 H_1。以例5.1为例作如下说明。

H_0：新生产线包装的葡萄糖粉每袋净重的总体均数 μ 与额定标准的每袋净重 $\mu_0 = 500g$ 相同，即 $\mu = \mu_0$。即表示样本 $\bar{x} = 507g$ 与 $\mu_0 = 500g$ 存在的差别仅仅是由抽样误差所致，样本所代表的总体均数与额定标准无显著差异。

H_1：新生产线包装的葡萄糖粉每袋净重的总体均数 μ 与额定标准的每袋净重 $\mu_0 = 500g$ 不同，即 $\mu \neq \mu_0$。即表示差异不仅仅是抽样误差引起的，而是新生产线运行不正常这个因素所致。

根据研究目的和需要，有时检验假设分为单侧检验和双侧检验。如果推断总体均数 μ 是否等于某个

数值 μ_0，不必关心是否 $\mu > \mu_0$ 或 $\mu < \mu_0$，此时备择假设 H_1 为 $\mu \neq \mu_0$，这种情形我们称为"双侧检验"。如果只关心总体均数 μ 是否大于（或小于）某个数值 μ_0，或凭借专业知识有充分把握可以排除某一侧的情形，这时我们可用"单侧检验"，备择假设 H_1 表示为 $\mu > \mu_0$ 或 $\mu < \mu_0$。例 5.1 我们采用双侧检验。

一般认为双侧检验较为稳妥，故较常用。预设定的检验水准（显著性水平）α 常取 0.05，这是表示拒绝 H_0 时的最大允许误差的概率。

（二）选择正确的统计分析方法，计算出统计量

根据资料的类型（计量、计数、等级资料）、设计方案（如配对设计、完全随机设计等）、统计推断目的和适用条件（如是否正态分布等），选用正确的统计分析方法，计算出统计量。本章中，单样本均数比较选用 t 检验（小样本时）或 Z 检验（大样本时或总体方差已知时），配对设计定量资料的比较选用配对 t 检验，完全随机设计的两样本均数比较选用 t 检验（总体方差相等时）、t' 检验（总体方差不等时）或 Z 检验（大样本时或总体方差已知时）。

利用随机抽样得到样本数据计算统计量的值。例 5.1 选用的检验统计量为：

$$t = \frac{\bar{x} - \mu_0}{S/\sqrt{n}} = \frac{507 - 500}{13/\sqrt{16}} = 2.154$$

（三）判断 P 值

根据 t 分布曲线（如图 5-1）双侧界值示意图。按照事先确定的检验水准（显著性水平）$\alpha = 0.05$，以及自由度 $\nu = 16 - 1 = 15$，查 t 界值表（附表 2），得双侧界值 $t_{0.05/2, 15} = 2.131$，把由样本数据计算出的统计量绝对值与检验水准的统计量进行比较，该例题 $|t| = 2.154$，$|t| > t_{0.05/2, 15}(2.131)$，即 t 值落在界值点右侧之外（图中的阴影部分），且阴影部分所占的面积为 5%（即显著性水平 $\alpha = 0.05$），所以 t 值所对应的概率（即尾部面积）$P < \alpha$，即 $P < 0.05$。

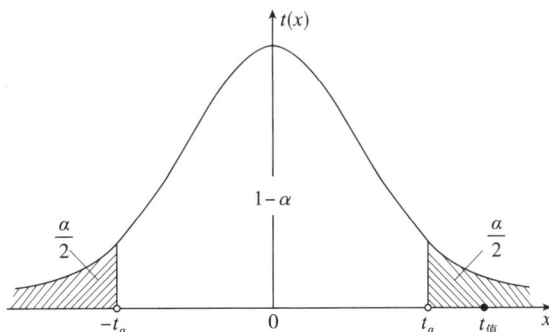

图 5-1　t 分布曲线双侧界值示意图

备注：t 分布中，相同的自由度时，$|t|$ 越大，尾部面积即所对应的概率 P 值就越小；$|t|$ 越小，尾部面积即所对应的概率 P 值就越大。t 值分布规律为：t 值越大 P 值越小，t 值越小 P 值越大。

（四）做出统计推断

若 $P \leq \alpha$，按照预先确定的检验水准 $\alpha = 0.05$，结论为"拒绝原假设 H_0，接受备择假设 H_1"，两者差异具有统计学意义，表述为"可认为……存在显著差异"；若 $P > \alpha$，则结论为"不拒绝 H_0（有时也认为接受 H_0）"，两者差异无统计学意义，表述为"尚不能认为……存在显著差异"。

例 5.1 中，按 $\alpha = 0.05$，$P \leq \alpha$，拒绝 H_0，接受 H_1，故可认为新生产线包装的葡萄糖粉每袋净重的总体均数与额定标准 500g 存在显著差异。

在实际问题的假设检验中，实现选择合适的检验水准很重要。例 5.1 可以由统计软件 SPSS 计算 t 值，得到 P 值。这样可以将 P 值和检验水准 α 值的大小直接比较，进行推断，而不需要查 t 界值表，具体见实训四。

第二节　t 检验与 Z 检验

一、样本均数与已知总体均数的比较

样本均数与已知总体均数的比较亦称为单样本 t 检验或 Z 检验，是关于单个正态总体均数 μ 的假设检验问题，即对来自单样本的未知总体均数 μ 和已知总体均数 μ_0 进行比较。已知总体均数 μ_0 一般为正常值、理论值、标准值或经大量观察所得的稳定值等。

这里介绍两种检验方法。

（一）当总体标准差 σ 未知，但为小样本（$n \leqslant 50$）时

选用 t 检验，检验统计量的计算式为：

$$t = \frac{\bar{x} - \mu_0}{S_{\bar{x}}} = \frac{\bar{x} - \mu_0}{S / \sqrt{n}} \tag{5-1}$$

$$\nu = n - 1$$

式中，S 是标准差，$S_{\bar{x}}$ 为标准误即均数的标准差，ν 是自由度。

（二）当总体标准差 σ 已知或者总体标准差 σ 未知，但为大样本（$n > 50$）时

选用 Z 检验，检验统计量的计算式为：

$$Z = \frac{\bar{x} - \mu_0}{\sigma / \sqrt{n}} \tag{5-2}$$

$$Z = \frac{\bar{x} - \mu_0}{S / \sqrt{n}} \tag{5-3}$$

例 5.2　研究表明某市正常足月出生女婴体重均数为 3.2kg。某医生随机收集某山区 16 名正常足月出生女婴体重（kg）的资料如下：

3.0　3.6　3.3　3.1　2.7　3.4　3.5　2.6　2.8　3.7　2.9　3.1　3.2　3.3　3.5　2.8

试问：该山区与该市正常足月出生女婴的体重有无不同？

分析思路：本例为样本均数与已知总体均数的比较，目的是由这 16 名山区正常足月出生女婴的平均体重（即样本均数 $\bar{x}$）去推断该山区正常所有足月出生女婴的体重均数（即未知总体均数 μ）与某市正常足月出生女婴体重均数（已知总体均数 $\mu_0 = 3.2$kg）有无显著差别。由于总体标准差 σ 未知，且样本含量 $n = 16$（为小样本），经检验该样本数据服从正态分布，故选用单样本 t 检验进行统计分析。

【单样本 t 检验步骤】

1. 建立假设，确定检验水准

$H_0 : \mu = \mu_0$，即该山区正常足月出生女婴体重总体均数与该市女婴体重均数相同

$H_1 : \mu \neq \mu_0$，即该山区正常足月出生女婴体重总体均数与该市女婴体重均数不同

双侧检验 $\alpha = 0.05$

2. 选用并计算检验统计量 t 值

本例 $n = 16$，$\bar{x} = 3.156$，$S = 0.337$，$\mu_0 = 3.20$。计算统计量 t 值：

$$t = \frac{\bar{x} - \mu_0}{S/\sqrt{n}} = \frac{3.156 - 3.20}{0.337/\sqrt{16}} = -0.52$$

3. 确定 P 值　查附表 2（t 界值表），双侧 $t_{0.05/2,15} = 2.131$，统计量 $|t|$ 值 < 界值 $t_{0.05/2,15}$（2.131），P 值 > 0.05。

4. 做出统计推断　按检验水准 $\alpha = 0.05$，则不拒绝 H_0，差异无统计学意义。故可认为该山区正常足月出生女婴体重总体均数与该市女婴体重均数相同。

例 5.3　某医生随机抽查某市某托儿所近三年 21～24 月龄的 36 名男婴的体重均数为 11.64kg。经大量调查同期全省九地市的同龄男婴平均体重为 11.16kg，标准差为 1.20kg。试问：该市该托儿所男婴的体重发育状况与全省九地市的同期水平有无不同？

分析思路：本例也属于样本均数与总体均数的比较，同期全省九地市的同龄男婴平均体重 11.18kg 可作为已知总体均数 μ_0，虽然样本含量 $n = 36$，为小样本，但由于总体标准差 σ 已知，故选用单样本 Z 检验进行统计分析。

【**单样本 Z 检验步骤**】

1. 建立假设，确定检验水准

$H_0 : \mu = \mu_0$，即该市该托儿所男婴的体重发育状况与全省九地市的同期水平相同

$H_1 : \mu \neq \mu_0$，即该市该托儿所男婴的体重发育状况与全省九地市的同期水平不同

双侧检验 $\alpha = 0.05$

2. 选用并计算检验统计量 Z 值

本例 $n = 36$，$\bar{x} = 11.64$，$\sigma = 1.20$，$\mu_0 = 11.16$。计算统计量 z 值：

$$Z = \frac{\bar{x} - \mu_0}{\sigma/\sqrt{n}} = \frac{11.64 - 11.16}{1.20/\sqrt{36}} = 2.40$$

3. 确定 P 值　已知双侧 $Z_{0.05} = 1.96$，统计量 $|Z|$ 值 > 界值 $Z_{0.05}$，$P < 0.05$。

4. 做出统计推断　按检验水准 $\alpha = 0.05$，则拒绝 H_0，接受 H_1，差异具有统计学意义。故可认为该市某托儿所男婴的体重发育状况与全省九地市的同期水平不同。

例 5.4　已知一般正常成年男性血红蛋白的平均值为 140g/L，某医生欲了解某高原地区居民的血红蛋白增高的情况，随机抽取 100 名该高原地区成年男性进行检测，测得血红蛋白的均数 $\bar{x} = 152g/L$、标准差 $S = 25g/L$。试问：该高原地区成年男性的血红蛋白浓度是否高于一般正常成年男性？

🔗 **知识链接** --

血红蛋白的认知

血红蛋白（Hb）是血常规检测中的重要指标，可反映人体生成红细胞的能力，还可用于协助诊断一些血液疾病。不同人群的血红蛋白正常值有所不同，例如成年男性的正常范围为 120～160g/L，成年女性为 110～150g/L，新生儿则为 170～200g/L。当成年男性血红蛋白 < 120g/L，成年女性 < 110g/L 可认为血红蛋白偏低，有助于判断患者是否患有贫血，并根据血红蛋白水平降低的程度来判断贫血的严重程度。当血红蛋白明显高于正常值的 10%，则怀疑有红细胞增多症。引起血红蛋白偏高的原因有很多，可见于真性红细胞增多症等疾病或高原地区患者。

分析思路：本例也属于样本均数与总体均数的比较，是计量资料的单个正态总体均数 μ 的假设检验

问题，已知总体均数 $\mu_0 = 140\text{g/L}$ 为正常值，由于总体标准差 σ 未知，但样本容量 $n = 100$，为大样本的情况，故可选用单样本 Z 检验进行统计分析。

【单样本 Z 检验步骤】

1. 建立假设，确定检验水准

$H_0 : \mu = \mu_0$，即该高原地区成年男性血红蛋白的总体均数与一般正常成年男性相同

$H_1 : \mu > \mu_0$，即该高原地区成年男性血红蛋白的总体均数高于一般正常成年男性

单侧检验 $\alpha = 0.05$

2. 选用并计算检验统计量 Z 值

$$Z = \frac{\bar{x} - \mu_0}{S / \sqrt{n}} = \frac{152 - 140}{25 / \sqrt{100}} = 4.80$$

3. 确定 P 值 查附表 1，单侧 $Z_{0.05} = 1.65$，统计量 $|Z|$ 值 $>$ 界值 $Z_{0.05}$（1.65），$P < 0.05$。

4. 做出统计推断 按检验水准 $\alpha = 0.05$，拒绝 H_0，接受 H_1，差异具有统计学意义。故可认为高原地区成年男性血红蛋白的总体均数高于一般正常成年男性。

二、配对设计数值资料的比较

配对设计是指将受试对象按某些重要特征相近的原则配成对子，每对中的两个个体随机分别给予两种不同的处理或分配到实验组和对照组，并观察比较结果的差异。配对设计主要有以下两种情况。

1. 同源配对（自身配对） 同一受试对象处理前与处理后的比较，或把同一受试对象分成两个部分给予两种不同处理的比较。如测得 10 名乳腺癌患者化疗前和化疗后某项指标数据，分析化疗对患者这项指标有无影响；又如将同一份标本一分为二，用两种不同方法检测某项指标，比较两种方法检测结果是否存在差别。

2. 异体配对 先将可能影响结果的非处理因素尽可能相同或相近的两个个体配成一对，再对同一对子中的两个个体分别予以处理。例如，为研究维生素 A 对大白鼠的影响，将 20 只同种属、同窝别、相近体重的大白鼠配成 10 对，每对中的两只大白鼠随机分到实验组和对照组接受不同处理，然后比较有无显著差别。

通过配对设计，严格控制了混杂因素对研究结果的影响，抽样误差较小，因此配对设计的统计效率较高。

配对 t 检验是对每对数据的差值进行检验，如果两种处理没有差别，理论上，差值 d 的总体均数 μ_d 应为 0。因此，可将配对设计的均数比较看作是以差值 d 为样本的总体均数 μ_d 是否等于 0 的比较。检验统计量 t 的计算公式为：

$$t = \frac{\bar{d} - \mu_0}{S_{\bar{d}}} = \frac{\bar{d} - 0}{s_d / \sqrt{n}} = \frac{\bar{d}}{s_d / \sqrt{n}} \qquad (5 - 4)$$

式中，$\bar{d}$ 为差值的均数，$S_{\bar{d}}$ 为差值的标准误，S_d 为差值的标准差，n 为对子数。自由度为 $\nu = n - 1$。

例 5.5 某医生为了研究某种中药对发热患者体温有无影响，随机抽取服用该中药的发热患者 10 名，测得服药前和服药 1 小时后患者体温的变化，数据如表 5 - 1 所示。试问：患者服药前后体温有无显著差异？

表 5 - 1　10 名患者服药前后的体温（℃）

编号 (1)	服药前体温 (2)	服药后体温 (3)	差值 d (4) = (2) - (3)
1	37.8	36.5	1.3
2	38.2	37.0	1.2
3	38.0	36.8	1.2
4	38.6	36.6	2.0
5	37.9	36.5	1.4
6	38.1	36.8	1.3
7	38.2	36.7	1.5
8	39.0	37.1	1.9
9	39.2	37.0	2.2
10	37.6	36.5	1.1

分析思路：将具有相似特征的研究对象配成对子，然后再将每个对子的对象随机分配到两组进行实验，常见形式有同源配对或自身配对（如样品一分为二，试验前后的对比）、异源配对（如按性别、体重、年龄进行配对）。本例是 10 名患者服药前体温和服药后体温配成 10 个对子，设计属于自身配对比较，这里假定服药前后体温的差值满足正态分布的要求，因此可以采用配对 t 检验进行统计分析。

【配对 t 检验步骤】

1. 建立检验假设，确定检验水准

$H_0 : \mu_d = 0$，即服药前后体温无显著差别

$H_1 : \mu_d \neq 0$，即服药前后体温存在显著差别

双侧检验 $\alpha = 0.05$

2. 选用并计算检验统计量 t 值

本例 $n = 10$，$\sum d = 15.1$，$\sum d^2 = 24.13$，差值的均数 $\bar{d} = \sum d/n = 1.51$，差值 d 的标准差为：

$$S_d = \sqrt{\frac{\sum d^2 - (\sum d)^2/n}{n - 1}} = 0.3843$$

计算统计量 t 值：

$$t = \frac{\bar{d}}{S_d/\sqrt{n}} = \frac{1.51}{0.3843/\sqrt{10}} = 12.43$$

3. 确定 P 值　查 t 界值表（附表 2），双侧 $t_{0.05/2, 9} = 2.262$，统计量 $|t|$ 值 > 界值 $t_{0.05/2, 9}$，$P < 0.05$。

4. 做出统计推断　按检验水准 $\alpha = 0.05$，则拒绝 H_0，接受 H_1，差异有统计学意义。故可认为服用该中药前后患者体温存在显著差异。

例 5.6　某研究者为了比较两种抗癌药物对小白鼠肉瘤抑瘤效果，现将同窝别的 12 只染有肉瘤小白鼠按体重大小配成 6 个对子，每个对子内 2 只小白鼠随机接受两种抗癌药物，以肉瘤的重量为指标，实验结果如表 5 - 2 所示。试问：2 种不同的药物的抑瘤效果有无差别？

表 5 - 2　不同药物作用后小白鼠肉瘤重量（g）

编号 (1)	A 药 (2)	B 药 (3)	差值 d (4) = (2) - (3)
1	0.82	0.65	0.17
2	0.73	0.54	0.19
3	0.45	0.36	0.09
4	0.68	0.44	0.24

续表

编号 (1)	A 药 (2)	B 药 (3)	差值 d (4) = (2) − (3)
5	0.41	0.20	0.21
6	0.53	0.41	0.12

分析思路：本例是 12 只小白鼠按体重大小配成 6 个对子，设计属于异源配对比较，这里假定每对子的差值满足正态分布的要求，采用配对 t 检验进行统计分析。

【配对 t 检验步骤】

1. 建立检验假设，确定检验水准

$H_0 : \mu_d = 0$，即服药前后体温无显著差别

$H_1 : \mu_d \neq 0$，即服药前后体温存在显著差别

双侧检验 $\alpha = 0.05$

2. 选用并计算检验统计量 t 值

本例 $n = 6$，$\sum d = 1.02$，$\sum d^2 = 0.19$，差值的均数 $\bar{d} = \sum d / n = 0.17$，差值 d 的标准差为：

$$S_d = \sqrt{\frac{\sum d^2 - (\sum d)^2 / n}{n - 1}} = 0.0562$$

计算统计量 t 值：

$$t = \frac{\bar{d}}{S_d / \sqrt{n}} = \frac{0.17}{0.0562 / \sqrt{6}} = 7.41$$

3. 确定 P 值　查附表 2，双侧 $t_{0.05/2, 5} = 2.571$，统计量 $|t|$ 值 > 界值 $t_{0.05/2, 5}$，$P < 0.05$。

4. 做出统计推断　按检验水准 $\alpha = 0.05$，则拒绝 H_0，接受 H_1，差异有统计学意义。故可认为 2 种不同药物的抑瘤效果存在差别，B 药的抑瘤效果较好。

三、两独立样本数值资料的比较

两独立样本均数比较的假设检验亦称成组设计假设检验，适用于完全随机设计两组数值变量资料的比较，比较的目的是推断两样本所代表的未知总体均数之间有无显著差别。这里介绍的假设检验方法要求两个总体均呈正态分布，且两个样本相互独立。根据总体方差是否已知、方差是否齐，以及样本含量的大小选用恰当公式计算检验统计量，下面分别讲述。

（一）两总体方差未知且相等（方差齐）

首先进行方差齐性检验（F 检验），即通过两样本方差 S_1^2 和 S_2^2 的比较来推断两总体的方差 σ_1^2 和 σ_2^2 是否相等。

例 5.7　某医生随机抽取 10 例孕妇糖尿病患者作为实验组，将 13 例非糖尿病患者作为对照组，测定患者超敏 C 反应蛋白值（mg/L），收集测定数据的结果见表 5 - 3。试问两组人群的超敏 C 反应蛋白值的水平有无差别？

表 5 - 3　两组人群超敏 C 反应蛋白值的测定结果（mg/L）

分组	超敏 C 反应蛋白值												
实验组	4.7	4.8	4.9	5.1	5.3	5.7	5.9	6.0	6.1	5.6			
对照组	1.2	1.5	1.4	1.3	1.5	1.6	1.7	1.7	1.8	2.0	2.1	2.3	2.4

分析思路：该资料的分析目的是检验两组样本所代表的总体均数（即超敏 C 反应蛋白值的水平）有无差别。由于总体方差未知，且两组样本容量 $n_1 = 10, n_2 = 13$ 均较小，为小样本资料，故本例考虑采用两独立样本均数比较的 t 检验。在选用检验统计量的计算公式时，事先要进行方差齐性检验。

【两独立样本总体方差齐性检验步骤】

1. 建立检验假设，确定检验水准

$H_0: \sigma_1^2 = \sigma_2^2$ ，即两总体方差相等

$H_1: \sigma_1^2 \neq \sigma_2^2$ ，即两总体方差不等

$\alpha = 0.05$

2. 选用并计算检验统计量 F 值

$$F = \frac{S_1^2(较大)}{S_2^2(较小)} \tag{5-5}$$

本例 $\nu_1 = n_1 - 1 = 9, \nu_2 = n_2 - 1 = 12$，$S_1^2 = 0.52^2$，$S_2^2 = 0.38^2$

计算统计量：

$$F = \frac{S_1^2(较大)}{S_2^2(较小)} = \frac{0.52^2}{0.38^2} = 1.87$$

3. 确定 P 值 查附表 3 （方差齐性检验用的 F 界值表），得 $F_{0.05,(9,12)} = 3.44$ ，统计量 F 值 < 界值 $F_{0.05,(9,12)}$，$P > 0.05$。

4. 做出统计推断 按检验水准 $\alpha = 0.05$ ，则不拒绝 H_0 ，差异无统计学意义。故可认为两组的总体方差相等（也称方差齐）。

由于两组比较的总体方差相等，下面进行两组样本总体均数的比较，这时选用检验统计量的计算公式为：

$$t = \frac{\overline{x_1} - \overline{x_2}}{\sqrt{S_c^2 \left(\frac{1}{n_1} + \frac{1}{n_2} \right)}} \tag{5-6}$$

$$\nu = n_1 + n_2 - 2$$

式中 S_c^2 为合并方差：

$$S_c^2 = \frac{(n_1 - 1)S_1^2 + (n_2 - 1)S_2^2}{n_1 + n_2 - 2} = \frac{(10 - 1) \times 0.52^2 + (13 - 1) \times 0.38^2}{10 + 13 - 2} = 0.20$$

本例 $n_1 = 10$，$n_2 = 13$，$\overline{x_1} = 5.41$，$S_1^2 = 0.52^2$，$\overline{x_2} = 1.73$，$S_2^2 = 0.38^2$

计算检验统计量 t 值：

$$t = \frac{\overline{x_1} - \overline{x_2}}{\sqrt{S_c^2 \left(\frac{1}{n_1} + \frac{1}{n_2} \right)}} = \frac{5.41 - 1.73}{\sqrt{0.20 \times \left(\frac{1}{10} + \frac{1}{13} \right)}} = 19.57$$

$$\nu = n_1 + n_2 - 2 = 10 + 13 - 2 = 21$$

5. 确定 P 值 查附表 2 ，得 $t_{0.05/2,21} = 2.080$ ，统计量 $|t|$ > 界值 $t_{0.05/2,21}$，$P < 0.05$。

6. 做出统计推断 按检验水准 $\alpha = 0.05$ ，则拒绝 H_0 ，差异具有统计学意义。故可认为两组人群的超敏 C 反应蛋白值的水平存在显著差异。

（二）两总体方差未知且不相等（方差不齐）

例5.8 某医生为了比较类风湿关节炎患者和健康人群的甘油三酯值（mmol/L）水平情况，收集到两组人员的数据结果见表 5 - 4。试问：类风湿关节炎患者与健康人群的甘油三酯水平有无显著

差异？

表 5 – 4　两组人员的甘油三酯值（mmol/L）

组别	样本量	样本均数	样本方差
患者组	$n_1 = 21$	$\overline{x_1} = 2.10$	$s_1^2 = 0.60^2$
健康组	$n_2 = 21$	$\overline{x_2} = 1.85$	$s_2^2 = 0.35^2$

分析思路：本例是检验两组（患者组和健康组）样本所代表的总体均数（即甘油三酯水平的水平）有无差别，由于总体方差未知，且为小样本（样本容量 $n_1 = n_2 = 21$），故考虑采用两独立样本均数比较的 t 检验。在选用检验统计量的计算公式时，事先要进行方差齐性检验。

【两独立样本总体方差齐性检验步骤】

1. 建立检验假设，确定检验水准

$H_0 : \sigma_1^2 = \sigma_2^2$，即两总体方差相等

$H_1 : \sigma_1^2 \neq \sigma_2^2$，即两总体方差不等

$\alpha = 0.05$

2. 选用并计算检验统计量 F 值

本例 $\nu_1 = \nu_2 = 20$，$S_1^2 = 0.60^2$，$S_2^2 = 0.35^2$

计算统计量：

$$F = \frac{S_1^2（较大）}{S_2^2（较小）} = \frac{0.60^2}{0.35^2} = 2.94$$

3. 确定 P 值　查附表 3，得 $F_{0.05,(20,20)} = 2.46$，统计量 F 值 > 界值 $F_{0.05,(20,20)}$，$P < 0.05$。

4. 做出统计推断　按检验水准 $\alpha = 0.05$，则拒绝 H_0，接受 H_1，差异具有统计学意义。故可认为两组的总体方差不相等（不齐）。

由于总体方差不等，在进行两组样本总体均数的比较，此时选用检验统计量的计算公式为：

$$t' = \frac{\overline{x_1} - \overline{x_2}}{\sqrt{\dfrac{S_1^2}{n_1} + \dfrac{S_2^2}{n_2}}} \tag{5 – 7}$$

对应的界值计算公式为：

$$t'_\alpha = \frac{\dfrac{S_1^2}{n_1} \cdot t_{\alpha,\nu_1} + \dfrac{S_2^2}{n_2} \cdot t_{\alpha,\nu_2}}{\dfrac{S_1^2}{n_1} + \dfrac{S_2^2}{n_2}} \tag{5 – 8}$$

$$\nu_1 = n_1 - 1, \quad \nu_2 = n_2 - 1$$

【方差不等时两独立样本均数比较的检验步骤】

1. 建立检验假设，确定检验水准

$H_0 : \mu_1 = \mu_2$，即两组的总体均数相同

$H_1 : \mu_1 \neq \mu_2$，即两组的总体均数不同

双侧检验 $\alpha = 0.05$

2. 选用并计算检验统计量 t' 值

$$t' = \frac{\overline{x_1} - \overline{x_2}}{\sqrt{\dfrac{S_1^2}{n_1} + \dfrac{S_2^2}{n_2}}} = \frac{2.10 - 1.85}{\sqrt{\dfrac{0.60^2}{20} + \dfrac{0.35^2}{20}}} = 1.61$$

本例 $\nu_1 = \nu_2 = 20$ ，$S_1^2 = 0.60^2$ ，$S_2^2 = 0.35^2$

查附表 2，得 $t_{0.05,20} = 2.086$ 代入下式，得：

$$t'_{0.05} = \frac{\dfrac{S_1^2}{n_1} \cdot t_{\alpha,\nu_1} + \dfrac{S_2^2}{n_2} \cdot t_{\alpha,\nu_2}}{\dfrac{S_1^2}{n_1} + \dfrac{S_2^2}{n_2}} = \frac{\dfrac{0.60^2}{21} \times 2.086 + \dfrac{0.35^2}{21} \times 2.086}{\dfrac{0.60^2}{21} + \dfrac{0.35^2}{21}} = 2.086$$

注：这里若 $n_1 = n_2$ 时，则 $t'_{\alpha} = t'_{\alpha,\nu_1} = t'_{\alpha,\nu_2}$ 。

3. 确定 P 值 统计量 t' 值 < 界值 $t'_{0.05}$ ，$P > 0.05$ 。

4. 做出统计推断 按检验水准 $\alpha = 0.05$ ，则不拒绝 H_0 ，差异无统计学意义。故尚不能认为类风湿关节炎患者和正常人的甘油三酯水平的存在显著差异。

（三）两总体方差已知时或者为大样本

总体方差已知时选用式（5-9），总体方差未知但为大样本时选用式（5-10）计算检验统计量。

$$z = \frac{\overline{x_1} - \overline{x_2}}{\sqrt{\dfrac{\sigma_1^2}{n_1} + \dfrac{\sigma_2^2}{n_2}}} \tag{5-9}$$

$$z = \frac{\overline{x_1} - \overline{x_2}}{\sqrt{\dfrac{s_1^2}{n_1} + \dfrac{s_2^2}{n_2}}} \tag{5-10}$$

例 5.9 某工厂用两种不同工艺生产两批医疗器械，由以往数据得知强力值 $X_1 \sim N(\mu_1, 14^2)$ 和 $X_2 \sim N(\mu_2, 15^2)$ ，现随机各抽取 40 个样本，测得其强力平均值 $\overline{x_1} = 282$ ，$\overline{x_2} = 296$ ，试问：两种工艺生产的医疗器械强力值是否存在差别？

分析思路：本例是检验两种工艺生产的医疗器械强力值均数的比较，即比较两独立样本所代表的总体均数有无差别，由于总体方差已知，故本例采用两独立样本均数比较的 Z 检验，这时不需要进行方差齐性检验，选用式（5-9）。

【方差已知时两独立样本均数比较的检验步骤】

1. 建立检验假设，确定检验水准

$H_0 : \mu_1 = \mu_2$ ，即两种医疗器械的强力值总体均数相同

$H_1 : \mu_1 \neq \mu_2$ ，即两种医疗器械的强力值总体均数不同

双侧检验 $\alpha = 0.05$

2. 选用并计算检验统计量 Z 值

$$Z = \frac{\overline{x_1} - \overline{x_2}}{\sqrt{\dfrac{\sigma_1^2}{n_1} + \dfrac{\sigma_2^2}{n_2}}} = \frac{282 - 296}{\sqrt{\dfrac{14^2}{40} + \dfrac{15^2}{40}}} = \frac{-14}{3.24} = -4.32$$

3. 确定 P 值 查附表 1，双侧 $Z_{0.05} = 1.96$ ，统计量 $|Z|$ 值 > 界值 $Z_{0.05}$ ，$P < 0.05$ 。

4. 做出统计推断 按检验水准 $\alpha = 0.05$ ，则拒绝 H_0 ，差异具有统计学意义。故可认为两种工艺生产的医疗器械强力值存在显著差异。

第三节　假设检验的 I 型错误与 II 型错误

我们采用小概率思想和反证法思想，以样本信息来对总体参数进行推断，做出是否拒绝原假设 H_0

的结论。由于假设检验所作的推断结论是具有概率性质的，因此结论不可能完全正确。也就是说，从我们的主观愿望来讲，总是希望通过假设检验做出正确的推断，即 H_0 确实成立，则接受它；若 H_0 确实不成立，则拒绝它。但在客观上，我们是根据样本资料计算出的检验统计量来做出推断，由于存在抽样误差，无论是拒绝 H_0 还是不拒绝 H_0，都可能发生错误。

1. Ⅰ型错误 拒绝了实际上成立的 H_0，即错误地判定为有差别，这类"弃真"的错误称为Ⅰ型错误。其发生概率大小即为检验水准 α，为已知。假设检验时可根据研究目的来确定其大小，一般取 0.05，当拒绝 H_0 时，则理论上 100 次检验中平均有 5 次发生这样的错误。

2. Ⅱ型错误 接受了实际上不成立的 H_0，也就是错误地判定为无差别，这类"存伪"的错误称为Ⅱ型错误。Ⅱ型错误发生概率用 β 表示，β 的大小未知，很难确切估计。

当样本例数确定时，α 越小，β 越大；反之，α 越大，β 越小。因而，可通过选定 α 控制 β 大小。要同时减小 α 和 β，唯有增加样本例数。值得注意的是，拒绝 H_0 时，只可能发生Ⅰ型错误，不可能发生Ⅱ型错误；不拒绝 H_0 时，只可能发生Ⅱ型错误，不可能发生Ⅰ型错误。

统计上将 $1-\beta$ 称为检验效能或把握度，即两个总体确有差别存在，按照规定的检验水准 α，假设检验能发现它们有差别的能力。实际工作中应权衡两类错误中哪一个重要以选择检验水准的大小。

表 5-5 假设检验结论和两类错误

客观实际	假设检验结论	
	拒绝 H_0	接受 H_0
H_0 成立（为真）	Ⅰ型错误"弃真"（α）	推断正确（$1-\alpha$）
H_0 不成立（为假）	推断正确（$1-\beta$）	Ⅱ型错误"存伪"（β）

知识链接

假设检验中两类错误的认知

在假设检验中出现的两类错误（即Ⅰ型错误"弃真"，Ⅱ型错误"存伪"），往往会有一种错误危害较大些，故要权衡两种错误的危害大小来确定检验水准 α 的大小。例如，某药厂计划生产一批新药，要求检验该新药是否提高疗效，作原假设"H_0：该药未提高疗效"，则Ⅰ型错误是把未提高疗效的新药误认为提高了疗效，倘若推广使用该新药，则对患者不利；而Ⅱ型错误则是把疗效确有提高的新药误认为疗效没有提高或与原药效相当，而不予推广使用，当然会给药厂带来一定损失。所以实际工作中，要根据两类错误可能造成的损失和抽样成本耗费等方面统筹考虑。最理想化的情况是犯两类错误的概率都很小，但实际上减少其中一类错误的概率，另一类错误的概率往往就会增大。如果要同时减少，只有增加样本含量和试验次数，但随之就会增加成本。

第四节 假设检验需要注意的事项

（一）可比性是假设检验的前提

在假设检验过程中，我们要严格按照设计方案收集样本数据资料，样本获取一定要遵循随机抽样的原则，除了研究因素之外其他可能影响结果的因素，在对比组间应尽可能相同或相近，即应具有可比性，只有在这个基础上，假设检验的结论才可靠、才有意义。

（二）假设检验方法的选用应符合其应用条件

样本资料的类型不同，选择的假设检验方法就不同；即使是相同类型的资料，如果条件不同，选择的检验统计量也不同。所以，我们应根据资料类型和分布、分析目的、设计方案、样本含量的大小及变量的多少选择适当的检验方法。如本章中，配对设计的计量资料采用配对 t 检验；完全随机设计的两样本均数比较，如果为小样本且方差相等时则选用 t 检验，方差不等时则选择 t' 检验；要比较检验多组完全随机设计计量资料的多个样本均数有无差别，需采用方差分析（见第六章）。

（三）正确理解假设检验中概率 P 值的含义

根据概率 P 与事先规定的检验水准 α 进行比较，看其是否为小概率事件而做出结论。对于给定的检验水准 $\alpha=0.05$，若 $P\leq\alpha$，则在此 α 水平上拒绝 H_0，此时认为差别具有统计学意义；若 $P>\alpha$，则在此 α 水平上不拒绝 H_0，则认为差别无统计学意义。在使用统计软件进行计算分析时，由检验统计量的值，可以得到相应的 P 值，当 P 值小于给定的检验水准，若 P 值越小，则越有理由认为原假设成立的可能性越小。在结论表述时，P 值小于 0.05，表示存在显著差异；P 值小于 0.01，表示差异极其显著。简单地说，$P>0.05$ 称"不显著"，$P\leq0.05$ 称"显著"，$P\leq0.01$ 称"非常显著"。

（四）不要把"差别的显著性"误认为"差别的大小"

在假设检验做出结论推断是"拒绝 H_0，接受 H_1"，习惯上又称"差异显著"，此时不应该误解为相差很大，或在医学上有显著的（或重要的）价值；相反，结论是"不拒绝 H_0"，习惯上称"差异不显著"，不应理解为相差不大或一定相等。假设检验中，有统计学意义（差异有显著性）不一定有实际意义；如某药平均降低血压 5mmHg，经检验有统计学意义，但在实际中并无多大临床意义，不能认为该药有效。相反，无统计学意义，并不一定无实际意义。如用新疗法治疗某病，有效率与旧疗法无差异，此时无统计学意义，如果新疗法方法简便，节约成本，患者容易接受，则新疗法还是有实际意义。

（五）结论不能绝对化

由于统计结论具有概率性质，假设检验中存在两类错误，因此在推断结论时，不要做出"肯定……""一定……"的表述。我们预先确定了一个检验水准 $\alpha=0.05$，可能在这样的检验水准下我们拒绝 H_0，但在 $\alpha=0.01$ 时可能就不拒绝 H_0。即使在同一检验水准下，就现有样本不拒绝 H_0，当增大了样本容量，由于减少了抽样误差，就有可能拒绝 H_0。所以说，我们下结论不能太绝对化。

（六）单侧、双侧检验应结合专业知识决定

在建立检验假设时，事先应根据专业知识和分析目的明确采用单侧检验还是双侧检验。譬如，研究男性抹胶工人的白细胞均数高于、低于正常成年男性白细胞均数两种可能都存在，研究者同等关心，则应用双侧检验。如果根据专业知识，认为男性抹胶工人的白细胞均数只会低于正常成年男性白细胞均数，或者只要考虑是否低于正常男性，则应用单侧检验。又如，比较 A 药与 B 药治疗高血压的疗效时，若研究者只考虑前者是否优于后者，则用单侧检验；若不能确定两种药物谁好谁差时，则用双侧检验。一般认为双侧检验较为稳妥。

第五节　假设检验与区间估计的区别与联系

区间估计与假设检验是统计推断的两个方面，它们之间既有区别也有联系。

1. 置信区间是推断总体参数的范围，用来说明量的大小；假设检验是判断两总体参数是否相等，推断质的不同。置信区间具有假设检验的主要功能。置信区间可回答假设检验问题，置信区间若包含

H_0，按 α 水准，不拒绝 H_0；若置信区间若不包含 H_0，按 α 水准，拒绝 H_0，接受 H_1。

如例 5.3 中，由样本均数推断总体均数 μ 的 95% 置信区间为：

$$\bar{x} \pm t_{\alpha/2,\nu} S_{\bar{x}} = 11.16 \pm 2.030 \times \frac{1.20}{\sqrt{36}} = 10.75 \pm 11.57$$

显然，$H_0 : \mu = 11.64\text{kg}$ 不在此区间内，这与按 $\alpha = 0.05$ 的检验水准拒绝 H_0 的推断结论是一致的。

2. 置信区间可提供假设检验未提供的信息，置信区间不仅可以回答差别有无统计学意义，还可以提示差别是否具有实际意义。

3. 假设检验可以报告确定的 P 值，置信区间只能在预先确定的置信度（如 95%、99%）水平上进行推断。在不拒绝 H_0 的情形，假设检验可以对检验的功效做出估计，从而可评价是否在识别差异能力较强的情形下不拒绝 H_0，而置信区间并不提供这方面的信息。

综上所述，置信区间与假设检验既有各自不同的功能，又可提供相互等价的信息。把置信区间与假设检验两者结合起来，可以提供更为全面的统计推断信息。因此，在报告假设检验结论的同时，需要报告相应置信区间估计的结果。

✎ 练习题

答案解析

一、单项选择题

1. 参数假设检验的目的是（ ）

    A. 检验参数的准确度   B. 检验样本统计量是否不同

    C. 检验总体参数是否不同   D. 检验样本的 P 值是否为小概率

    E. 检验总体均数有无差别

2. 在假设检验的问题中，显著性水平 α 的意义是（ ）

    A. 原假设 H_0 成立，经检验不能拒绝的概率

    B. 原假设 H_0 成立，经检验被拒绝的概率

    C. 原假设 H_0 不成立，经检验不能拒绝的概率

    D. 原假设 H_0 不成立，经检验被拒绝的概率

    E. 以上都不对

3. 两样本均数 t 检验中，如果 $t > t_{0.05,\nu}$ 时，可认为（ ）

    A. 两个样本均数相同   B. 两个样本均数不同

    C. 两总体均数的差别具有实际意义   D. 两总体均数差别具有统计学意义

    E. 两总体均数无显著差别

4. 两样本均数比较，差别具有统计学意义时，P 值越小说明（ ）

    A. 两样本均数差别越大   B. 两样本均数差别越小

    C. 两总体均数差别越大   D. 越有理由认为两样本均数不同

    E. 越有理由认为两总体均数不同

5. 在假设检验中，用 α 和 β 分别表示犯 I 型错误和 II 型错误的概率，则当样本容量一定时，下列说法正确的是（ ）

    A. 减少 α 时，β 往往减少   B. 减少 α 时，β 往往增大

    C. 增大 α 时，β 往往增大   D. 减少 β 时，α 往往减少

E. 增大 β 时，α 往往增大

6. 两个样本均数比较 t 检验，分别取以下检验水准，其中 II 型错误最小的是（　　）

 A. $\alpha = 0.05$ B. $\alpha = 0.2$ C. $\alpha = 0.1$

 D. $\alpha = 0.03$ E. $\alpha = 0.01$

7. 检验效能是指（　　）

 A. α B. $1 - \alpha$ C. β

 D. $1 - \beta$ E. 以上都不对

8. 两个样本均数比较 t 检验（$\alpha = 0.05$），当 $|t| > t_{0.05,\nu}$ 时，统计推断结论为（　　）

 A. 接受检验假设   B. 接受 H_0 C. 接受无效假设

 D. 接受原假设   E. 接受备择假设

9. 由 10 对（20 个）数据组成的资料作配对 t 检验，其自由度等于（　　）

 A. 10   B. 20   C. 9

 D. 19   E. 18

10. 下列哪项不是 t 检验的注意事项（　　）

 A. 资料应具备可比性   B. 下结论切忌绝对化

 C. 根据资料选择适宜的检验方法   D. 分母不宜过小

 E. 资料应服务正态分布或近似正态分布

二、简答题

1. 假设检验的基本思想是什么？基本步骤有哪些？

2. 如何区别单侧检验和双侧检验？

三、案例分析题

1. 已知正常成年男性血红蛋白的均数为 140g/L，某医生随机抽查了 16 名当地某化工厂工作的成年男性，测量 16 名工人的血红蛋白含量，得到均数为 130.6g/L，标准差 15.0g/L。能否判断该厂成年男性血红蛋白含量低于正常成年男性？（$\alpha = 0.05$）

2. 为了比较新生儿败血症耳垂血和指尖血的白细胞计数是否存在差别，某医生随机抽查 10 名新生儿患者，同时采集耳垂血和指尖血，并测定其白细胞计数见下表 5-6，试比较两者的白细胞数有无不同。（$\alpha = 0.05$）

表 5-6　新生儿患者耳垂血和指尖血白细胞计数测定结果（$\times 10^9$g/L）

编号	耳垂血	手指血
1	18.6	15.3
2	17.2	14.4
3	16.3	12.3
4	16.1	12.5
5	16.6	11.7
6	17.7	11.3
7	15.0	10.8
8	14.8	10.5
9	12.1	10.1
10	11.6	9.2

3. 分别测得 12 名健康人和 12 名肺气肿患者痰中 α_1 抗胰蛋白酶含量（g/L），如表 5 - 7 所示，试问肺气肿患者 α_1 抗胰蛋白酶含量与健康人是否不同？（$\alpha = 0.05$）

表 5 - 7　健康人与肺气肿患者 α_1 抗胰蛋白酶含量（g/L）

分　组	α_1 抗胰蛋白酶含量（g/L）										
健康组	2.7	2.2	2.1	2.3	2.6	1.9	1.7	1.9	1.3	1.5	1.7	1.3
患者组	3.6	3.4	3.7	5.4	3.6	6.8	4.7	4.8	5.6	4.1	3.3	4.3

4. 测得某地 241 例正常成年男性面部上颌间隙（cm），按照不同身高分成两组，其结果见表 5 - 8。试问不同身高正常男性其上颌间隙是否不同？（$\alpha = 0.05$）

表 5 - 8　两组身高正常男性的上颌间隙测得结果（cm）

身高（cm）	例数	均数	标准差
160 ~	116	0.220	0.15
170 ~ 185	125	0.235	0.18

（叶　海）

书网融合……

本章小结　　　　微课　　　　题库

第六章 方差分析

PPT

学习目标

知识目标

1. 掌握 方差分析的基本思想和应用条件；完全随机设计资料的方差分析。

2. 熟悉 随机区组设计资料的方差分析。

3. 了解 多个样本均数间的两两比较方法。

能力目标

具备一定的方差分析和运用统计学理论解决实际问题的能力。

素质目标

通过本章的学习，培养正确的统计思维、良好的数学与统计学素养。

情景导入

情景描述： 氟污染主要来源于铝的冶炼、磷矿石加工、磷肥生产、钢铁冶炼和煤炭燃烧过程的排放物，过量的氟进入人体会干扰酶的活性，破坏钙、磷的代谢平衡，出现氟斑牙、氟骨病。为探究某钢铁冶炼厂是否存在氟污染，该厂医务室对 20 名氟作业工人一天内不同时间的尿氟进行测定，获得这 20 名氟作业工人工前、工中（工作第 3 小时）、工后（下班第 3 小时）的尿氟浓度。欲分析氟作业工人在这三个不同时间的尿氟浓度有无差别，可采用什么样的统计分析方法？

思考：

1. 该资料属于什么样的数据类型？

2. 该资料可用什么设计方案？能否采用上一章学习的 t 检验？

3. 如何进行统计分析，做出正确的结论判断？

第一节 方差分析的基本思想和应用条件

第五章已经介绍了两个样本均数比较的 t 检验，但在实际研究中经常会遇到多个样本均数比较的问题，此时是否仍可采用 t 检验？如上述情景，进行 3 个样本均数的比较，则检验假设为 $H_0: \mu_1 = \mu_2 = \mu_3$，如果采用 t 检验则需进行 3 次两两比较的 t 检验，分别为 $H_0: \mu_1 = \mu_2$、$H_0: \mu_2 = \mu_3$、$H_0: \mu_1 = \mu_3$，设显著性水平 $\alpha = 0.05$，每次比较拒绝 H_0 时，发生 I 型错误的概率是 0.05，推断正确的概率是 0.95，三次比较均推断正确的概率是 0.95^3，那么总的发生 I 型错误的概率是 $1 - 0.95^3 \approx 0.1426$，远远超过事先设定的 0.05 标准，说明采用 t 检验进行多个样本均数比较会增大发生 I 型错误的概率。因此多个样本均数比较不宜采用 t 检验，而应选择方差分析。方差分析（analysis of variance，ANOVA）是多个样本均数比较的常用分析方法。

一、方差分析的基本思想

方差分析由英国著名统计学家 R. A. Fisher 首次提出，因此又称为 F 检验，其检验目的是推断多个样本所属的未知总体均数是否有差别。基本思想为：方差又称均方差，是描述数据变异程度的统计指标，方差分析利用方差的概念对变异进行分解，将全部观测值的总变异按影响因素分解为相应的两个或多个部分变异，在此基础上，计算假设检验的统计量 F 值，实现对总体均数是否有差别的推断。

二、方差分析的应用条件

理论上来讲，方差分析应满足 4 个基本条件：①资料类型为计量资料；②各样本是相互独立的随机样本；③各样本均来自正态分布总体；④各样本所对应的总体方差相等。

第二节　完全随机设计资料的方差分析

一、离均差平方和自由度的分解

完全随机设计资料的方差分析，是指采用完全随机化的分组方法，将研究对象分配到不同处理组中，通过分析不同处理组均数之间的差异是否具有统计学意义，来推断处理因素的效应。下面通过一个例子来具体介绍。

例 6.1　为评价一种新型降血糖药的疗效，某研究组以统一的纳入和排除标准选择了 30 名 2 型糖尿病患者进行临床双盲实验，采用完全随机化的方法将患者分为 3 组，分别为新型降血糖药高剂量组、新型降血糖药低剂量组和对照组，每组 10 人。对照组服用传统的降血糖药，治疗 3 周后测得其餐后 2 小时血糖下降值，结果如表 6 - 1 所示。问治疗 3 周后三组的血糖下降水平有无不同？

表 6 - 1　2 型糖尿病患者治疗 3 周后餐后 2 小时血糖下降值（mmol/L）

	高剂量组	低剂量组	对照组	
x	4.7	11.7	2.6	
	5.6	0.8	- 0.8	
	9.8	3.0	5.0	
	3.8	4.9	3.9	
	10.9	1.6	7.1	
	6.3	7.2	2.0	
	3.2	2.2	- 1.2	
	8.5	3.6	3.1	
	12.8	5.3	6.3	
	9.1	3.3	4.0	
n_i	10	10	10	30（n）
$\overline{X_i}$	7.47	4.36	3.20	5.01（$\overline{X}$）
S_i	3.2242	3.1907	2.7154	3.4693（S）

表中数据显示 30 个血糖下降值各不相同，如果不考虑患者的性别、年龄以及伴随疾病等潜在因素的影响，各组之间差异的产生可能是由于处理因素的不同导致的；但相同处理组内 10 名糖尿病患者的

血糖下降值也存在差异，这种差异产生的原因则是随机误差，即患者的个体差异和测量误差。

由于观测值彼此不同，可用方差来描述其变异程度。对于每个观察值均有：

$$X_{ij} - \overline{X} = (\overline{X}_i - \overline{X}) + (X_{ij} - \overline{X}_i)$$

其中 X_{ij} 表示处理因素第 i 水平的第 j 个观测值，$\overline{X}_i$ 表示处理因素第 i 水平组的均数，$\overline{X}$ 表示总均数。计算方差时分子为 n 个观测值的离均差平方和，在此称为总变异（记作 $SS_{总}$），结合上面的公式可以进行如下分解：

$$SS_{总} = \sum_i \sum_j (X_{ij} - \overline{X})^2$$
$$= \sum_i \sum_j \left[(\overline{X}_i - \overline{X}) + (X_{ij} - \overline{X}_i) \right]^2$$
$$= \sum_i \sum_j (\overline{X}_i - \overline{X})^2 + \sum_i \sum_j (X_{ij} - \overline{X}_i)^2 + 2 \sum_i \sum_j (\overline{X}_i - \overline{X}) + X_{ij} - \overline{X}_i)$$

其中

$$2 \sum_i \sum_j (\overline{X}_i - \overline{X})(X_{ij} - \overline{X}_i) = 0$$

因此

$$\sum_i \sum_j (X_{ij} - \overline{X})^2 = \sum_i \sum_j (\overline{X}_i - \overline{X})^2 + \sum_i \sum_j (X_{ij} - \overline{X}_i)^2$$

由此，我们引入各部分变异的概念和计算。

（一）总变异

30 名 2 型糖尿病患者治疗 3 周后餐后 2 小时血糖下降值大小各不相同，与它们的总均数也不尽相同，这种变异即为总变异。$\sum_i \sum_j (X_{ij} - \overline{X})^2$ 表示所有观测值总的离均差平方和，称为总变异，其大小用 $SS_{总}$ 来表示。

$$SS_{总} = \sum_i \sum_j (X_{ij} - \overline{X})^2 \tag{6-1}$$

总变异反映了所有测量值之间总的变异程度，既包含了处理因素的效应又包含了随机误差的效应。

（二）组间变异

各处理组由于接受处理的水平不同，各组的样本均数（$i = 1, 2, \cdots, k$）也大小不等，三组 2 型糖尿病患者治疗 3 周后餐后 2 小时血糖下降值的样本均数各不相同，与总均数也不相同，这种变异即为组间变异。$\sum_i \sum_j (\overline{X}_i - \overline{X})^2 = \sum n_i (\overline{X}_i - \overline{X})^2$ 表示各组均数与总均数的离均差平方和即各组均数间的变异程度，称为组间变异，记为 $SS_{组间}$。

$$SS_{组间} = \sum_i \sum_j (\overline{Xi} - \overline{X})^2 = \sum n_i (\overline{X}_i - \overline{X})^2 \tag{6-2}$$

组间变异反映了不同处理组间的差异，同时也包含了随机误差。

（三）组内变异

在同一处理组中，虽然每个受试对象接受的处理相同，但观测值仍各不相同，各组内 10 名 2 型糖尿病患者治疗 3 周后餐后 2 小时血糖下降值之间大小各不相同，与本组的样本均数也不相同，这种变异即为组内变异。组内变异可用组内各测量值 X_{ij} 与其所在组的均数的差值的平方和表示，记为 $SS_{组内}$。

$$SS_{组内} = \sum_i \sum_j (X_{ij} - \overline{X}_i)^2 \tag{6-3}$$

$SS_{组内}$ 反映随机误差（含个体差异和测量误差）的效应。

由此可见，总变异 $SS_{总}$ 可分解为组间变异 $SS_{组间}$ 和组内变异 $SS_{组内}$ 两部分，即：

$$SS_\text{总} = SS_\text{组间} + SS_\text{组内} \qquad (6-4)$$

其中，$SS_\text{总}$ 自由度 $\nu_\text{总} = n-1$，组间自由度 $\nu_\text{组间} = k-1$，组内自由度 $\nu_\text{组内} = n-k$。对于自由度同样有如下关系：

$$\nu_\text{总} = \nu_\text{组间} + \nu_\text{组内} \qquad (6-5)$$

上述各部分变异只考虑了变异的总和，而未考虑组数或组内观测例数对变异的影响，为了进一步比较变异程度，将各部分变异除以相应自由度，得到相应的平均变异，其比值称为均方差，简称均方（mean square，MS）。组间均方为：

$$MS_\text{组间} = \frac{SS_\text{组间}}{\nu_\text{组间}} \qquad (6-6)$$

组内均方为：

$$MS_\text{组内} = \frac{SS_\text{组内}}{\nu_\text{组内}} \qquad (6-7)$$

通过比较 $MS_\text{组间}$ 和 $MS_\text{组内}$ 可检验不同处理组间的均值有无差异，$MS_\text{组间}$ 与 $MS_\text{组内}$ 的比构成了方差分析的 F 统计量，即：

$$F = \frac{MS_\text{组间}}{MS_\text{组内}} \qquad (6-8)$$

统计量 F 服从自由度为 (ν_1, ν_2) 的 F 分布。以本例 6.1 为例，原假设为 $H_0 : \mu_1 = \mu_2 = \mu_3$，总体均数相等，即三组治疗效果相同；备择假设为 H_1：总体均数不等或不全相等，即三组治疗效果不同或不全相同。当 H_0 成立时，即三组治疗效果相同，表明 $MS_\text{组间}$ 只反映随机误差的效应，此时 $MS_\text{组间}$ 与 $MS_\text{组内}$ 的值应很接近，即 F 值无限接近 1。若 F 值大于 1 且 $F > F_{\alpha(k-1, n-k)}$，则拒绝 H_0，表明处理因素造成了总体均数间的差异。

得出结论的具体过程如下。

由附表 4 的 F 界值表（方差分析用）可查得 α 水平下（一般情况下 $\alpha = 0.05$）F 分布的单尾值 $F_{\alpha(\nu_1, \nu_2)}$，作为判断 F 统计量大小的标准。若 $F \geqslant F_{0.05(\nu_1, \nu_2)}$，则 $P \leqslant 0.05$，此时拒绝 H_0，接受 H_1，即总体均数不等或不全相等；反之，若 $F < F_{0.05(\nu_1, \nu_2)}$，则 $P > 0.05$，此时不拒绝 H_0，尚不能认为各样本所属的总体均数不等。在实际应用中，常将上述计算过程概括为完全随机设计的方差分析表，见表 6-2。

表 6-2 完全随机设计的方差分析表

变异来源	离均差平方和 SS	自由度 ν	均方 MS	F 值
总变异	$SS_\text{总} = \sum_i \sum_j (X_{ij} - \bar{X})^2$	$\nu_\text{总} = n-1$		
组间变异	$SS_\text{组间} = \sum_i \sum_j (\bar{X}_i - \bar{X})^2$	$\nu_\text{组间} = k-1$	$MS_\text{组间} = \dfrac{SS_\text{组间}}{\nu_\text{组间}}$	$F = \dfrac{MS_\text{组间}}{MS_\text{组内}}$
组内变异	$SS_\text{组内} = \sum_i \sum_j (X_{ij} - \bar{X}_i)^2$	$\nu_\text{组内} = n-k$	$MS_\text{组内} = \dfrac{SS_\text{组内}}{\nu_\text{组内}}$	

二、完全随机设计资料方差分析的基本步骤

下面以例 6.1 为例进行完全随机设计的方差分析。

（一）建立检验假设，确定检验水准

$H_0 : \mu_1 = \mu_2 = \mu_3$，总体均数相等，即三组治疗效果相同

$H_1 : \mu_1 \text{、} \mu_2 \text{、} \mu_3$ 不等或不全相等，即三组治疗效果不同或不全相同

$\alpha = 0.05$

（二）计算检验统计量

$$SS_{\text{总}} = (n-1)S^2 = (30-1) \times 3.4693^2 = 349.0452$$

$$\nu_{\text{总}} = 30 - 1 = 29$$

$$SS_{\text{组间}} = \sum_i n_i (\overline{X}_i - \overline{X})^2$$

$$= 10 \times (7.47 - 5.01)^2 + 10 \times (4.36 - 5.01)^2 + 10 \times (3.20 - 5.01)^2$$

$$= 97.5020$$

$$\nu_{\text{组间}} = 3 - 1 = 2$$

$$MS_{\text{组间}} = \frac{SS_{\text{组间}}}{\nu_{\text{组间}}} = \frac{97.5020}{2} = 48.7510$$

$$SS_{\text{组内}} = SS_{\text{总}} - SS_{\text{组间}} = 349.0452 - 97.5020 = 251.5432$$

$$\nu_{\text{组内}} = \nu_{\text{总}} - \nu_{\text{组间}} = 29 - 2 = 27$$

$$MS_{\text{组内}} = \frac{SS_{\text{组内}}}{\nu_{\text{组内}}} = \frac{251.5432}{27} = 9.3164$$

$$F = \frac{MS_{\text{组间}}}{MS_{\text{组内}}} = \frac{48.7510}{9.3164} \approx 5.23$$

将上述结果汇总于表 6 - 2 的完全随机设计方差分析表中。

表 6 - 3　例 6.1 的方差分析表

变异来源	离均差平方和 SS	自由度 ν	均方 MS	F 值	P 值
总变异	349.0452	29			
组间变异	97.5020	2	48.7510	5.23	$P < 0.05$
组内变异	251.5432	27	9.3164		

（三）确定 P 值，做出推断结论

分子自由度 $\nu_{\text{组间}} = 2$，分母自由度 $\nu_{\text{组内}} = 27$，查附表 4 的 F 界值表（方差分析用），$F_{0.05(2,27)} = 3.35$，本例 $F = 5.23$，$F > F_{0.05(2,27)}$，故 $P < 0.05$。按 $\alpha = 0.05$ 的检验水准，拒绝 H_0，接受 H_1，差异具有统计学意义。故可以认为治疗 3 周后，新药高剂量组、低剂量组和对照组的疗效不同或不全相同。

第三节　随机区组设计资料的方差分析

一、离均差平方和自由度的分解

随机区组设计又称配伍组设计，通常是将受试对象按照特征（如实验动物的窝别、性别、体重等影响实验效应的非处理因素）相同或相近组成 m 个区组（配伍组），每个区组中的 k 个受试对象完全随机地分配到 k 个处理组中。相比于完全随机设计，随机区组设计是从处理组和区组两个维度进行分析，m 个区组和 k 个处理组构成了 $m \times k$ 个格子，每个格子内的数据为 X_{ij}，其中 i 表示处理的水平数（$i = 1$，2，$\cdots$，k），j 表示区组的水平数（$j = 1$，2，$\cdots$，m），总例数 $n = mk$，因此随机区组设计的方差分析属于无重复数据的双因素方差分析（two - way ANOVA）。

例 6.2 为探究 A、B、C 三种饲料对体重的影响有无差别，研究人员将 30 只 Wistar 大鼠按照窝别相同、性别相同、体重相近划分为 10 个区组，每个区组 3 只大鼠采用完全随机的方法分别等量等次喂养 A、B、C 三种饲料，3 周后测得大鼠体重增加情况，如表 6 – 4，试分析 3 种不同饲料对大鼠的增重效果是否有差别？

表 6 – 4　三种饲料喂养 2 周后大鼠体重增加值（g）

区组	A 饲料	B 饲料	C 饲料	$\overline{X}_j$
1	27.6	36.6	18.9	27.70
2	25.3	40.5	23.6	29.80
3	30.2	38.2	20.7	29.70
4	20.9	36.8	31.3	29.67
5	18.0	40.2	17.3	25.17
6	40.7	46.7	26.9	38.10
7	36.5	29.8	20.0	28.77
8	27.7	30.1	21.4	26.40
9	29.1	28.0	16.9	24.67
10	42.4	33.7	30.3	35.47
n_i	10	10	10	30 (n)
$\overline{X}_i$	29.84	36.06	22.73	29.54 ($\overline{X}$)
S_i	7.9655	5.7805	5.1681	8.3085 (S)

基于上一节阐述的完全随机设计方差分析总变异的分解，随机区组设计的方差分析总变异 $SS_{总}$ 可分解为处理组间变异 $SS_{处理}$、区组间变异 $SS_{区组}$ 和误差 $SS_{误差}$ 三个部分，各部分变异的概念和计算如下。

1. 总变异　记为 $SS_{总}$，反映所有观察值之间的变异程度，计算公式见表 6 – 5。

2. 处理组间变异　记为 $SS_{处理}$，反映各处理组均数相对于总均数的变异程度，由处理因素的不同水平作用和随机误差产生的变异，计算见表 6 – 5。

3. 区组间变异　记为 $SS_{区组}$，反映各区组均数相对于总均数的变异程度，由不同区组作用和随机误差产生的变异，计算见表 6 – 5。

4. 误差　记为 $SS_{误差}$，反映完全由随机误差产生的变异，计算见表 6 – 5。

由此，总变异 $SS_{总}$ 可分解为三部分，即：

$$SS_{总} = SS_{处理} + SS_{区组} + SS_{误差} \qquad (6-9)$$

相应自由度有：

$$\nu_{总} = \nu_{处理} + \nu_{区组} + \nu_{误差} \qquad (6-10)$$

随机区组设计方差分析表见表 6 – 5。

表 6 – 5　随机区组设计的方差分析表

变异来源	离均差平方和 SS	自由度 ν	均方 MS	F 值
总变异	$SS_{总} = \sum_i \sum_j (X_{ij} - \overline{X})^2$	$\nu_{总} = n - 1$		
处理组	$SS_{处理} = \sum_i m(\overline{X}_i - \overline{X})^2$	$\nu_{处理} = k - 1$	$MS_{处理} = \dfrac{SS_{处理}}{\nu_{处理}}$	$F_{处理} = \dfrac{MS_{处理}}{MS_{误差}}$
区组	$SS_{区组} = \sum_j k(\overline{X}_j - \overline{X})^2$	$\nu_{区组} = m - 1$	$MS_{区组} = \dfrac{SS_{区组}}{\nu_{区组}}$	$F_{区组} = \dfrac{MS_{区组}}{MS_{误差}}$
误差	$SS_{误差} = SS_{总} - SS_{处理} - SS_{区组}$	$\nu_{误差} = (k-1)(m-1)$ $= n - k - m + 1$	$MS_{误差} = \dfrac{SS_{误差}}{\nu_{误差}}$	

相比于完全随机设计方差分析，可以看出，随机区组设计方差分析将总变异分解为三部分，即除了与完全随机设计方差分析相同的处理组间变异之外，又将区组的变异分解出来，这样能够降低随机误差，提高实验的检验效率。

二、随机区组设计资料方差分析的基本步骤

下面以例 6.2 为例进行随机区组设计的方差分析。

（一）建立检验假设，确定检验水准

对于处理组：

H_0：3 组大鼠体重增加值的总体均数相同，即 3 种不同饲料对大鼠的增重效果无差别

H_1：3 组大鼠体重增加值的总体均数不全相同，即 3 种不同饲料对大鼠的增重效果有差别

对于区组：

H_0：10 个区组大鼠体重增加值的总体均数相同

H_1：10 个区组大鼠体重增加值的总体均数不全相同

$\alpha = 0.05$

（二）计算检验统计量

$$SS_{总} = (n-1)S^2 = (30-1) \times 8.3085^2 = 2001.9040$$

$$\nu_{总} = 30 - 1 = 29$$

$$SS_{处理} = \sum_i m(\overline{X_i} - \overline{X})^2$$
$$= 10 \times (29.84 - 29.54)^2 + 10 \times (36.06 - 29.54)^2 + 10 \times (22.73 - 29.54)^2$$
$$= 889.7650$$

$$\nu_{处理} = 3 - 1 = 2$$

$$SS_{区组} = \sum_j k(\overline{X_j} - \overline{X})^2$$
$$= 3 \times (27.70 - 29.54)^2 + 3 \times (29.80 - 29.54)^2 + \cdots + 3 \times (35.47 - 29.54)^2$$
$$= 495.6015$$

$$\nu_{区组} = 10 - 1 = 9$$

$$SS_{误差} = SS_{总} - SS_{处理} - SS_{区组}$$
$$= 2001.9040 - 889.7650 - 495.6015$$
$$= 616.5375$$

$$\nu_{误差} = \nu_{总} - \nu_{处理} - \nu_{区组} = 18$$

$$MS_{处理} = \frac{SS_{处理}}{\nu_{处理}} = \frac{889.7650}{2} = 444.8825$$

$$MS_{区组} = \frac{SS_{区组}}{\nu_{区组}} = \frac{495.6015}{9} = 55.0668$$

$$MS_{误差} = \frac{SS_{误差}}{\nu_{误差}} = \frac{616.5375}{18} = 34.2521$$

$$F_{处理} = \frac{MS_{处理}}{MS_{误差}} = \frac{444.8825}{34.2521} \approx 12.99$$

$$F_{区组} = \frac{MS_{区组}}{MS_{误差}} = \frac{55.0668}{34.2521} \approx 1.61$$

将上述结果汇总于表 6 - 6 的随机区组设计方差分析表中。

表 6 - 6 例 6.2 的方差分析结果表

变异来源	离均差平方和 SS	自由度 ν	均方 MS	F 值	P 值
总变异	2001.9040	29			
处理组	889.7650	2	444.8825	12.99	$P < 0.05$
区组	495.6015	9	55.0668	1.61	$P > 0.05$
误差	616.5375	18	34.2521		

（三）确定 P 值，做出推断结论

对于处理组间，分子自由度 $\nu_{处理} = 2$，分母自由度 $\nu_{误差} = 18$，查附表 4 的 F 界值表（方差分析用），$F_{0.05(2, 18)} = 3.55$；由于 $F_{处理} = 12.99$，$F > F_{0.05(2, 18)}$，故 $P < 0.05$，按 $\alpha = 0.05$ 的检验水准，拒绝 H_0，接受 H_1，差异具有统计学意义。故可以认为 A、B、C 三种饲料对大鼠的增重效果有差别。

对于区组间，分子自由度 $\nu_{区组} = 9$，分母自由度 $\nu_{误差} = 18$，按 $\alpha = 0.05$ 的检验水准，查附表 4 的 F 界值表（方差分析用），$F_{0.05(9, 18)} = 2.46$；由于 $F_{区组} = 1.61$，$F < F_{0.05(9, 18)}$，故 $P > 0.05$，差异无统计学意义。故尚不能认为 10 个区组大鼠体重增加值的总体均数不全相同。

第四节　多个均数的两两比较

如例 6.1 和例 6.2，经方差分析，组间差异均有统计学意义，可以认为 k 组间均数不全相同，而如果想进一步分析究竟哪些组之间存在差异，则需要进一步做多个均数的两两比较或多重比较（multiple comparison）。本章开头提到如果用上一章学习的 t 检验进行 k 组间均数的两两比较，则累计发生 I 型错误的概率会远远超过事先设定的 0.05 标准，说明采用多次 t 检验进行多个样本均数的两两比较会增大发生 I 型错误的概率，因此 t 检验不再适用。本节介绍多重比较常用的 SNK 法和 Dunnett - t 检验。

一、SNK 法

经过上述方差分析得出差异有统计学意义的结论后，可以继续进行多个样本均数的两两比较，此时可采用 SNK（Student - Newman - Keuls）法，这种方法适用于比较任意两组的总体均数是否相同，其检验统计量为 q，因此又称为 q 检验。

计算公式为：

$$q = \frac{\overline{X_A} - \overline{X_B}}{S_{\overline{X_A} - \overline{X_B}}} = \frac{\overline{X_A} - \overline{X_B}}{\sqrt{\frac{MS_{误差}}{2}\left(\frac{1}{n_A} + \frac{1}{n_B}\right)}}, \quad \nu = \nu_{误差} \qquad (6-11)$$

其中，$\overline{X_A}$、$\overline{X_B}$ 分别为任意两个对比组的样本均数，$S_{\overline{X_A} - \overline{X_B}}$ 为两对比组均数差的标准误，$MS_{误差}$ 为之前方差分析中的误差均方，n_A、n_B 分别为两个对比组的样本例数。

例 6.3　基于例 6.1 的方差分析结果，现分析新型降血糖药高剂量、新型降血糖药低剂量和传统降血糖药的降糖疗效是否存在差异。

SNK 法的具体检验步骤如下。

（一）建立检验假设，确定检验标准

$H_0: \mu_A = \mu_B$，即两对比组的总体均数相等

$H_1 : \mu_A \neq \mu_B$ ，即两对比组的总体均数不等

$\alpha = 0.05$

（二）计算检验统计量

首先将三个样本均数由大到小进行排列，并编组次（表 6-7）。

表 6-7　例 6.1 中三个样本均数的组次

组别	高剂量组	低剂量组	对照组
$\overline{X_i}$	7.47	4.36	3.20
组次	1	2	3

组次 1 与组次 3 进行比较：

$$\overline{X_1} = 7.47 , \overline{X_3} = 3.20 , MS_{误差} = 9.3164 , n_1 = 10 , n_3 = 10$$

$$q_{1,3} = \frac{\overline{X_1} - \overline{X_3}}{\sqrt{\frac{MS_{误差}}{2}\left(\frac{1}{n_1} + \frac{1}{n_3}\right)}} = \frac{7.47 - 3.20}{\sqrt{\frac{9.3164}{2} \times \left(\frac{1}{10} + \frac{1}{10}\right)}} = 4.42$$

其余比较以此类推，可以得到组次 1 与组次 2 比较的 $q_{1,2}$ 值、组次 2 与组次 3 比较的 $q_{2,3}$ 值，查 q 界值表（附表 5）可得到相应的 q 界值，将所有计算结果列于表 6-8 中。

表 6-8　例 6.1 的 SNK 法检验计算表

对比组 A 与 B	$\overline{X_A} - \overline{X_B}$	$S_{\overline{X_A} - \overline{X_B}}$	q 值	组数 a	$q_{0.05(a,\nu)}$ 界值	P 值
1 与 3	4.27	0.9652	4.42	3	3.49	< 0.05
1 与 2	3.11	0.9652	3.22	2	2.89	< 0.05
2 与 3	1.16	0.9652	1.20	2	2.89	> 0.05

（三）确定 P 值，做出推断结论

根据对比组包含的组数 a 和误差（组内）自由度 ν，查 q 界值表（附表 5），若统计量 q 值大于或等于 q 界值，则可以推断两对比组间差异有统计学意义，反之则差别无统计学意义。这里取接近的 $\nu = 30$ 对应的 q 界值，结果见表 6-8，说明新型降血糖药高剂量组与传统的降血糖药组（对照组）、新型降血糖药高剂量组与新型降血糖药低剂量组比较时，$P < 0.05$，差异有统计学意义，而新型降血糖药低剂量组与传统的降血糖药组（对照组）之间的差别无统计学意义。

二、Dunnett - t 检验

Dunnett - t 检验又称为 Dunnett - t 法，适用于多个实验组与一个对照组之间均数差别的比较。如某实验有 k 个组，现需要将其中 $(k-1)$ 个实验组与唯一的对照组进行比较，目的是推断各实验组相对于对照组是否有统计学差异，此时需要进行 $(k-1)$ 次两两比较。

计算公式为：

$$t_D = \frac{\overline{X_T} - \overline{X_C}}{S_{\overline{X_T} - \overline{X_C}}} = \frac{\overline{X_T} - \overline{X_C}}{\sqrt{MS_{误差}\left(\frac{1}{n_T} + \frac{1}{n_C}\right)}} , \nu = \nu_{误差} \tag{6-12}$$

式中，T 表示实验组，C 表示对照组，$\overline{X_T}$、$\overline{X_C}$ 分别为实验组和对照组的样本均数，$S_{\overline{X_T} - \overline{X_C}}$ 为两对比组均数差的标准误，$MS_{误差}$ 为之前方差分析中的误差（组内）均方，n_T、n_C 分别为实验组和对照组的样本

例数。

例 6.4 试分析两种不同剂量的新型降血糖药分别与传统的降血糖药（对照组）相比，降糖疗效是否存在差异。

Dunnett $-t$ 法的具体检验步骤如下。

（一）建立检验假设，确定检验标准

$H_0: \mu_T = \mu_C$ ，即实验组与对照组的总体均数相等

$H_1: \mu_A \neq \mu_B$ ，即实验组与对照组的总体均数不等

$\alpha = 0.05$

（二）计算检验统计量

当高剂量组与实验组比较时，

$$t_D = \frac{\overline{X_T} - \overline{X_C}}{\sqrt{MS_{误差}(\frac{1}{n_T} + \frac{1}{n_C})}} = \frac{7.47 - 3.20}{\sqrt{9.3164 \times (\frac{1}{10} + \frac{1}{10})}} = 3.13$$

当低剂量组与实验组比较时，

$$t_D = \frac{\overline{X_T} - \overline{X_C}}{\sqrt{MS_{误差}(\frac{1}{n_T} + \frac{1}{n_C})}} = \frac{4.36 - 3.20}{\sqrt{9.3164 \times (\frac{1}{10} + \frac{1}{10})}} = 0.85$$

（三）确定 P 值，做出推断结论

根据自由度 $\nu = \nu_{误差} = 27$ ，处理组数（不包括对照组）$T = 2$ ，按 $\alpha = 0.05$ 的检验水准，查 Dunnett $-t$ 检验界值表，得出结论：新型降血糖药高剂量组与传统的降血糖药物（对照组）相比 $t_D = 3.13$ ，$P < 0.05$ ，差异有统计学意义，可以认为新型降血糖药高剂量与传统降血糖药的降糖疗效存在差异；新型降血糖药低剂量组与传统的降血糖药物（对照组）相比 $t_D = 0.85$ ，$P > 0.05$ ，差异无统计学意义，尚不能认为新型降血糖药低剂量与传统降血糖药的降糖疗效存在差异。

实训四　数值资料的统计推断

【实训目的】

能够正确选用定量资料的统计推断方法，并用 SPSS 软件进行计算。

【实训准备】

1. 物品　计算机。

2. 环境　MS Windows 系统、IBM SPSS Statistics 统计软件等。

【实训学时】

2 学时。

【实训内容、方法与结果】

一、均数的区间估计

（一）案例

随机测量某地 30 名 25 岁男性，得到一组身高数据（cm）：168、170、164、180、176、171、170、167、168、166、169、175、174、177、170、172、174、171、173、171、172、168、172、170、169、170、168、169、165、166。求当地 25 岁男性平均身高的 95% 置信区间。

（二）SPSS 软件的操作

1. 在 SPSS 统计软件中建立数据文件

（1）启动 SPSS 并设置变量 选择"变量视图"，在"名称"列输入"身高"变量，"测量"选择"标度"设置好变量属性。

（2）点击"数据视图"，录入 30 名男性身高的样本数据。

2. 统计分析 点击菜单中"分析→描述统计→探索"，把"身高"选入因变量列表，点击"统计"按钮，打开"探索：统计"对话框，选择"描述，平均值的置信区间"：系统默认 95%（如果置信区间为 99%，则将 95% 改为 99%）。最后点击"继续"按钮，返回探索对话框，单击"确定"，输出统计描述结果。

3. 实训结果 见实训图 4 - 1。

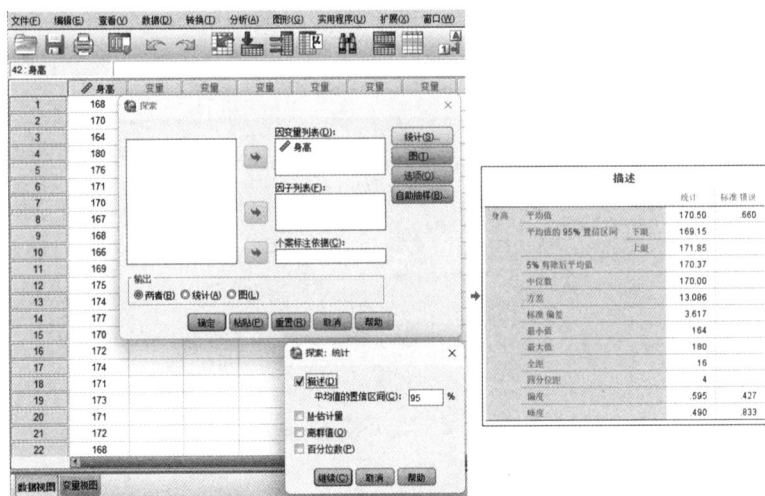

实训图 4 - 1 "描述统计：探索"界面和总体均数置信区间的输出结果

4. 结果解释 从输出结果中可知，随机抽取 30 名当地 25 岁男性身高均数为 170.50cm，当地 25 岁男性平均身高 95% 置信区间的下限为 169.15cm，上限为 171.85cm。

二、单个样本均值 t 检验

（一）案例

根据例 5.2 中某山区 16 名正常足月出生女婴体重的资料，试问该山区与该市正常足月出生女婴的体重有无不同。该资料为样本均数与总体均数的比较，其目的是推断样本来自的未知总体均数与已知总体均数是否不同，采用单个样本均值 t 检验。

（二）SPSS 软件的操作

1. 在 SPSS 统计软件中建立数据文件　在"变量视图"中设置变量"体重"，切换到"数据视图"，输入本例样本数据，见实训图 4 – 2。

实训图 4 – 2　"数据视图"界面的单样本变量数据

2. 统计分析

（1）对变量"体重"数值进行正态性检验，即推断变量数值资料是否符合正态分布。正态性检验操作步骤如下。

点击菜单"分析→描述统计→探索"，在"探索 – 图"对话框中，点击"图"按钮，打开"探索：图"对话框，见实训图 4 – 3。

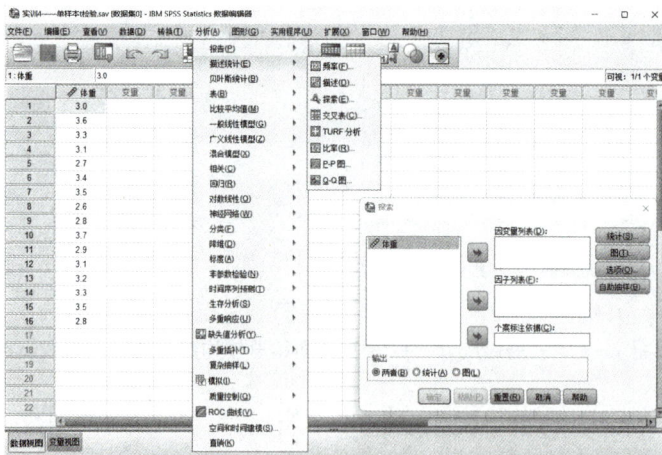

实训图 4 – 3　正态性检验界面"分析 – 统计描述 – 探索"

在"探索"对话框中选入"体重"至"因变量列表"，点击"探索 – 图"模块中选中"带检验的正态图"复选框，其他项默认。见实训图 4 – 4。

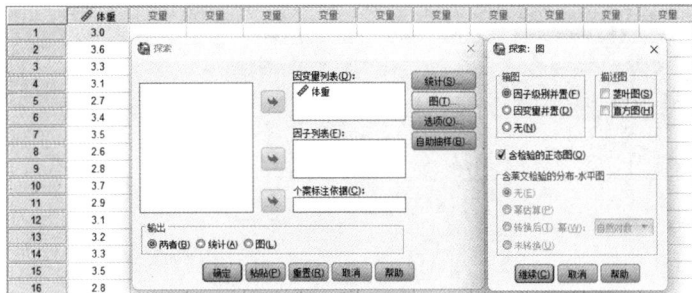

实训图4-4　正态性检验界面"探索-图"

点击实训图4-4对话框中"继续"按钮，返回到"探索"对话框，再点击"确定"按钮，在查看器中输出变量值的正态性检验结果，见实训图4-5。

描述

			统计	标准 错误
体重	平均值		3.156	.0841
	平均值的95% 置信区间	下限	2.977	
		上限	3.336	
	5% 剪除后平均值		3.157	
	中位数		3.150	
	方差		.113	
	标准 偏差		.3366	
	最小值		2.6	
	最大值		3.7	
	全距		1.1	
	四分位距		.7	
	偏度		-.057	.564
	峰度		-1.110	1.091

正态性检验

	柯尔莫戈洛夫-斯米诺夫 [a]			夏皮洛-威尔克		
	统计	自由度	显著性	统计	自由度	显著性
体重	.105	16	.200[*]	.965	16	.760

*. 这是真显著性的下限。
a. 里利氏显著性修正

实训图4-5　正态性检验检验结果界面

SPSS提供两种正态性检验结果，分别是柯尔莫戈洛夫－斯米诺夫（Kolmogorov－Smirnov，KS）检验和夏皮洛－威尔克（Shapiro－Wilk，SW）检验，这里分别简称为"KS法"和"SW法"。二者结果均有统计量，自由度 d_f 和显著性（sig. 即 P 值）。

一般2000以下的样本量选择SW法，因此小样本（样本容量 $n \leqslant 50$）选择"SW法"，本例选择SW法，显著性 P 值 = 0.76 > 0.05，差异无统计学意义，还不能说明该样本的总体分布是偏态分布，即可以认为该样本资料是符合正态性的。事实上，可能大部分研究正态性检验选择SW法。正态性检验最重要的是看"显著性"。

（2）进行单样本 t 检验，即推断该山区正常足月出生女婴的体重均数（即未知总体均数 μ）与某市正常足月出生女婴体重均数（已知总体均数 $\mu_0 = 3.2$ kg）有无显著差别。操作步骤如下。

在菜单栏中选择"分析→比较均值→单样本T检验"选项。如实训图4-6所示，打开"单样本T检验"对话框。

在"单样本T检验"对话框中，将左侧框中的变量"体重"移至右侧的"检验变量"框中。并在"检验变量"框下面的"检验值"框中输入已知的总体均数 μ_0（即检验值）。本例应将此处系统默认值0.0改为3.2，如实训图4-7所示。

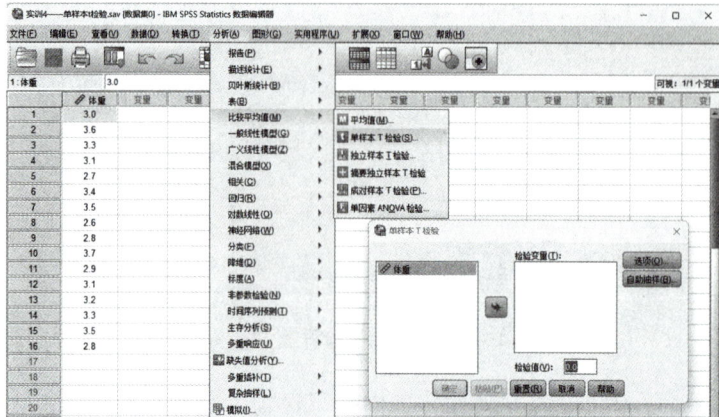

实训图 4 - 6　单样本 t 检验界面"分析 - 比较平均值 - 单样本 T 检验"

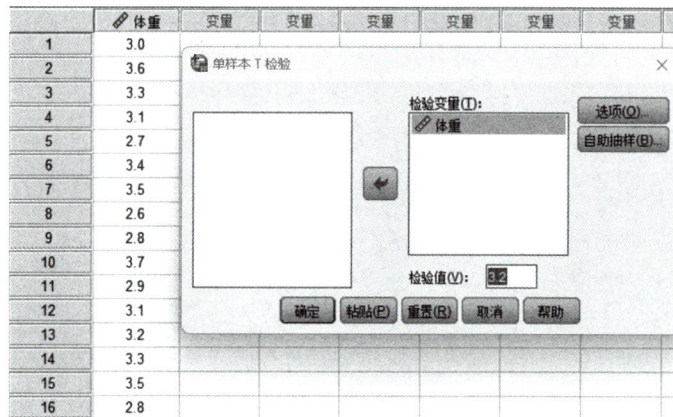

实训图 4 - 7　"单样本 T 检验"对话框

在实训图 4 - 7 对话框中，点击"确定"按钮，则在查看器中输出单样本 t 检验的统计结果。

3. 实训结果　见实训图 4 - 8。

➡ **T-检验**

单样本统计

	个案数	平均值	标准 偏差	标准 误差平均值
体重	16	3.156	.3366	.0841

单样本检验

检验值 = 3.2

	t	自由度	Sig.（双尾）	平均值差值	差值 95% 置信区间 下限	上限
体重	-.520	15	.611	-.0438	-.223	.136

实训图 4 - 8　查看器中"单样本 T 检验"结果

4. 结果解释　本例为样本均数与已知总体均数的比较，运用 SPSS 统计模块中"单样本 T 检验"功能进行单个样本 t 检验。检验的结果由实训图 4 - 8 可知：本例样本均数 $\bar{x} = 3.156$，标准差 $S = 0.3366$，标准误 $S_{\bar{x}} = 0.0841$；统计量 t 值 $= -0.520$，自由度 $d_f = 15$，显著性（sig.）P 值 $= 0.611$。

本例 P 值 $=0.611>0.05$，按检验水准 $\alpha=0.05$，则不拒绝 H_0，差异无统计学意义，故可认为该山区正常足月出生女婴体重总体均数与该市女婴体重均数相同。

三、配对设计样本 t 检验

（一）案例

根据例 5.5 中 10 名患者服药前后的体温（℃）资料，试比较患者服药前后体温有无显著差异。该资料为同一患者服药前后的体温比较，属于配对设计资料，应先求差值，对差值进行正态性检验及方差齐性检验，满足参数检验条件，采用配对设计样本 t 检验进行统计分析。

（二）SPSS 软件的操作

1. 在 SPSS 统计软件中建立数据文件 在"变量视图"中定义两个变量，名称分别为"服药前体温"和"服药后体温"。窗口再切换到"数据视图"，将表 5 - 1 中的数据按每组占一列的方式录入。见实训图 4 - 9。

实训图 4 - 9　数据视图中"配对样本"变量数据

2. 统计分析 在菜单栏中选择"分析→比较均值→成对样本 T 检验"选项。如实训图 4 - 10 所示，打开"成对样本 T 检验"对话框。

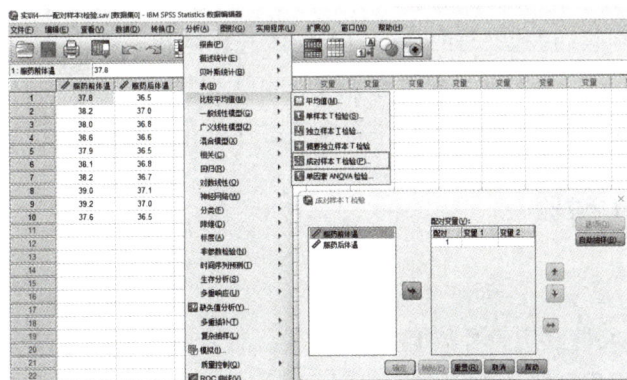

实训图 4 - 10　配对样本 t 检验界面"分析 - 比较平均值 - 成对样本 T 检验"

在"成对样本 T 检验"对话框中，将左框中的两个变量"服药前体温"和"服药后体温"移至右侧"配对变量"框中同一行的变量 1 和变量 2 中，见实训图 4 - 11。

实训图 4-11 "成对样本 T 检验"对话框

点击实训图 4-11 中"确定"按钮，在查看器中输出配对样本 t 检验统计结果。

3. 实训结果 见实训图 4-12。

实训图 4-12 查看器中"配对样本 t 检验"输出结果

4. 结果解释 实训图 4-12 中第一个表列出 10 名患者服药前后的体温的均值、例数、标准差和标准误差。第二个表列出两组的相关性检验结果，给出配对样本相关系数 $r = 0.735$，P 值（Sig.）= 0.016，$P < 0.05$，表明配对样本相关性显著；若 $P > 0.05$，表明配对样本相关性不显著。第三个表是配对样本检验结果：前 5 列给出服药前后体温的差值 d 统计描述，可知差值均数 $\bar{d} = 1.51$，标准差 $S_d = 3843$，标准误 $S_{\bar{d}} = 0.1215$，差值的置信区间为（1.2351，1.7849）。后 3 列可知，统计量值 $t = 12.426$，自由度 $d_f = 9$，双侧检验 P 值（Sig.）< 0.01，即 $P < 0.05$。

本例是属于配对设计样本 t 检验，目的是检验差值的总体均数是否为 0，结果表明：$P < 0.05$，按检验水准 $\alpha = 0.05$，拒绝 H_0，差异具有统计学意义，可认为服用该中药前后患者体温存在显著差异。

备注：本例对差值 d 进行正态性检验，结果符合正态性分布，操作步骤可参考上一个案例。

四、两独立样本 t 检验

（一）案例

根据例 5.7 中 10 列孕妇糖尿病患者与 13 例非糖尿病患者的超敏 C 反应蛋白值（mg/L）资料，试分析两组人群的超敏 C 反应蛋白值的水平有无差别。该资料为两独立样本的比较，如资料呈现正态分布、方差齐性选用两独立样本 t 检验。

（二）SPSS 软件的操作

1. 在 SPSS 统计软件中建立数据文件

（1）在"变量视图"中设定两个变量"组别"和"测得结果"。其中对第一个变量"组别"要进行设置：单击第 6 列"值"单元格，点击出现的图标 $\boxed{\cdots}$，打开"值标签"对话框。

（2）在"值标签"对话框中，"值"框中填入数字 1，"标签"框中填入"观察组"，点击"添加"按钮，则在框中出现 1.00 = "观察组"；按照同样的操作方法添加 2.00 = "对照组"，见实训图 4 – 13。

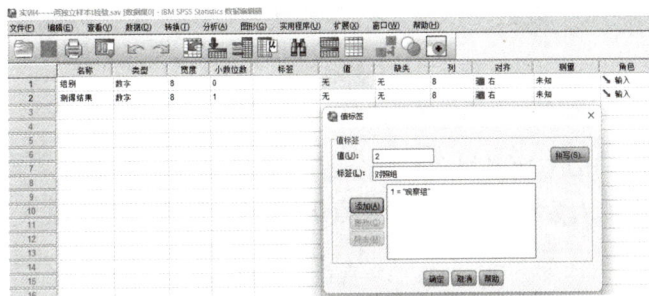

实训图 4 – 13　"变量视图"界面设定两个变量与"值标签"界面设置分组变量

（3）点击实训图 4 – 13 中"确定"按钮，返回到"变量视图"界面，再切换到"数据视图"界面，在变量"组别"这一列中输入 10 个"1"和 13 个"2"，分别代表"观察组"和"对照组"；在变量"测定结果"这一列中按照表 5 – 3 给出的数据，对应输入 10 个"观察组"和 13 个"对照组"的数据。见实训图 4 – 14。

实训图 4 – 14　"数据视图"中输入两个变量"分组""测定结果"数据

2. 统计分析

（1）在菜单栏中选择"分析→比较均值→独立样本 T 检验"选项，打开"独立样本 T 检验"对话框，见实训图 4 – 15。

（2）在"独立样本 T 检验"对话框，将左侧框中的变量"测得结果"移至右侧"检验变量"列表框中；将左侧框中另一个变量"组别"移至右下侧的"分组变量"框中，见实训图 4 – 16。

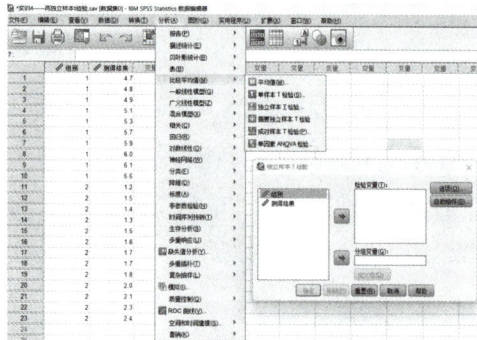

实训图 4 – 15 "两独立样本 T 检验"界面对话框   实训图 4 – 16 "独立样本 T 检验"界面中检验变量和分组变量设定

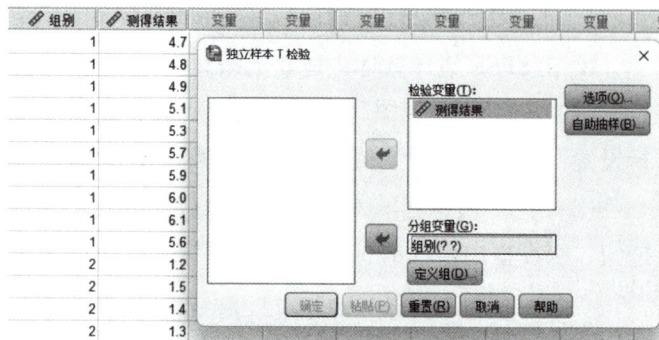

（3）点击实训图 4 – 16 中的"定义组"按钮，打开"定义组"对话框。在默认选中的"使用指定值"框下，在"组 1"框中填入数字 1，代表"观察组"；在"组 2"框中填入数字 2，代表"对照组"。见实训图 4 – 17。

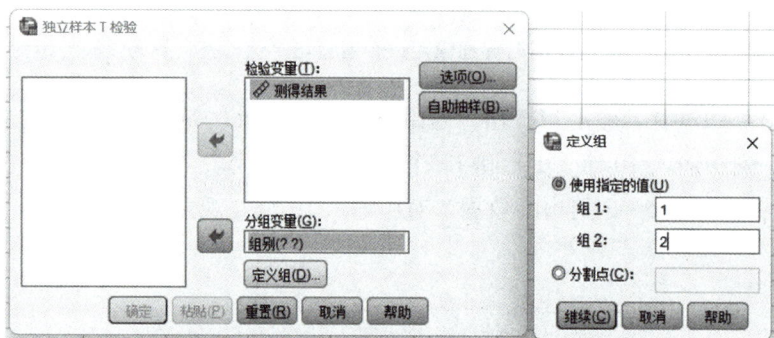

实训图 4 – 17 分组变量"定义组"对话框

（4）点击实训图 4 – 17 中"继续"按钮，返回到实训图 4 – 16"独立样本 T 检验"对话框，再点击"确定"按钮，则在查看器中输出独立样本 t 检验的统计结果。

3. 实训结果 见实训图 4 – 18。

组统计

	组别	个案数	平均值	标准 偏差	标准 误差平均值
测得结果	观察组	10	5.410	.5195	.1643
	对照组	13	1.731	.3750	.1040

独立样本检验

		莱文方差等同性检验		平均值等同性 t 检验					差值 95% 置信区间	
		F	显著性	t	自由度	Sig.（双尾）	平均值差值	标准误差差值	下限	上限
测得结果	假定等方差	2.906	.103	19.756	21	.000	3.6792	.1862	3.2919	4.0665
	不假定等方差			18.922	15.762	.000	3.6792	.1944	3.2665	4.0919

实训图 4 – 18 查看器中两组样本统计量描述和两独立样本 t 检验输出结果

4. 结果解释 实训图 4 – 18 中，第一个表给出两组样本基本统计量："观察组"的样本均数 $\bar{x}_1 = 5.410$，标准差 $S_1 = 0.5195$；"对照组"的样本均数 $\bar{x}_2 = 1.731$，标准差 $S_2 = 0.3750$。

第二个表给出两独立样本 t 检验的统计结果：结果分两行给出，第一行是假设方差相等，第二行是假设方差不等，前 2 列给出的 F 值和显著性表示对两组样本的总体方差进行了齐性检验：如果方差齐（即 $\sigma_1^2 = \sigma_2^2$），则选用第一行的统计量 t 值；如果方差不齐（即 $\sigma_1^2 \neq \sigma_2^2$），则选用第二行的统计量 t

值。本例方差齐性检验结果为：$F = 2.906$，P 值（Sig.）$= 0.103 > 0.05$，表明两组的总体方差齐，故结果取第一行数据，即 $t = 19.756$，自由度 $d_f = 21$，双侧检验 P（Sig. 双尾）< 0.001。

本例属于完全随机设计的两独立样本均数的比较 t 检验，原假设为" $H_0 : \mu_1 = \mu_2$ "，检验两个独立样本所代表的两总体均数是否有差别，在结果分析中根据方差的齐性检验来选取合适统计量 t，根据 P 值来推断是否拒绝原假设 H_0。

本例统计量 t 值 $= 19.756$，$P < 0.001$，按照 $\alpha = 0.05$ 检验水准，$P < \alpha$，拒绝原假设 H_0，可认为差异具有统计学意义，故可认为两组人群的超敏 C 反应蛋白值的水平存在显著差异。

备注：本例对两样本资料进行正态性检验，结果符合正态性分布，表明两组样本均来自正态总体，操作步骤可参考单样本 t 检验中的正态性检验。

五、完全随机设计资料的方差分析

（一）案例

根据例 6.1 中新型降血糖药高剂量组、新型降血糖药低剂量组和对照组治疗患者 3 周后的血糖下降值（mmol/L）资料，试分析治疗 3 周后三组的血糖下降值有无不同。该资料为多组样本均值的比较，在满足独立性、正态性、方差齐的情况下选用完全随机设计资料的方差分析。

（二）SPSS 软件的操作

1. 在 SPSS 统计软件中建立数据文件

（1）在"变量视图"中设置"组别"和"血糖下降值"两个变量。其中对"组别"变量的值要进行设置：点击"值"单元格出现的图标 $\boxed{\cdots}$，打开"值标签"对话框，在"值"框中输入数字"1"，在"标签"框中输入"高剂量组"，点击"添加"按钮，则在下框中显示 1.00 = "高剂量组"；同样方法分别添加"2 = 低剂量组""3 = 对照组"。见实训图 4 - 19。

实训图 4 - 19　"变量视图"界面设定变量和"值标签"界面设置分组变量

（2）点击实训图 4 - 19 中"确定"按钮，返回到"变量视图"，再切换到"数据视图"界面。在变量"组别"这一列中输入 10 个"1""2""3"，分别代表"高剂量组""低剂量组""对照组"；在变量"血糖下降值"这一列中按照表 6 - 1 给出的数据，对应输入数据。见实训图 4 - 20。

实训图 4 – 20　"数据视图"中输入两个变量"组别""血糖下降值"数据

2. 统计分析

（1）在菜单栏中选择"分析→比较均值→单因素 ANOVA 检验"选项。见实训图 4 – 21，打开"单因素方差分析"对话框。

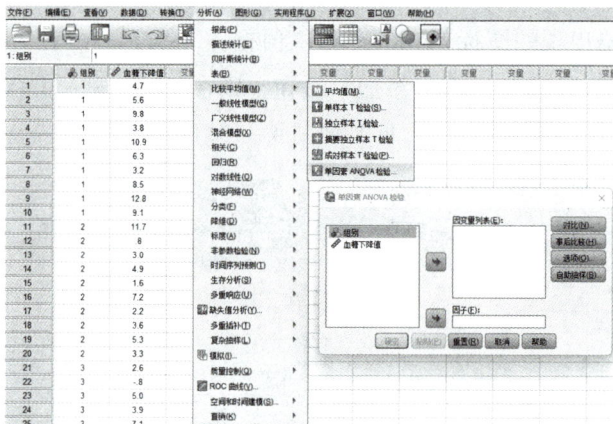

实训图 4 – 21　"单因素方差检验"菜单选择界面

（2）在"单因素方差检验"对话框中，将左框中变量"血糖下降值"移至右侧"因变量列表"框中；将变量"组别"移至"因子"框中，见实训图 4 – 22。

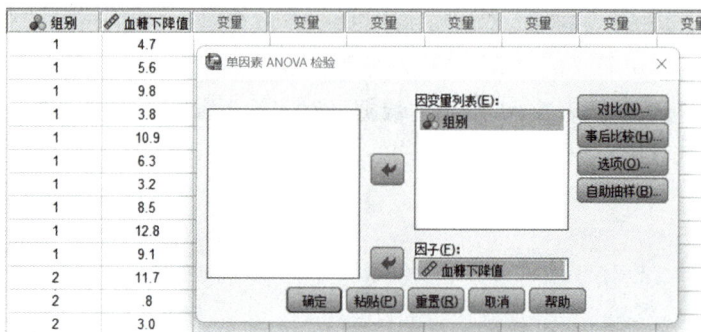

实训图 4 – 22　"单因素 ANOVA 检验"对话框界面设置变量

（3）在实训图 4 – 22 中，点击"选项"按钮，打开"单因素 ANOVA 检验 – 选项"对话框，选中"描述""方差齐性检验"和"韦尔奇"复选框。"描述"输出不同组的均数、标准差、95% CI 置信区间。"方差齐性检验"是对三组样本资料方差是否一致进行推断；"韦尔奇"是一种 F 检验替代，用于方差不齐时进行使用，已知方差齐时可以不选。见实训图 4 – 23。

实训图 4 – 23 "单因素 ANOVA 检验"对话框中"选项"界面设置

（4）点击"继续"按钮，返回到实训图 4 – 22"单因素方差检验"对话框，点击"事后比较"按钮，弹出"事后多重比较"对话框，表示对三组样本资料进行两两比较。这里一般选择"SNK"比较方法，它是同质亚组分析，如果两组之间没有统计学差异，则将其放在同一列。见实训图 4 – 24。

实训图 4 – 24 "事后多重比较"对话框界面设置

（5）点击"继续"按钮，再返回到实训图 4 – 22"单因素方差检验"对话框，再点击"确定"按钮，则在查看器中输出单因素方差检验和两两比较的统计结果。

3. 实训结果 见实训图 4 – 25 和实训图 4 – 26。

描述

血糖下降值

	个案数	平均值	标准偏差	标准错误	平均值的95% 置信区间 下限	上限	最小值	最大值
高剂量组	10	7.470	3.2242	1.0196	5.164	9.776	3.2	12.8
低剂量组	10	4.360	3.1907	1.0090	2.078	6.642	.8	11.7
时照组	10	3.200	2.7154	.8587	1.258	5.142	-1.2	7.1
总计	30	5.010	3.4693	.6334	3.715	6.305	-1.2	12.8

方差齐性检验

		莱文统计	自由度 1	自由度 2	显著性
血糖下降值	基于平均值	.412	2	27	.666
	基于中位数	.385	2	27	.684
	基于中位数并具有调整后自由度	.385	2	22.140	.685
	基于剪除后平均值	.409	2	27	.668

ANOVA

血糖下降值

	平方和	自由度	均方	F	显著性
组间	97.502	2	48.751	5.233	.012
组内	251.545	27	9.316		
总计	349.047	29			

实训图 4 – 25 "单因素方差检验"方差齐性检验和统计量 F 值结果

齐性子集

血糖下降值

S-N-K[a]

组别	个案数	Alpha 的子集 = 0.05	
		1	2
对照组	10	3.200	
低剂量组	10	4.360	
高剂量组	10		7.470
显著性		.403	1.000

将显示齐性子集中各个组的平均值。

a. 使用调和平均值样本大小 = 10.000。

实训图 4 – 26　"单因素方差检验" SNK 法两两比较检验结果

4. 结果解释

（1）实训图 4 – 25 中第一个表给出三组的样本均值、标准差等描述性统计量。

（2）实训图 4 – 25 中第二个表是方差齐性检验结果，可选择第一行结果，结果显示方差齐性检验 P 值 = 0.666 > 0.05，可以认为三组的总体方差齐，符合方差分析的条件。

（3）实训图 4 – 25 中第三个表给出单因素方差分析结果：$SS_{组间} = 97.502$，$SS_{组内} = 251.545$，$SS_{总} = 349.047$，统计量 $F = \dfrac{MS_{组间}}{MS_{组内}} = \dfrac{48.751}{9.316} = 5.233$，$P = 0.012$。

（4）实训图 4 – 26 中是 SNK 方法的分析结果。如果两组的样本均数放在同一列，均数比较接近，则表示这两组的总体均数无统计学意义，属于一个同质组，可认为两组无显著差异；如果两组的样本均值在不同列，表示具有统计学意义，属于不同质组，即可以认为这两组的总体均数存在显著差异。

本例是推断两组以上计量资料的总体均数有无差别，根据得出的统计量 F 值及 P 值，推断原假设 H_0 是否成立。如果多组总体均数存在差异，则需要进一步进行两两比较。

本例中，统计量 $F = 5.233$，$P = 0.012$。按检验水平 $\alpha = 0.05$，拒绝原假设 H_0，接受备择假设 H_1，因此可以认为三组之间的血糖下降值不同或不全相同。通过 SNK 法进行两两比较，结果表明低剂量组和对照组无显著差别，低剂量组与高剂量组存在显著差异，高剂量组与对照组存在显著差异。

六、随机区组设计资料的方差分析

（一）案例

根据例 6.2 中 3 种不同饲料喂养大鼠的体重增加值（g）资料，试比较 A、B、C 三种饲料对体重的影响有无差别。研究人员将 30 只 Wistar 大鼠按照窝别相同、性别相同、体重相近划分为 10 个区组，每个区组 3 只大鼠采用完全随机的方法分别等量等次喂养 A、B、C 三种饲料，故该资料为随机区组设计，多样本可选用随机区组设计资料的方差分析。

（二）SPSS 软件的操作

1. 在 SPSS 统计软件中建立数据文件

（1）在"变量视图"中，定义三个变量"饲料""区组"和"体重增加值"。变量"饲料"的"值"属性设置定义"1 = A 饲料，2 = B 饲料，3 = C 饲料"。变量"饲料"和"区组"的小数位数可设为 0。见实训图 4 – 27。

实训图 4 - 27   "变量视图"界面和"饲料"变量值标签设置

（2）切换到"数据视图"界面，输入表 6 - 4 中三个变量的样本数据。见实训图 4 - 28。

实训图 4 - 28   "数据视图"中三个变量的数据设置

2. 统计分析

（1）在菜单栏中选择"分析→一般线性模型→单变量"选项，打开"单变量"对话框。见实训图 4 - 29。

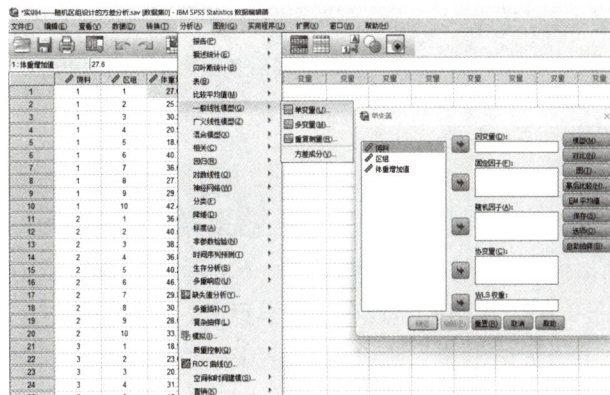

实训图 4 - 29   菜单栏"一般线性模型：单变量"选项界面

（2）在"单变量"对话框中，将左侧框中的变量"体重增加值"移至右侧"因变量"列表框中；将变量"饲料"和"区组"移至"固定因子"列表框中。单击对话框右侧第一个"模型"按钮，打开"单变量：模型"界面，选中"构建项"选项，将左侧"因子与协变量"列表框中的变量"饲料"和"区组"移至右侧"模型"列表框中；再单击"构建项"中间"类型"的向下箭头，展开下拉列表，选中"主效应"选项（表示这里不考虑交互作用）。见实训图 4 - 30。

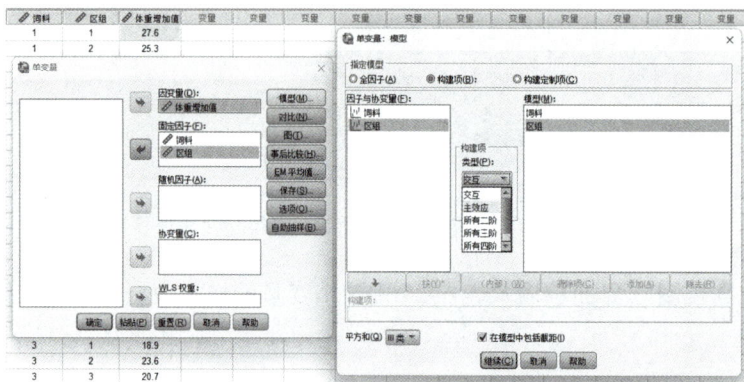

实训图 4 - 30　"单变量"对话框界面和"模型"对话框构建项设置

（3）单击"继续"按钮，返回到"单变量"对话框中。如果想比较哪两种饲料之间的体重增加值存在差异，需要进行两两比较，可在"单变量"对话框中，点击"事后比较"按钮，打开实训图 4 - 31 所示的"单变量：实测平均值事后多重比较"对话框。将左侧"因子"框中的变量"饲料"移至右侧"下列各项的事后比较"列表框中，作为要做两两比较的因子。然后选中列表中假定等方差"SNK"选项。点击"继续"按钮，再返回到"单变量"对话框界面，单击"确定"按钮，在查看器中输出随机区组设计的方差分析结果和饲料因素的两两比较结果。

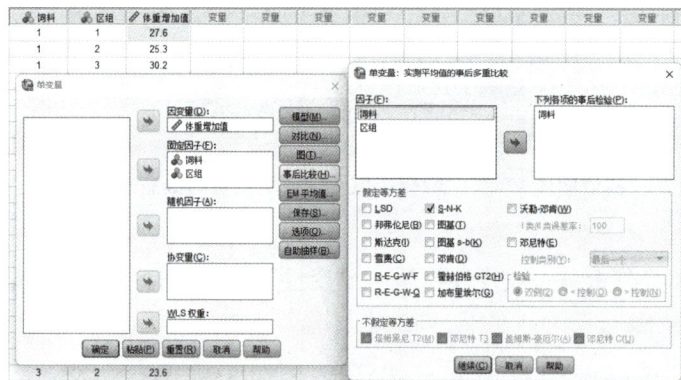

实训图 4 - 31　"单变量：实测平均值的事后多重比较"对话框因子两两检验

3. 实训结果　见实训图 4 - 32。

4. 结果解释

（1）由第一个表第一行可知，统计量值 $F = 3.678$，显著性 P 值 $= 0.007$，$P < 0.05$，表明方差分析模型具有显著性。第三行列出因素"饲料"组间差异的方差检验，统计量值 $F = 12.990$，显著性 P 值 < 0.001，按显著性水平 $\alpha = 0.05$，说明差异具有统计学意义，即 A、B、C 三种饲料的体重增加值不全相同，至少有两种饲料的体重增加值不等。所以需要对因素"饲料"进行事后两两比较。第四行列出因素"区组"个体差异的方差检验，统计量值 $F = 1.608$，显著性 P 值 > 0.187，按显著性水平 $\alpha = 0.05$，说明差异无有统计学意义，即因素"区组"之间无显著差别，表明不需要进行事后两两比较。

主体间效应检验

因变量：体重增加值

源	III 类平方和	自由度	均方	F	显著性
修正模型	1385.445ᵃ	11	125.950	3.678	.007
截距	26184.256	1	26184.256	764.543	.000
饲料	889.765	2	444.882	12.990	.000
区组	495.680	9	55.076	1.608	.187
误差	616.469	18	34.248		
总计	28186.170	30			
修正后总计	2001.914	29			

a. R 方 = .692（调整后 R 方 = .504）

事后检验

饲料

齐性子集

体重增加值

S-N-Kᵃ·ᵇ

饲料	个案数	子集 1	2	3
C饲料	10	22.730		
A饲料	10		29.840	
B饲料	10			36.060
显著性		1.000	1.000	1.000

将显示齐性子集中各个组的平均值。
基于实测平均值。
误差项是均方（误差）= 34.248。
a. 使用调和平均值样本大小 = 10.000。
b. Alpha = 0.05。

实训图 4 – 32　随机区组设计的方差分析和饲料因素的两两比较结果

（2）第二个表列出的是对具有显著差异的因素（本例为"饲料"因素）应用 SNK 法进行两两比较的结果：如果有两组的样本均数放在同一列，表明均数比较接近，属于一个同质组，可认为两组无显著差异；如果有两组的样本均值在不同列，表示具有统计学意义，认为这两组的总体均数存在显著差异。本例，A、B、C 三种饲料均数都在不同列，表明三组两两存在显著差异。

本例是随机区组设计的方差分析，用于推断各处理组的多个总体均数及各区组的多个总体均数是否相同。如果某因素的多组总体均数存在差异，则需要进一步进行两两比较。

由结果可知，变量"饲料"组间存在差异，说明具有统计学意义，通过事后进行两两比较，表明 A、B、C 三种饲料的体重增加值均不同。配伍因素"区组"个体间无显著差异，即 1～10 区组之间的体重增加值总体相同。

为保证统计分析结果的准确性和可靠性，需注意：①准确完整的录入样本数据，注意区别配对设计样本和两独立样本的变量设置，两者在操作中容易出错；②注意事先对样本资料进行正态性分析；③SPSS 软件进行单样本、配对样本、独立样本资料的 t 检验和多个样本资料 F 检验的正确操作步骤；④对统计软件计算结果能够正确选择统计量，根据 P 值做出合理分析和解释。

✎ 练习题

答案解析

一、单项选择题

1. 方差分析的基本思想为（　　）

　　A. 组间均方大于组内均方

　　B. 组内均方大于组间均方

　　C. 将全部观测值的总变异按影响因素分解为相应的两个或多个部分变异

　　D. 各样本所对应的总体方差相等

E. 总方差等于各组方差之和

2. 下列说法不正确的是（　　）

    A. 方差分析时要求各样本来自相互独立的正态总体

    B. 方差分析时要求各样本所在总体的方差相等

    C. 方差除以其自由度就是均方

    D. 完全随机设计的方差分析时，组内均方就是误差均方

    E. 完全随机设计的方差分析时，总变异分解为组间变异和组内变异

3. 完全随机设计方差分析中，检验统计量 F 等于（　　）

    A. 组间均方除以组内均方

    B. 组内均方除以组间均方

    C. 组间均方除以总均方

    D. 组内均方除以总均方

    E. 处理组间均方除以区组均方

4. 方差分析中，提出的原假设 $H_0: \mu_1 = \mu_2 = \cdots = \mu_k$，备择假设为（　　）

    A. $H_1: \mu_1 \neq \mu_2 \neq \cdots \neq \mu_k$　　　　　　B. $H_1: \mu_1 > \mu_2 > \cdots > \mu_k$

    C. $H_1: \mu_1 < \mu_2 < \cdots < \mu_k$　　　　　　D. $H1: \mu_1 = \mu_2 = \cdots = \mu_k$

    E. $H_1: \mu_1, \mu_2, \cdots, \mu_k$ 不全相等

5. 对于三组样本均数的比较，运用方差分析得出均数不全相等后，应该进一步做的是（　　）

    A. 两独立样本均数 t 检验　　　　　　B. SNK 检验

    C. 单样本 t 检验　　　　　　D. 配对样本均数 t 检验

    E. 方差齐性检验

二、简答题

1. 简述完全随机设计的方差分析的基本思想和基本步骤。

2. 方差分析的应用条件是什么？

三、案例分析题

某实验室研究人员从 A、B、C 三个地区中各随机选择了 10 位居民进行尿碘排泄量的测定，结果见表 6 - 9。试比较三个地区居民碘营养状况是否有差异。

表 6 - 9　A、B、C 三个地区居民尿碘排泄量（μg/L）

	A	B	C	合计
x	107.5	122.4	91.3	
	92.1	107.2	109.2	
	88.0	119.2	103.3	
	93.7	113.7	88.8	
	88.1	97.9	121.5	
	73.3	87.3	103.2	
	93.9	103.2	137.6	
	103.8	97.3	140.8	
	126.2	130.8	107.3	
	92.7	102.9	97.7	

续表

	A	B	C	合计
n_i	10	10	10	30 (n)
$\overline{X_i}$	95.93	108.19	110.07	104.73 ($\overline{X}$)
S_i	14.0735	13.2474	17.9260	16.0101 (S)

（何美慧　叶　海　曹　毅）

书网融合……

本章小结　　　　微课　　　　题库

第七章 分类资料的统计描述

PPT

学习目标

知识目标

1. 掌握 常用相对数的意义及其计算；应用相对数的注意事项；直接标化率的计算和注意事项。

2. 熟悉 率的标准化意义和基本思想。

3. 了解 动态数列及其分析指标。

能力目标

具备区分率、构成比的能力。

素质目标

通过本章的学习，树立统计工作中追求准确、客观、真实的核心价值。

情景导入

情景描述： 某地有甲、乙两家医院，两家医院都有大量的手术记录，甲医院的整体手术成功率为80%，乙医院的整体手术成功率为75%。调查发现，甲医院主要开展低风险手术，乙医院主要进行高风险手术。进一步根据手术类型进行手术成功率比较时发现，低风险手术甲医院成功率为85%，乙医院成功率为90%；高风险手术甲医院成功率为60%，乙医院成功率为70%。

思考：

1. 乙医院在不同手术类型中成功率均超过甲医院，为什么总体成功率乙医院低于甲医院呢？

2. 这种情况下，如何比较才能得出更准确客观的结论？

第一节 常用相对数

分类资料常见的数据形式是绝对数，如某医院某病的治愈人数、死亡人数等。但是绝对数往往不便于相互比较。例如某年甲医院某疾病治愈人数是 400 人，同期乙医院该疾病治愈人数是 300 人。但不能据此认为甲医院对该疾病的治愈情况优于乙医院，因为该年两医院该疾病的治疗人数不一定相等，此时需要在绝对数的基础上计算相对数指标来进行统计描述。常用的相对数指标有率、构成比和相对比三种。

相对数是指两个有关联的统计指标之比。相对数的性质取决于其分子和分母的意义，不同类型的相对数具有不同的性质。计算相对数的意义主要是把基数化作相等，便于相互比较。

一、率

率又称频率指标，说明某现象发生的频率或强度，通常以百分率（%）、千分率（‰）、万分率

（1/万）、或十万分率（1/10 万）等表示。

$$率 = \frac{某时期内发生某现象的观察单位数}{同期可能发生某现象的观察总单位数} \times K \qquad (7-1)$$

其中，K 为比例基数，可取 100%、1000‰、100000/10 万等，选择比例基数的原则是：①根据实际工作中的习惯用法；②使计算结果至少保留 1~2 位整数。

通常在医学资料的分析中，描述出生率、死亡率、人口增长率等常用千分率（‰）；描述生存率、病死率、治愈率、感染率、阳性率常用百分率（%）；描述某些疾病（如恶性肿瘤）的发病率和死亡率常用十万分率（1/10 万）。特别需要指出的是许多情况下率的时间范围界定，如发病率、出生率、死亡率等，这些指标通常是指在 1 年时间内发生的频率。

例 7.1 某年甲医院治疗某疾病 1000 人，治愈 400 人，则该年甲医院该疾病的治愈率为：

$$治愈率 = \frac{治愈人数}{受治人数} \times 100\% = \frac{400}{1000} \times 100\% = 40\%$$

例 7.2 某医院某月住院患者数及死亡人数统计见表 7-1，计算各类疾病的病死率。

表 7-1 某医院某月住院患者数及死亡人数统计

疾病类型 （1）	患者数 （2）	病死人数 （3）	死亡构成（%） （4）	病死率（%） （5）
呼吸系统疾病	620	25	23.81	4.03
循环系统疾病	1030	35	33.33	3.40
消化系统疾病	540	20	19.05	3.70
恶性肿瘤	300	25	23.81	8.33
合计	2490	105	100.00	4.22

表 7-1 中的第（5）列的病死率 $= \frac{因该病死亡的人数}{患该病的人数} \times 100\%$，据此可计算：呼吸系统疾病的病死率 $= \frac{25}{620} \times 100\% = 4.03\%$；依次可求出"循环系统疾病""消化系统疾病""恶性肿瘤"的病死率，可见在该院该月住院患者中病死率最高的疾病种类是恶性肿瘤。

二、构成比

构成比又称构成指标，它表示事物内部各组成部分所占的比重或分布，通常用百分数表示，计算公式为：

$$构成比 = \frac{某一组成部分的观察单位数}{同一事物各组成部分的观察单位数} \times 100\% \qquad (7-2)$$

例 7.3 某医院某月住院患者数、死亡人数及统计指标见表 7-1，请计算死亡构成。

表 7-1 中的第（4）列死亡构成，其中呼吸系统疾病死亡病人数占全部死亡患者总数的比重 = 25/105 × 100% = 23.81%。依次可求出"循环系统疾病""消化系统疾病""恶性肿瘤"各组病死人数占总死亡数的比重分别为 33.33%、19.05%、23.81%。可见在该院该月住院患者死亡人数中"循环系统疾病"组患者死亡所占比重最大。

三、相对比

相对比简称比，是指 A、B 两个关联指标之比。A、B 两指标可以性质相同，也可以性质不同。可以同为绝对数、相对数或平均数，通常以倍数或百分数（%）表示，计算公式为：

$$相对比 = \frac{A}{B}（或 \times 100\%）\tag{7-3}$$

例7.4 某年某医院出生的新生儿中，男性新生儿为586人，女性新生儿为523人，则该医院出生新生儿性别比为：

$$\frac{586}{523} \times 100\% = 112\%$$

该指标反映了该年该医院男性新生儿与女性新生儿出生的相对水平，根据国际常用标准，新生儿性别比一般在102%～107%之间，这个医院该年度的新生儿性别比为112%，说明该年度该医院出生的男性新生儿相对较多。

四、动态数列

动态数列（dynamic series）是一系列按时间顺序排列起来的统计指标（可以是绝对数、相对数或平均数），用以观察和比较该事物在时间上的变化和发展趋势。常用的动态数列分析指标有：绝对增长量、发展速度、增长速度、平均发展速度与平均增长速度。

例7.5 某医院2001—2009年日门诊量的统计数据见表7-2第（1）、（3）列，试作动态分析。

表7-2 某医院2001-2009年日门诊量动态变化表

年份 (1)	指标符号 (2)	日门诊人次 (3)	绝对增长量		发展速度（%）		增长速度（%）	
			累计 (4)	逐年 (5)	定基 (6)	环比 (7)	定基 (8)	环比 (9)
2001	a_0	3800	—	—	—	—	—	—
2002	a_1	3940	140	140	103.7	103.7	3.7	3.7
2003	a_2	4020	220	80	105.8	102.0	5.8	2.0
2004	a_3	4130	330	110	108.7	102.7	8.7	2.7
2005	a_4	4260	460	130	112.1	103.1	12.1	3.1
2006	a_5	4640	840	380	122.1	108.9	22.1	8.9
2007	a_6	5010	1210	370	131.8	108.0	31.8	8.0
2008	a_7	5370	1570	360	141.3	107.2	41.3	7.2
2009	a_8	5760	1960	390	151.6	107.3	51.6	7.3

1. 绝对增长量 是说明事物在一定时期增长的绝对值。可分为累计增长量和逐年增长量。

（1）**累计增长量** 报告期指标与基线期指标之差，见表7-2的第（4）列。若以2001年日门诊人次为基线期指标，则各年日门诊人次数为报告期指标，2006年较2001年，日门诊累计增长量为：

$$2006 年累计增长量 = 4640 - 3800 = 840（人次）$$

累计增长量说明事物在一定时期的绝对增长量。

（2）**逐年增长量** 报告期指标与上一期指标之差，见表7-2中第（5）列。如2006年较2005年门诊逐年增长量为：

$$2006 年的逐年增长量 = 4640 - 4260 = 380（人次）$$

逐年增长量说明相邻两年的绝对增长量。

2. 发展速度

（1）定基发展速度　表示报告期指标的水平相当于基线期（或前一期）指标的百分比或若干倍。定基发展速度的计算为报告期指标与基线期指标之比。表7-2第（6）列为各年日门诊人次与2001年日门诊人次之比，用符号表示为：a_1/a_0，a_2/a_0，a_3/a_0，…，a_n/a_0。

$$2002\text{ 年定基发展速度} = \frac{3940}{3800} = 103.7\%$$

$$2003\text{ 年定基发展速度} = \frac{4020}{3800} = 105.8\%$$

定基发展速度可以反映事物在一定时期的发展速度。

（2）环比发展速度　即报告期指标与前一期指标之比。如表7-2的第（7）列，符号表示为：a_1/a_0，a_2/a_1，a_3/a_2，…，a_n/a_{n-1}。

$$2002\text{ 年环比发展速度} = \frac{3940}{3800} = 103.7\%$$

$$2003\text{ 年环比发展速度} = \frac{4020}{3940} = 102.7\%$$

环比发展速度表示年度之间的波动或发展速度。

3. 增长速度

$$增长速度 = 发展速度 - 1$$

（1）定基增长速度　定基发展速度-1（或100%）。如表7-2中的第（8）列。

$$2002\text{ 年定基增长速度} = 103.7\% - 100\% = 3.7\%$$

$$2003\text{ 年定基增长速度} = 105.8\% - 100\% = 5.8\%$$

定基增长速度表示与初始年相比，一定时期的增长速度。

（2）环比增长速度　环比发展速度-1（或100%）。如表7-2中的第（9）列。

$$2002\text{ 年环比增长速度} = 103.7\% - 100\% = 3.7\%$$

$$2003\text{ 年环比增长速度} = 102.7\% - 100\% = 2.7\%$$

环比增长速度表示与前一个时间相比的增长速度，即年度之间的增长速度。

由表7-2可见，从定基发展速度看，该院日门诊量呈逐年增加趋势；从环比增长速度看，在逐年增长趋势中，该医院门诊量在2006—2009年增长幅度更为明显。

4. 平均发展速度与平均增长速度

（1）平均发展速度　说明一定时期的平均发展速度，其计算公式为：

$$平均发展速度 = \sqrt[n]{\frac{a_1}{a_0} \cdot \frac{a_2}{a_1} \cdot \frac{a_3}{a_2} \cdots \frac{a_n}{a_{n-1}}} = \sqrt[n]{\frac{a_n}{a_0}} \tag{7-4}$$

式中，a_0 为基线期指标；a_n 为第 n 期指标。

（2）平均增长速度　说明一定时期的平均增长速度，其计算公式为：

$$平均增长速度 = 平均发展速度 - 1 \tag{7-5}$$

根据表7-2中第（1）、（3）列资料计算平均发展速度与平均增长速度：

$$本例8\text{ 年平均发展速度} = \sqrt[8]{\frac{5760}{3800}} = 105.3\%$$

$$平均增长速度 = 平均发展速度 - 1 = 1.053 - 1 = 5.3\%$$

从表7-2的动态指标可以看出该医院的日门诊量每年均有增加，但是发展不平衡，在2001—2005年期间每年日门诊递增80~140人次，每年的递增速度在2.0%~3.7%之间；而在2006—2009年的每年日门诊递增为 360 ~ 390 人次，每年的递增速度达 7.2% ~ 8.9%。

动态数列的分析不仅可以总结过去，还可以进行预测，即根据平均发展速度公式（7 - 4）计算几年后可达到指标，如根据表 7 - 2 资料预测 2010 年日门诊量，本例 2010 年相当于 a_9，将已知数据代入（7 - 4），得：

$$1.053 = \sqrt[9]{\frac{a_9}{3800}}$$

$$a_9 = 1.053^9 \times 3800 = 6048 \ （人次）$$

即根据该医院 2001—2009 年的平均发展速度，预计到 2010 年该医院的日门诊量可达到 6048 人次，注意，这里假设 2009—2010 年期间仍然保持上述的平均发展速度，否则，这样预测是不妥当的。

第二节　应用相对数的注意事项

一、计算相对数应有足够的观察单位数

计算相对数时应注意观察的单位数不能太小，如果例数较少会使相对数波动较大。如手术实施 5 例，成功 4 例，则计算手术成功率是 80%；或 5 例均成功，则计算手术成功率是 100%，可见相差 1 例其成功率波动非常大。在临床试验或流行病学调查中，当观察单位数很少时，各种偶然因素都可能导致相对数的较大变化，故建议采用绝对数直接表示。

二、构成比与率不能混淆

构成比是说明事物内部各组成部分所占的比重，率是说明某现象发生的频率或强度。常见的错误是把构成比当成率来说明问题。如表 7 - 1 中恶性肿瘤死亡人数占总死亡人数的构成比最大（23.81%），只能说明该医院该月住院患者死亡人数中占比重最大的是恶性肿瘤，并不能说"恶性肿瘤最容易死亡"，欲了解恶性肿瘤疾病的严重程度，应该计算率，如表 7 - 1 中的第（5）列病死率。

三、正确计算总率

对分组资料计算合计率时，不能简单地把各组率相加取平均值，而应分别将分子、分母分别合计，再按照率的概念求出合计率。例如某药物治疗某疾病，甲医院治疗 1000 例，治愈 400 例，治愈率是 40%；乙医院治疗 500 例，治愈 300 例，治愈率是 60%。两个医院合计治愈率应该是（400 + 300）/（1000 + 500）× 100% = 46.67%。若算为（40% + 60%）/2 = 50%，则是错误的。

四、相对数比较应注意可比性

比较相对数时，除了对比的因素之外，其余的因素应尽可能相同或相近。例如，欲比较两种疗法治疗某疾病的治愈率是否相同。若疗效与病情轻重有关，当两种疗法治疗患者的病情轻重构成不同时，直接比较两种疗法总的治愈率会受到病情轻重的影响。此时，需要考虑按病情轻重分层分析，或者通过计算标准化治愈率进行比较（见本章第三节）。

五、样本率或样本构成比的比较应考虑抽样误差

由于样本率或样本构成比存在抽样误差，如要通过样本推断总体率或总体构成比有无差异，不能凭

样本率或样本构成比的差别作结论，而必须进行差别的假设检验（可参考第九章）。

第三节　标准化法

例 7.6　甲、乙两医院对入院患者治愈率进行比较，资料如表 7-3 所示。

表 7-3　甲、乙两医院各科室入院患者的治疗情况

科室	甲医院			乙医院		
	入院人数	治愈人数	治愈率（%）	入院人数	治愈人数	治愈率（%）
内科	1500	975	65.0	500	315	63.0
外科	500	470	94.0	1500	1365	91.0
传染科	500	475	95.0	500	460	92.0
合计	2500	1920	76.8	2500	2140	85.6

从表 7-3 可以看出来，对于上述任何科室，甲医院的治愈率均高于乙医院，但甲医院的总治愈率却低于乙医院，造成二者矛盾的原因在于两医院入院患者的内部构成不同，即甲医院内科人数较多，而内科的治愈率最低，从而导致治愈人数相对减少，最终导致总治愈率偏低。要正确比较两医院总治愈率，必须消除这种构成影响，即先将两医院入院患者的构成按照统一的标准进行校正，计算出校正的标准化治愈率后再进行比较，即采用标准化法。

一、标准化法的基本思想

当两组资料内部构成不同，并且各小组的率也明显不同，则不能用总率比较。如果需要进行比较，须按照一定的标准调整资料的内部构成，使其具有可比性，率的这种方法称为率的标准化法。率的标准化的主要目的就是消除比较组间人口构成不同对总率比较的影响。如例 7.6 中两医院入院患者的内部构成是不同的，甲医院是以住院患者治愈率最低的内科患者为主，而乙医院是以治愈率较高的外科患者为主，两医院入院患者的内部构成是不同的，如直接进行合并率的比较，是不具备可比性的。再如，比较死亡率时，由于不同年龄层的死亡率差别较大，老年人的死亡率远高于中青年。比较发病率时，某些疾病在不同性别人群中发病率差异较大，如果比较对象的人口构成不同，直接进行合计率的比较，是不具备可比性的。

二、标准化率的计算

常用的标准化法包括直接标准化法和间接标准化法，根据已有资料的实际情况，可以采用其中一种方法。本节仅介绍常用的直接标准化法。

（一）直接标准化法的适用条件

已知实际人群的年龄别（组）率，并且各年龄组率无明显交叉。如表 7-3 的资料中，各科室的治愈率，均为甲医院高于乙医院。

（二）直接标准化法的计算

1. 选择标准　标准化法计算的关键是选择统一的标准构成，选取标准构成的方法通常有下面三种。

（1）选取有代表性的、较稳定的、数量较大的人群构成为标准构成，如全国范围或全省范围的数据作为标准构成。

（2）选择用于比较的各组例数合计作为标准。

（3）从比较的各组中任选其一作为标准。

2. 计算标准化率并比较

$$p' = \frac{N_1 P_1 + N_2 P_2 + \cdots + N_k P_k}{N} = \frac{\sum N_i P_i}{N} \qquad (7-6)$$

式中，p' 为标准化率，N_1，N_2，$\cdots$，N_k 为某一影响因素标准构成的每层例数，P_1，P_2，$\cdots$，P_k 为原始数据中各层的率，N 为标准构成的总例数。上式也可以写成：

$$P' = C_1 P_1 + C_2 P_2 + \cdots + C_k P_k = \sum C_i P_i \qquad (7-7)$$

式中，$C_i = N_i/N$ 为标准构成比。

下面以例 7.6 讲解率的标准化法的计算步骤。

（1）本例以甲、乙两医院各层例数的合计数作为标准人口，见表 7-4 中的第（2）列。

（2）按照表 7-3 提供的两医院各科室的治愈率，结合标准人口计算出两医院各科室预期治愈人数，见表 7-4 中的第（4）、（6）列。

（3）根据式（7-6）分别计算甲、乙两医院的标准化治愈率并进行比较。

按照式（7-6）计算得到甲医院入院患者标化后治愈率为：

$$P'_{甲} = \frac{4130}{5000} \times 100\% = 82.6\%$$

乙医院入院患者标化后治愈率为：

$$P'_{乙} = \frac{4000}{5000} \times 100\% = 80.0\%$$

由上可见，甲医院标准化后的总治愈率高于乙医院标准化后的总治愈率。

具体计算结果见表 7-4。

表 7-4 计算甲乙两医院入院患者的标化治愈率（%）

科室 (1)	标准人口数 (2)	甲医院		乙医院	
		原治愈率（%） (3)	预期治愈数 (4)	原治愈率（%） (5)	预期治愈数 (6)
内科	2000	65.0	1300	63.0	1260
外科	2000	94.0	1880	91.0	1820
传染科	1000	95.0	950	92.0	920
合计	5000	—	4130	—	4000

例 7.7 对表 7-3 资料，采用人口构成比为标准，求两医院的标化治愈率，计算见表 7-5。

表 7-5 计算甲乙两医院入院患者的标化治愈率（%）

科室 (1)	标准人口构成比 (2)	甲医院		乙医院	
		原治愈率（%） (3)	分配治愈率 (4)	原治愈率（%） (5)	分配治愈率 (6)
内科	0.4	65.0	26.0	63.0	25.2
外科	0.4	94.0	37.6	91.0	36.4
传染科	0.2	95.0	19.0	92.0	18.4
合计	1.0	—	82.6	—	80.0

甲医院入院患者标化治愈率 = ∑各科室分配治愈率 = 82.6%

乙医院入院患者标化治愈率 = ∑各科室分配治愈率 = 80.0%

由上可见，甲医院标准化后的总治愈率高于乙医院标准化后的总治愈率。

三、标准化法的注意事项

1. 标准化法只能解决比较组内部构成不同对其总率的影响，不能解决所有可比性的问题。

2. 选用的标准不同，得到的标准化率可能不同，但相互比较资料间的相对水平不变，即不论选用何种标准，高者总高，低者总低，比较的结论不变。

3. 标准化率只代表相互比较的各组间的相对水平，不能反映实际情况。例如，表7-4资料比较两医院入院患者治愈率，经过标化的治愈率不是两医院的实际治愈率，它只说明在相同的标准下，两医院入院患者的治疗水平，即回答谁高谁低的问题。

4. 直接标化法要求资料各组的率不得有明显交叉，如出现明显交叉，此时应对各组分别比较，而不宜采用标准化法。

另外，标准化率提示我们在进行科学研究时，要全面、细致地分析所获得的资料，不仅要考察资料的全貌，还要善于发现可能影响最终结果的重要因素，并采用正确的统计方法解决问题，最终获得正确、可靠的科学结论。

实训五　分类资料的统计描述

【实训目的】

1. 学习巩固分类资料的统计指标及意义。
2. 熟悉分类资料描述统计的 SPSS 程序操作步骤。
3. 学会运用专业统计知识，去分析社会热点问题，揭示特殊现象。

【实训准备】

1. 物品　计算机。
2. 环境　MS Windows 系统、IBM SPSS Statistics 统计软件等。

【实训学时】

2 学时。

【实训内容、方法与结果】

一、率

（一）案例

根据实训表5-1资料，计算不同年龄组的患病率。从实训表5-1可以看出，该资料属于分类资料。

实训表 5 - 1　某地某年某肿瘤患病情况

年龄（岁） （1）	人口数 （2）	某肿瘤患者数 （3）	患病率（1/10 万） （4）
0 ~	1 012 321	8	
30 ~	506 534	21	
40 ~	574 637	53	
50 ~	592 340	84	
60 ~	201 765	60	
合计	2 887 597	226	

患病率公式为：

$$某年龄组某肿瘤的患病率 = \frac{某年龄组某肿瘤患者人数}{同期某年龄组人口数} \times 100000/10 万$$

（二）SPSS 软件的操作

1. 在 SPSS 统计软件中建立数据文件

（1）启动 SPSS 并设置变量　单击 SPSS 界面左下角的"变量视图"标签，建立三个变量，变量名分别为"年龄""人口数""某肿瘤患数"。以上变量均为数值型，宽度和小数位数根据数据进行相应设置。在"年龄"变量名后的"变量值标签"中用"1"表示"0 ~"，"2"表示"30 ~"，"3"表示"40 ~"，"4"表示"50 ~"，"5"表示"60 ~"；见实训图 5 - 1。

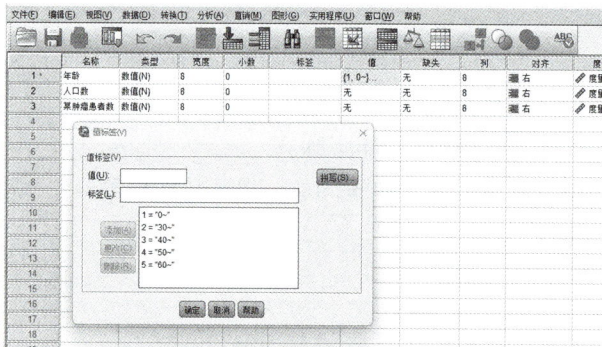

实训图 5 - 1　SPSS 变量视图窗口

（2）输入数据　单击左下角的"数据视图"标签，分别对三个变量录入数据。"年龄"变量值录入 1 ~ 5，分别代表不同年龄层；"人口数"变量录入表中对应的人口数据；"某肿瘤患者数"变量值分别录入"年龄"对应的患者数。见实训图 5 - 2。

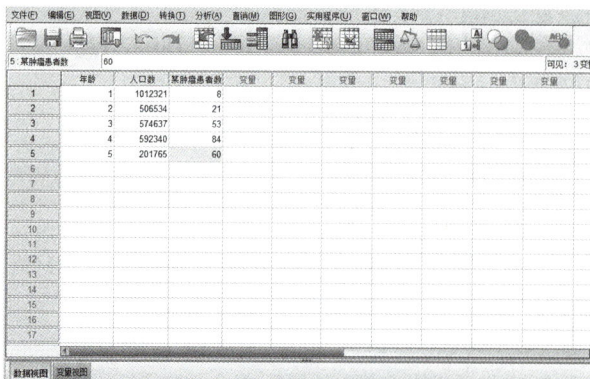

实训图 5 - 2　SPSS 数据视图窗口

2. 统计分析　在数据视图下选择"转换"→"计算变量"菜单，填写目标变量"患病率"，根据公式将变量选入数字表达式窗口，并准确进行运算表达式填写，点"确定"按键，见实训图 5 - 3。

3. 实训结果　见实训图 5 - 4。

实训图 5 - 3　SPSS 计算变量对话框

实训图 5 - 4　SPSS 计算变量结果

二、构成比

(一) 案例

根据例 7.2 中某医院某月住院患者数、死亡人数资料。该资料显示的是不同疾病类型的患者数和病死人数，是分类资料，要求对该资料进行频数、构成比的统计描述。

构成比的公式为：

$$构成比 = \frac{某一组成部分的观察单位数}{同一事物各组成部分的观察单位数} \times 100\%$$

(二) SPSS 软件的操作

1. 在 SPSS 统计软件中建立数据文件

(1) 启动 SPSS 并设置变量　单击 SPSS 界面左下角的"变量视图"标签，建立三个变量，变量名分别为"疾病类型""患者数""病死人数"。以上变量均为数值型，宽度和小数位数根据数据进行相应设置。在"疾病类型"变量名后的"变量值标签"中用"1"表示"呼吸系统疾病"，"2"表示"循环系统疾病"，"3"表示"消化系统疾病"，"4"表示"恶行肿瘤"，见实训图 5 - 5。

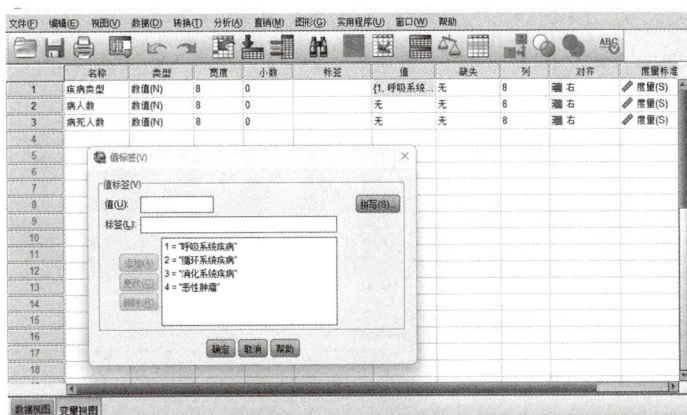

实训图 5 - 5　变量视图窗口

（2）输入数据　单击左下角的"数据视图"标签，分别对三个变量录入数据。"疾病类型"变量值录入1~4，分别代表不同疾病类型；"患者数"变量录入表中对应的患者数据；"病死人数"变量值分别录入对应的数据，见实训图5－6。

实训图5－6　数据窗口数据录入

2. 统计分析

（1）频数加权　例数进行"个案加权"。选择菜单"数据"→"个案加权"，弹出"个案加权"对话框，选择"个案加权系数"选项，并将"病死人数"移到频数变量框中，点"确定"按键，见实训图5－7。

（2）统计描述　点击"分析"→"统计描述"→"频率"。在弹出的"频率"对话框中，将"疾病类型"变量选入"变量"，见实训图5－8。

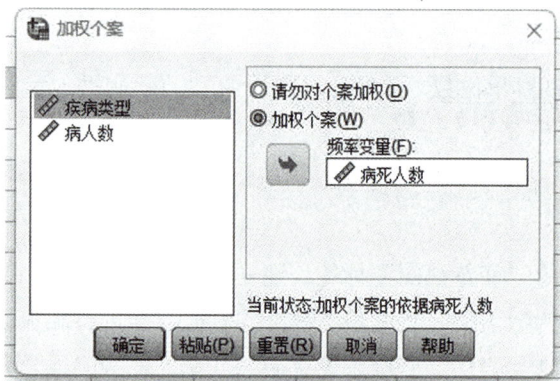

实训图5－7　加权个案对话框

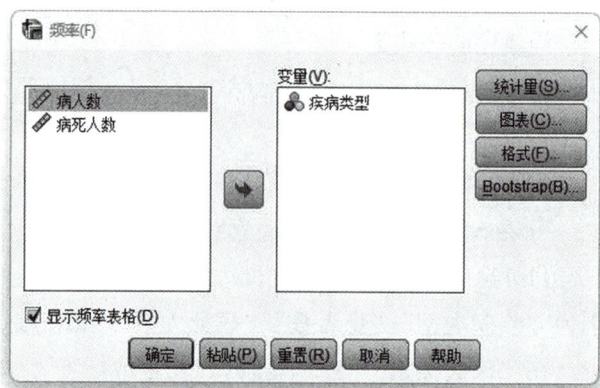

实训图5－8　频率描述对话框

3. 实训结果　见实训表5－2。

实训表5－2　疾病类型

	频数	百分比	有效百分比	累积百分比
呼吸系统疾病	25	23.8	23.8	23.8
循环系统疾病	35	33.3	33.3	57.1
消化系统疾病	20	19.0	19.0	76.2
恶性肿瘤	25	23.8	23.8	100.0
合计	105	100.0	100.0	

4. 结果解释　表中第二列给出了不同疾病类型病死人数的频数、第三列为各组频数占总例数的百

分比（包括缺失记录在内），第三列为各组频数占总例数的有效百分比，最后一列为各组频数占总例数的累积百分比。可见，在 105 名病死患者中，四种疾病的病死人数累积百分比正好是 100%，由于不存在缺失值，这里的百分比和有效百分比完全相同。

相同步骤可以计算四种疾病病人数的构成比。

✎ 练习题

答案解析

一、单项选择题

1. 计算乙肝疫苗接种后血清学检查的阳转率，分母为（　　）

  A. 乙肝易感人数　　　　　B. 平均人口数　　　　　C. 乙肝疫苗接种人数

  D. 乙肝患者人数　　　　　E. 乙肝疫苗接种后的阳转人数

2. 计算标准化死亡率的目的是（　　）

  A. 减少死亡率估计的偏倚　　　　　　　B. 减少死亡率估计的抽样误差

  C. 便于进行不同地区死亡率的比较　　　D. 消除各地区内部构成不同的影响

  E. 便于进行不同时间死亡率的比较

3. 已知男性的钩虫感染率高于女性，今欲比较甲乙两乡居民的钩虫感染率，但甲乡女性居多，而乙乡男性居多，适当的比较方法是（　　）

  A. 两个率直接比较　　　　B. 两个率间接比较　　　　C. 直接对感染人数进行比较

  D. 计算标准化率比较　　　E. 不具备可比性

4. 甲县某恶性肿瘤粗死亡率比乙县高，经标准化后甲县该恶性肿瘤标化死亡率比乙县低，其原因最有可能是（　　）

  A. 甲县的诊断水平高

  B. 甲县的肿瘤防治工作比乙县好

  C. 甲县的人口健康水平高

  D. 甲县的老年人口在总人口中所占比例更小

  E. 甲县的老年人口在总人口中所占比例更大

5. 某地某年肝炎发病人数占同年传染病人数的 10.1%，该指标属于（　　）

  A. 相对比　　　　　　　B. 构成比　　　　　　　C. 发病率

  D. 传染率　　　　　　　E. 患病率

二、简答题

1. 为了解某单位职工冠心病的患病情况，对全体职工进行体检后发现，在该单位 1290 名职工中，患冠心病的有 305 人。其中女性 110 人，占 36%，男性 195 人，占 64%，因此认为男性更容易患冠心病，这种结论是否正确，为什么？

2. 简述构成比与率的区别。

三、案例分析题

1. 某县 2004 年各年龄组恶性肿瘤死亡情况统计表见表 7-6，试计算各年龄组死亡人数的死亡构成和死亡率，并作简要分析。

表 7 – 6 某县 2004 年恶性肿瘤死亡情况统计

年龄组（岁）	人口数（人）	死亡数（人）	死亡构成（%）	死亡率（1/10 万）
0 ~	356980	11		
15 ~	232505	22		
30 ~	205032	142		
50 ~	121882	443		
70 ~	20047	107		
合计	936446	725		

2. 甲、乙两工厂同一工种某病的患病情况见表 7 – 7。请比较两工厂该病的患病率何者高？

表 7 – 7 甲、乙两工厂某工种的患病情况

工龄	甲			乙		
	工人数	患者数	患病率（%）	工人数	患者数	患病率（%）
<3 年	400	12	3.0	100	1	1.0
≥3 年	100	10	10.0	400	72	18.0
合计	500	22	4.4	500	73	14.6

（王小贤）

书网融合……

本章小结	微课	题库

第八章　率的抽样误差与 Z 检验

学习目标

知识目标

1. 掌握　率的标准误的计算方法和用途；总体率的区间估计方法；率的 Z 检验方法和应用条件。

2. 熟悉　率的抽样误差的概念。

3. 了解　总体率的点估计。

能力目标

1. 具备对率的抽样误差与率的 Z 检验实际运用的能力。

2. 具备探究学习、终身学习的能力。

素质目标

通过本章学习，进一步强化统计思维能力，培养严谨求实的核心价值观念。

情景导入

情景描述：生物学家曾经说过"世界上没有两片同样的叶子"，我们在做抽样研究的时候，按照随机化的原则，每次抽样的结果都会存在差异。假定一个口袋内装有形状、重量完全相同的黑球和白球，已知黑球的比例为 20%（总体概率 $\pi = 20\%$）。从口袋内摸球，每摸一次放回去，完全搅匀后再摸，重复摸球 50 次（$n_i = 50$），计算摸到黑球的样本频率（p_i），重复这样的实验 100 次，计算获得这 100 次实验摸到黑球的样本频率分别为 14%、20%、26%、…，22%，每次实验抽中黑球的概率各不相同。

思考：

1. 产生这种抽样结果的原因是什么呢？

2. 什么是率的抽样误差？率的抽样误差的大小用什么来表示呢？

第一节　率的抽样误差与总体率的估计

一、率的抽样误差

（一）抽样研究和抽样误差

抽样研究是指从总体中按照随机化的原则，抽取一定数量的个体组成样本进行研究，从而推断总体的研究方法。在实际工作中，由于总体中各观察对象之间存在着个体变异，且随机抽取的样本又只是总体中的一部分，因此计算的样本统计量，不一定恰好等于相应的总体参数。这种由于个体变异的存在，在抽样研究中产生的样本统计量与相应的总体参数间的差异，称为抽样误差（sampling error）。从同一总体中随机抽取若干份样本，所得样本统计量之间也不尽相同，这也是抽样误差的表现。

在抽样研究中抽样误差是不可避免的。数理统计研究表明，抽样误差具有一定的规律性，可以用特定的指标来描述。这个指标称为标准误（standard error），标准误除了反映样本统计量之间的离散程度外，也反映样本统计量与相应总体参数之间的差异，即抽样误差大小。根据资料的性质和指标种类的不同，抽样误差有多种，例如：①从某地成年健康女性中随机抽取 120 名，测得平均身高为 166.55cm，该样本均数不一定等于该地成年健康女性身高的总体均数，这种样本均数与总体均数间的差别，称为均数的抽样误差（见第四章）；②某县为血吸虫病流行区，从该县人群中随机抽取 400 人，测得的血吸虫感染人数为 60 人，感染率为 15%，该样本率不一定等于该地人群的总体感染率，此为样本率与总体率之间的差别，称为率的抽样误差。

（二）率的标准误

1. 率的标准误的意义 前面章节已经讨论过均数的抽样误差大小用均数的标准误 $\sigma_{\bar{x}}$ 表示，率的抽样误差的大小用率的标准误（standard error of rate）表示，符号为 σ_p。它反映了率与率之间的离散程度，也反映了样本率与总体率的差别。σ_p 越小，说明抽样误差越小，样本率和总体率之间的差别越小，用样本率估计总体率的可靠性越好。反之，σ_p 越大，说明抽样误差越大，样本率和总体率之间的差别越大，用样本率估计总体率的可靠性越差。

2. 率的标准误的计算

$$\sigma_p = \sqrt{\pi(1-\pi)/n} \tag{8-1}$$

式中，π 为总体率，n 为样本例数。

由于在实际工作中，总体率 π 常常是未知的，常用样本率 p 来估计 π，用 S_p 作为率的标准误 σ_p 的估计值。上述公式变为：

$$S_p = \sqrt{p(1-p)/n} \tag{8-2}$$

式中，S_p 称为样本率的标准误，p 为样本率，n 为样本例数。

例 8.1 抽查某地居民 200 人的粪便，检出蛔虫阳性 40 人，求 S_p。

$$p = \frac{40}{200}$$

$$1 - p = 1 - \frac{40}{200} = \frac{160}{200}$$

$$S_p = \sqrt{\frac{p \times (1-p)}{n}} = \sqrt{\frac{\frac{40}{200} \times \frac{160}{200}}{200}} = 0.0283 = 2.83\%$$

二、总体率的估计

与样本均数对总体均数作点估计和区间估计类似，也可以根据样本率对总体率做出点估计和区间估计。

（一）点估计和区间估计

1. 点估计（point estimation） 是直接利用样本统计量去估计总体参数。比如，基于一份随机样本，用 $\bar{x}$ 估计 μ，用 p 估计 π 等。如我们可以将例 8.1 中的 200 名居民蛔虫检出的阳性率 20% 作为该地居民总体蛔虫检出的阳性率。

点估计思维朴素，方法简单，但缺点是没有考虑到抽样误差，而抽样误差在抽样研究中是不可忽视的。

2. 区间估计（interval estimation） 是将样本统计量与标准误结合起来，确定一个具有较大置信度的包含总体参数范围，该范围称为总体参数的置信区间（confidence interval，CI）。置信度一般记为 $(1-\alpha)$，其中 α 值是由研究者预先规定，一般取 0.05 或者 0.01，常取 0.05。在医学研究中，最常用的置信度为 95%。置信区间由上、下两个置信限（confidence limit，CL）构成，其中，较小的数值称为置信下限（lower limit），而较大的数值则称为置信上限（upper limit）。置信区间是一个开区间，不包括上、下两个置信限的数值。

实际工作中，如无特殊说明，一般作双侧置信区间的估计。必要时，也可进行未知总体参数的单侧区间估计。在报告参数估计的结果时，应同时给出点估计值和置信区间。

样本率的理论分布和样本含量 n、阳性率 p 的大小有关，所以需要根据 n 和 p 的大小不同，分别选用下列两种方法。

（1）查表法 当样本含量 n 较小，如 $n \leqslant 50$，特别是 p 很接近于 0 或 1 时，按二项分布的原理估计总体率的置信区间。因为其计算过程较复杂，统计学家已经编制了百分率的置信区间（附表 6），可直接根据样本含量 n 和阳性数 X 查出总体率的置信区间。

（2）正态近似法 当样本含量 n 足够大，且样本率 p 或 $1-p$ 均不太小，如 np 与 $n(1-p)$ 均大于 5 时，样本率 p 的抽样分布近似正态分布，此时可按公式（8-3）求总体率的置信区间。

$$p \pm Z_{\alpha/2}S_p \tag{8-3}$$

式中，S_p 为样本率的标准误，$Z_{\alpha/2}$ 为双侧尾部面积为 α 的界限值。一般 $Z_{0.05/2}=1.96$，$Z_{0.01/2}=2.58$。

$$\text{总体率 } \pi \text{ 的 } 95\% \text{ 可信区间：} (p-1.96 \times S_p, p+1.96 \times S_p) \tag{8-4}$$

$$\text{总体率 } \pi \text{ 的 } 99\% \text{ 可信区间：} (p-2.58 \times S_p, p+2.58 \times S_p) \tag{8-5}$$

例 8.2 某医院采用阿奇霉素注射液治疗 110 例儿童肺炎患者，痊愈 50 例。试估计阿奇霉素注射液治疗儿童肺炎痊愈率的 95% 置信区间。

样本率为： $p = \dfrac{50}{110} = 0.4545$ $np=50$，$n(1-p)=60$ 均 >5

率的标准误为： $S_p = \sqrt{\dfrac{p(1-p)}{n}} = \sqrt{\dfrac{0.4545(1-0.4545)}{110}} = 0.0475$

故阿奇霉素注射液治疗儿童肺炎痊愈率的 95% 置信区间为：

$(p-1.96 \times S_p, p+1.96 \times S_p) = (0.4545-1.96 \times 0.0475, 0.4545+1.96 \times 0.0475)$，

即 36.14% ~ 54.76%。

例 8.3 某医院用复方当归注射液治疗脑动脉硬化症 188 例，显效 83 例。试估计复方当归注射液治疗脑动脉硬化症显效率的 99% 置信区间。

样本率为： $p = \dfrac{83}{188} = 0.4415$ $np=83$，$n(1-p)=105$ 均 >5

率的标准误为： $S_p = \sqrt{\dfrac{p(1-p)}{n}} = \sqrt{\dfrac{0.4415(1-0.4415)}{188}} = 0.036$

故复方当归注射液治疗脑动脉硬化症显效率的 99% 置信区间为：

$(p-2.58 \times S_p, p+2.58 \times S_p) = (0.4415-2.58 \times 0.036, 0.4415+2.58 \times 0.036)$，

即 34.86% ~ 53.44%。

第二节　率比较的 Z 检验

一、样本率与总体率比较的 Z 检验

样本率与总体率作比较的目的是推断样本率所代表的未知总体率 π 与已知总体率 π_0 是否相等。

Z 检验的适用条件为：样本含量 n 足够大，π_0 不太靠近 0 或 1 时，特别是 $n\pi > 5$ 和 $n(1 - \pi) > 5$ 时，样本率的抽样分布逼近正态分布，此时样本率和总体率差别的假设检验可利用正态分布原理做 Z 检验。其样本检验统计量 Z 值计算公式为：

$$Z = \frac{p - \pi_0}{\sqrt{\pi_0(1 - \pi_0)/n}} \tag{8-6}$$

式中，p 为样本率，π_0 为已知总体率（常为理论值或标准值），n 为样本含量。

例8.4　一项调查表明某市一般人群的艾滋病知晓率为 65%，现对该市吸毒人群进行调查，在 150 名吸毒人员中有 130 人回答正确，问该市吸毒人群的艾滋病知晓率是否高于一般人群？

1. 建立假设，确定检验水准

$H_0: \pi = \pi_0$，该市吸毒人群艾滋病知识知晓率与一般人群相等

$H_1: \pi > 0.65$，该市吸毒人群艾滋病知识知晓率高于一般人群

单侧 $\alpha = 0.05$

2. 计算统计量　$\pi_0 = 0.65$，$p = 130/150 = 0.867$

$$Z = \frac{p - \pi_0}{\sqrt{\pi_0(1 - \pi_0)/n}} = \frac{0.867 - 0.65}{\sqrt{0.65(1 - 0.65)/150}} = 5.572$$

3. 确定 P 值，做出统计推断　该资料 $|5.572| > Z_{0.01}(2.33)$，$P < 0.01$。在 $\alpha = 0.05$ 的水准上，拒绝 H_0，接受 H_1。故可认为该市吸毒人群艾滋病知识知晓率高于一般人群。

例8.5　根据大量数据获知，我国人群乙肝感染率为 10%。现某地区检测 200 人，其中 30 人检测阳性，感染率为 15%。问该地区乙肝感染率是否与全国平均水平不同？

1. 建立假设，确定检验水准

$H_0: \pi = \pi_0$，该地区乙肝感染率与全国平均水相同

$H_1: \pi \neq \pi_0$，该地区乙肝感染率与全国平均水平不同

$\alpha = 0.05$

2. 计算统计量　$\pi_0 = 0.1$，$p = 0.15$

$$Z = \frac{p - \pi_0}{\sqrt{\pi_0(1 - \pi_0)/n}} = \frac{0.15 - 0.10}{\sqrt{0.10(1 - 0.10)/200}} = 2.36$$

3. 确定 P 值，做出统计推断

$Z = 2.36 > Z_{0.05} = 1.96$，$P < 0.05$。

在 $\alpha = 0.05$ 的水准上，拒绝 H_0，接受 H_1。故可以认为该地区乙肝感染率与全国水平不同，该地区感染率较高。

二、两样本率比较的 Z 检验

两个样本率比较的目的是推断两个样本各自代表的未知总体率是否相等。

两样本率比较的 *Z* 检验的适用条件：假设两样本率分别为 p_1 和 p_2，当 n_1 和 n_2 都较大，且 p_1、$(1 - p_1)$、p_2、$(1 - p_2)$ 均不太小，如 $n_1 p_1$、$n_1(1 - p_1)$、$n_2 p_2$、$n_2(1 - p_2)$ 都大于 5 时，此时两样本率差别的假设检验可利用正态分布原理做 *Z* 检验。其检验统计量 *Z* 值计算公式为：

$$Z = \frac{p_1 - p_2}{S_{p_1 - p_2}} \tag{8-7}$$

$$S_{p_1 - p_2} = \sqrt{p_c(1 - p_c)\left(\frac{1}{n_1} + \frac{1}{n_2}\right)} \tag{8-8}$$

$$p_c = \frac{x_1 + x_2}{n_1 + n_2} \tag{8-9}$$

式 (8-7) 中，p_1、p_2 分别为两个样本率，n_1、n_2 分别为两样本含量，$S_{p_1 - p_2}$ 为两个样本率之差的标准误；式 (8-8) 中，p_c 为合并阳性率，$p_c = (X_1 + X_2)/(n_1 + n_2)$，$X_1$ 和 X_2 分别为两个样本阳性例数。

例8.6 为了解某医学院校本科生体测合格率的性别差异，随机抽查了本科男生 110 人和女生 130 人，其中男生 100 人合格，女生 70 人合格，问该校男女生体测合格率是否不同？

本例 $n_1 = 110$，$X_1 = 100$，$p_1 = 0.909$；$n_2 = 130$，$X_2 = 70$，$p_2 = 0.5385$

$p_c = (100 + 70) / (110 + 130) = 0.7083$

假定男生总体合格率为 π_1，女生的总体合格率为 π_2。

1. 建立假设，确定检验水准

$H_0 : \pi_1 = \pi_2$，该校男生的体测合格率与女生相同

$H_0 : \pi_1 \neq \pi_2$，该校男生的体测合格率与女生不同

双侧检验 $\alpha = 0.05$

2. 计算统计量

$$S_{p_1 - p_2} = \sqrt{0.7083 \times (1 - 0.7083)\left(\frac{1}{110} + \frac{1}{130}\right)} = 0.0589$$

$$Z = \frac{p_1 - p_2}{S_{p_1 - p_2}} = \frac{0.909 - 0.5385}{0.0585} = 6.290$$

3. 确定 *P* 值，做出统计推断 该资料 $|6.290| > Z_{0.01}(2.58)$，$P < 0.01$。在 $\alpha = 0.05$ 的水准上，拒绝 H_0，接受 H_1。故可认为男、女生体测合格率不同，男生高于女生。

例8.7 某医院观察人群的代谢综合征患病情况，其中男性观察人数 100 人，患病人数 14 人，患病率 14%，女性观察人数 120 人，患病人数 30 人，患病率 25%。问男性和女性的代谢综合征患病率是否有差异？

本例 $n_1 = 100$，$p_1 = 0.14$；$n_2 = 120$，$p_2 = 0.25$

$$p_c = (14 + 30) / (100 + 120) = 0.2, \ 1 - p_c = 0.8$$

假定男性总体患病率为 π_1，女性的总体患病率为 π_2。

1. 建立假设，确定检验水准

$H_0 : \pi_1 = \pi_2$，该医院男性和女性代谢综合征患病率相同

$H_0 : \pi_1 \neq \pi_2$，该医院男性和女性代谢综合征患病率不同

双侧检验 $\alpha = 0.05$

2. 计算统计量

$$Z = \frac{p_1 - p_2}{S_{p_1-p_2}} = \frac{0.14 - 0.25}{\sqrt{0.20 \times 0.80 \times \left(\frac{1}{100} + \frac{1}{120}\right)}} = -2.031$$

3. 确定 P 值，做出统计推断

$|2.031| > Z_{0.05/2} = 1.96$，$P < 0.05$。在 $\alpha = 0.05$ 的水准上，拒绝 H_0，接受 H_1。故可认为男性和女性代谢综合征患病率不同，女性较高。

练习题

答案解析

一、单项选择题

1. 对样本率的标准误理解正确的是（　　）

    A. 随样本含量增大而增大　　　　　　B. 反映率的抽样误差的大小

    C. 不随样本量变化而变化　　　　　　D. 与标准差大小无关

    E. 随样本标准差增大而变小

2. 采用正态近似法估计总体率的置信区间，要求（　　）

    A. $n \geqslant 50$　　　　　　　　　　　　B. p 不接近 0

    C. p 接近 0.5　　　　　　　　　　　D. np 或 $n(1-p)$ 大于 5

    E. np 和 $n(1-p)$ 均大于 5

3. 两样本率分别为 p_1，p_2，其样本含量分别为 n_1、n_2，则合并率 p_c 为（　　）

    A. $p_c = p_1 + p_2$　　　　　　　　　　　B. $p_c = \frac{(p_1 + p_2)}{2}$

    C. $p_c = \sqrt{p_1 p_2}$　　　　　　　　　　D. $p_c = \frac{n_1 p_1 + n_2 p_2}{n_1 + n_2}$

    E. $p_c = \frac{p_1 + p_2}{n_1 + n_2}$

4. 当样本含量足够大时，样本率不接近 0 或 1 时，以样本率推断总体率 95% 置信区间可用（　　）

    A. $p + 1.45 S_p$　　　　B. $\pi \pm 1.96 S_x$　　　　C. $p \pm 2.58 S_p$

    D. $\bar{x} \pm 1.96 s_{\bar{x}}$　　　　E. $p \pm 1.96 S_p$

5. 分类资料的统计分析中，S_p 表示（　　）

    A. 总体率的标准误　　　B. 样本率的标准误　　　C. 总体中数据的变异度

    D. 总体率　　　　　　　E. 样本率

6. 两样本率比较可用 Z 检验的条件是（　　）

    A. 两个样本率的差别大

    B. 两个样本率的差别小

    C. 两个样本率均较大

    D. 两个样本率均较小

    E. 两个样本含量均较大，且两个样本率均不接近 0 也不接近 1，$n_1 p_1$、$n_1(1-p_1)$、$n_2 p_2$、$n_2(1-p_2)$

       都大于 5

7. 两个样本率差别的假设检验，其目的是（ ）

A. 推断两个样本率有无差别

B. 推断两个总体率有无差别

C. 推断两个样本率和两个总体率有无差别

D. 推断两个样本率和两个总体率的差别有无统计意义

E. 推断两个总体分布是否相同

二、简答题

1. 什么是率的标准误，率的标准误有何意义？

2. 总体率的估计方法有哪些？区间估计的使用方法及条件有哪些？

三、案例分析题

1. 抽样检查了某小学 200 名儿童的牙齿，其中患龋齿人数 130 人，试估计该小学儿童患龋齿率的 95% 置信区间。

2. 某市疾病控制中心抽查甲地 8 岁儿童 100 名，麻疹疫苗接种率 89.3%；乙地 8 岁儿童 350 名，麻疹疫苗接种率 77.7%。若要推断两地麻疹疫苗接种率是否有差别？

（沈倩倩）

书网融合……

本章小结　　　　微课　　　　题库

第九章 χ^2 检验

PPT

🔘 学习目标

知识目标

1. **掌握** χ^2 检验的基本思想和用途；完全随机设计四格表、配对设计四格表资料 χ^2 检验。
2. **熟悉** $R \times C$ 列联表资料 χ^2 检验及注意事项。
3. **了解** 四格表资料 χ^2 检验的 Fisher 确切概率法。

能力目标

具备对无序分类变量资料进行统计推断的能力。

素质目标

通过本章的学习，树立科学对待统计数据的核心价值观念；能够运用统计思维、统计知识分析一些分类资料的问题，揭示事物本质现象。

情景导入

情景描述：某年某医学院校为了探究新生中男生和女生是否在专业选择上有所不同，随机抽取了三个专业的 100 名男生和 100 名女生，其中男生选择中医学、护理学、药学三个专业的人数分别为 35 人、15 人、50 人，100 名女生中选择中医学、护理学、药学三个专业的人数分别为 30 人、60 人、10 人。

思考：

1. 根据以上数据资料，请分析男生和女生在选择中医学、护理学、药学这三个专业上的分布是否存在不同？

2. 这是什么类型的资料？我们应该如何回答这类问题？

统计数据资料的类型可以分为数值资料和分类资料。关于数值资料的统计推断在前面章节中，介绍过 t 检验、方差分析等假设检验方法，以上方法均为对总体均数（即参数）进行统计推断，所以统称为参数检验，参数检验需要资料的总体分布类型符合检验假设的要求，如：总体分布服从正态分布。分类资料是对事物进行分类的结果的数据统计，其统计结果虽然也用数值来表示，但其不同数值描述的是调查对象的不同特征。例如，研究某人群中血型的构成状况，人群的血型分布状况就是一个分类数据资料，可以分为"A""B""O""AB"四种血型，在进行统计分析时可分别用"1""2""3""4"表示，然后进行汇总。对这类问题是在汇总数据的基础上进行分析，其数据汇总的结果表现为频数。分类资料的频数进行分析的统计方法常用的有 χ^2 检验（chi - square test）。χ^2 检验是英国统计学家 Pearson 于 1900 年提出的一种应用范围较广的假设检验方法。与前面学过的参数检验不同，χ^2 检验属于非参数检验方法的一种，它是以 χ^2 分布为理论依据，在实际工作中，用于推断样本来自的两个或多个总体率及构成比之间有无差别、分析两变量之间有无关联以及频数分布的拟合优度等。非参数检验对总体的分布形式无任何限制性假定，也不对总体参数的具体数值作任何估计的统计推断方法。非参数检验方法主要有：χ^2 检验、秩和检验、游程检验等。本章主要介绍完全随机设计四格表资料的 χ^2 检验、$R \times C$ 列表资料 χ^2 检验，以及配对设计四格表资料的 χ^2 检验。

第一节　χ^2 检验的基本思想与基本步骤

一、χ^2 检验的基本思想

（一）χ^2 分布

χ^2 检验以 χ^2 分布为理论依据，故先介绍一下 χ^2 分布。χ^2 分布是一种连续型随机变量的概率分布。χ^2 分布有其特点：χ^2 分布图形为一簇单峰正偏态分布曲线，其形状受自由度 ν 的影响。不同的自由度其 χ^2 曲线的形状不相同，如当 $\nu \leqslant 2$ 时，曲线呈 L 形；随着 ν 的增加，曲线逐渐趋于对称；当 $\nu \to \infty$ 时，χ^2 分布趋近正态分布。图 9–1 展示了几个不同自由度下 χ^2 分布的密度曲线，图中横坐标为 χ^2 值，纵坐标为 $f(\chi^2)$。当自由度 ν 确定后，χ^2 分布曲线下右侧尾部的面积为 α 时横轴上相应的 χ^2 值记作 $\chi^2_{\alpha,\nu}$，即 χ^2 分布的界值，χ^2 值与 P 值的对应关系见 χ^2 分布界值表（附表 7）。χ^2 界值表中横标目为自由度 ν，纵标目为概率 P 值，即为右侧（单侧）尾部面积，表中数据为相应的 χ^2 值 $\chi^2_{\alpha,\nu}$，如自由度为 1 时，右侧尾部面积（α）为 0.05 对应的界值为 3.84。

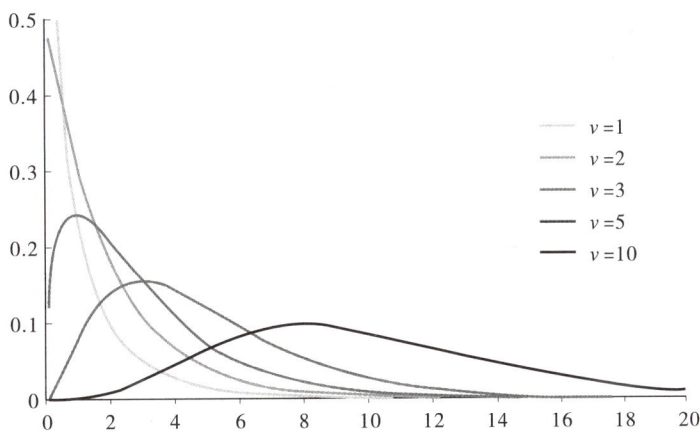

图 9–1　不同自由度的 χ^2 分布曲线图

（二）χ^2 检验的基本思想

1. χ^2 统计量　计算 χ^2 统计量的基本公式为：

$$\chi^2 = \sum \frac{(A-T)^2}{T} \qquad (9-1)$$

$$\nu = (R-1)(C-1) \qquad (9-2)$$

式（9–1）中，A 为实际频数，T 为理论（期望）频数；式（9–2）中 ν 为自由度，R（row）为行数，C（column）为列数。

可见，χ^2 统计量有如下基本特征。

（1）$\chi^2 \geqslant 0$，因为它是对平方结果的求和。

（2）χ^2 统计量的分布与 $\frac{(A-T)^2}{T}$ 的个数有关，实质就是与自由度 ν 有关。

（3）χ^2 统计量值的大小描述了实际值与理论值的接近程度。两者越接近，$|A-T|$ 的值就越小，计算出的 χ^2 值就越小；反之，两者相差较大，$|A-T|$ 的值就越大，计算出的 χ^2 值就越大。

2. χ^2 检验的基本思想 χ^2 检验就是通过对 χ^2 统计量的计算结果与 χ^2 分布中的临界值进行比较，作出是否拒绝原假设 H_0 的统计策略。由此可见，χ^2 检验的基本思想实质就是将两个或多个率、构成比等的比较转化为实际频数与理论频数的吻合程度的比较。

下面以成组设计的两个率比较的 χ^2 检验为例来讲述 χ^2 检验的基本思想。

例 9.1 某医院管理部门对该医院甲、乙两个供应室进行考核，随机抽取两个供应室各 100 件备品。甲供应室的 100 件备品中有 72 件达标，乙供应室的 100 件备品中有 84 件达标，问甲、乙两个供应室的备品达标率是否不同？该资料整理如表 9-1。

表 9-1 甲、乙两供应室的备品达标情况

科室	达标	未达标	合计	达标率（%）
甲供应室	72 (78) a	28 (22) b	100 ($a+b$)	72.0
乙供应室	84 (78) c	16 (22) d	100 ($c+d$)	84.0
合计	156 ($a+c$)	44 ($b+d$)	200 (n)	78.0

本例为两个相互独立的比较组，即甲、乙两个供应室，检查效应指标具有两种可能结果，即达标或未达标，凡此类问题，都可以整理成表 9-1 中的 a、b、c、d 四个格子这样的形式，本例 a、b、c、d 四个格子对应的 72、28、84、16 是整个表的基本数据，其余数据都可由这四个基本数据推算出来。该表的核心部分是由 2 行与 2 列交错组成，这样的资料称为 2×2 列联表资料，又称四格表资料。根据以上资料的数据，算得两供应室的备品达标率分别为 72.0% 和 84.0%，针对甲、乙两供应室提供的 100 件备品，其达标率也就是样本率不同。一般来说统计量之间差别产生的原因可分为两种情况：一是来源于同一总体的抽样误差；二是因为来源于不同总体的本质差别。如何判断差别的原因，可通过假设检验来实现。对于完全随机设计的两个独立样本率的比较，可采用 χ^2 检验来回答。

如本例，首先假设甲供应室与乙供应室的备品总体达标率是相等的，即 $H_0: \pi_1 = \pi_2$，均等于合计的达标率 78.0%（为 156/200）。按照这一假设，甲供应室的 100 件备品中的达标理论数应为 $100\times78\% = 100\times156/200 = 78$，未达标理论数应为 $100\times44/200 = 22$；同理，乙供应室的 100 件备品中的达标理论数应为 $100\times156/200 = 78$，未达标理论数应为 $100\times44/200 = 22$。这种根据 H_0 假设计算出来的频数称为理论频数 T。由此可以总结概括出理论频数 T 的计算公式为：

$$T_{RC} = \frac{n_R\, n_C}{n} \tag{9-3}$$

式中，T_{RC} 为第 R 行第 C 列的理论频数，n_R 为相应行的合计，n_C 为相应列的合计，n 为总例数。

本例若检验假设 H_0 成立，两样本之间的差别可认为是由抽样误差所致的，则实际频数与理论频数的差值会很小，即吻合程度较高，则 χ^2 值不会太大；反之，若检验假设 H_0 不成立，实际频数与理论频数的差值会大，即吻合程度较低，则 χ^2 值应偏大。

由于 χ^2 值的大小还取决于 $\dfrac{(A-T)^2}{T}$ 个数的多少（严格地说是自由度 ν 的大小）。由于各 $\dfrac{(A-T)^2}{T}$ 皆是正值，故自由度 ν 越大，χ^2 值也会越大；所以只有考虑了自由度 ν 的影响，χ^2 值才能正确地反映实际频数 A 和理论频数 T 的吻合程度。

求得 χ^2 值后，利用 χ^2 分布的规律，找到 χ^2 与对应的概率 P 值。由于在每一条自由度固定的 χ^2 分布曲线下，各个 χ^2 值与其特定概率 P 值相对应。若 χ^2 值所对应的概率小于或等于事先所规定的检验水准 α，即可说明实际频数和理论频数吻合程度较差，从而有理由拒绝 H_0，接受 H_1，认为总体率之间的差别具有统计学意义；反之，若实际频数与理论频数的吻合程度较高，则不能拒绝 H_0，尚不能认为总体率之间差别存在统计学意义。

实际应用中，计算出统计量 χ^2 值后，可根据自由度 ν 查 χ^2 分布界值表（附表7），确定检验水准 α 对应的 $\chi^2_{\alpha, \nu}$，当 $\chi^2 \geq \chi^2_{\alpha, \nu}$ 时，$P \leq \alpha$，拒绝 H_0，接受 H_1，认为统计量差别为本质差别，即差别有统计学意义；当 $\chi^2 < \chi^2_{\alpha, \nu}$ 时，$P > \alpha$，不拒绝 H_0，认为统计量差别没有本质差别，是由抽样误差引起，即差别无统计学意义。χ^2 检验的自由度 ν 取决于可以自由取值的格子数目，而不是样本含量 n。四格表资料只有 2 行 2 列，$\nu = (2-1)(2-1) = 1$，即在周边合计数固定的情况下，四个格子数据当中只有一个可以自由取值。因此，对于四格表资料，只要根据式（9-3）计算出一个理论值 T_{RC} 后，其他 3 个理论值可用周边合计数减去相应的理论值 T 得出。如例 9.1 中，$T_{11} = 100 \times 156/200 = 78$，$T_{12} = 100 - 78 = 22$，$T_{21} = 156 - 78 = 78$，$T_{22} = 44 - 22 = 22$。

二、χ^2 检验的基本步骤

第一步 根据给定数据资料设计类型，合理选择统计分析方法。是独立设计还是配对设计，比较构成比差异、频率差异等。创建相应 χ^2 检验表格，如独立样本数据 2×2 列联表（表9-2）。

表 9-2　独立样本数据 2×2 列联表

级别	发生数	未发生数	合计
甲	A_{11}	A_{12}	n_{R1}（固定值）
乙	A_{21}	A_{22}	n_{R2}（固定值）
合计	n_{C1}	n_{C2}	n（总例数）

第二步 为每个实际数据点计算相应的"理论值 T"。按照式（9-3）为表9-2中的每个数据点计算相应的理论值 T，见表9-3括号中的数据。

表 9-3　独立样本数据 2×2 列联表及对应 T 值

级别	发生数	未发生数	合计
甲	A_{11}（T_{11}）	A_{12}（T_{12}）	n_{R1}（固定值）
乙	A_{21}（T_{21}）	A_{22}（T_{22}）	n_{R2}（固定值）
合计	n_{C1}	n_{C2}	n（总例数）

第三步 计算 $\dfrac{(A-T)^2}{T}$。

第四步 通过添加第三步中的值，利用式（9-1）来计算 χ^2 值。

第五步 计算自由度 ν。利用式（9-2）计算相应的自由度 ν。自由度会影响 χ^2 分布的形状，将会影响是否拒绝 H_0 假设的决策。

第六步 确定 P 值，查找 χ^2 分布界值表（附表7）中的检验统计量，将计算所得的 χ^2 值与界值进行比较，确定 P 值，做出统计推断。

如果利用统计软件，可以实现直接计算出 P 值。在不能计算 P 值时，可以通过查附表7，此表中的值不是 P 值，表中数据是 χ^2 分布的检验统计量，基于不同的自由度和置信度。我们需要将计算出的检验统计量与该表中的界值进行比较。然后，遵循假设检验的标准步骤得出结论，即根据 P 值和显著性水平 α 大小比较拒绝或不拒绝零假设 H_0。P 值小于 α，可以拒绝零假设 H_0；P 值大于 α，无法拒绝零假设 H_0。

第二节 完全随机设计四格表资料比较的 χ^2 检验

一、2×2 列联表 χ^2 检验的计算步骤

2×2 列联表亦称四格表，四格表资料的 χ^2 检验主要用于两个样本率（或构成比）的比较，其目的是推断其总体率或构成比是否不同。

现以例 9.1 的四格表资料进行 χ^2 检验，其基本步骤如下。

1. 建立检验假设，确定检验水准

$H_0 : \pi_1 = \pi_2$，甲供应室与乙供应室备品的总体达标率相等

$H_1 : \pi_1 \neq \pi_2$，甲供应室与乙供应室备品的总体达标率不等

$\alpha = 0.05$

2. 计算检验统计量 χ^2 值和自由度 ν

按式（9-3）计算 T_{11}，然后用减法计算 T_{12}、T_{21}、T_{22}：

$$T_{11} = 156 \times 100/200 = 78 , \quad T_{12} = 100 - 78 = 22$$
$$T_{21} = 156 - 78 = 78 , \qquad T_{22} = 44 - 22 = 22$$

按式（9-1）计算 χ^2 值：

$$\chi^2 = \sum \frac{(A - T)^2}{T}$$
$$= \frac{(72 - 78)^2}{78} + \frac{(28 - 22)^2}{22} + \frac{(84 - 78)^2}{78} + \frac{(16 - 22)^2}{22} = 4.20$$

自由度 $\nu = (R - 1)(C - 1) = (2 - 1)(2 - 1) = 1$

3. 确定 P 值，做出统计推断

以 $\nu = 1$，查附表 7 的 χ^2 分布界值表，$\chi^2_{0.05,1} = 3.84$。本例 $\chi^2 = 4.20 > 3.84$，则 $P < 0.05$。按 $\alpha = 0.05$ 的水准，拒绝 H_0，接受 H_1，两供应室达标率之间差别有统计学意义，可认为两供应室的备品的总体达标率不等，乙供应室的备品优于甲供应室。

二、2×2 列联表 χ^2 检验的公式

（一）2×2 列联表 χ^2 检验的专用公式

在对两样本率比较时，当总例数 $n \geq 40$ 且所有格子的 $T \geq 5$ 时，可用式（9-1）的基本公式。实际应用时，为省去计算理论频数的步骤，简化计算也可用式（9-4），即 2×2 列联表或称为四格表专用公式来计算检验统计量 χ^2 值，即：

$$\chi^2 = \frac{(ad - bc)^2 n}{(a + b)(c + d)(a + c)(b + d)} \qquad (9-4)$$

式中，a、b、c、d 为四格表的实际频数；$(a + b)$、$(c + d)$、$(a + c)$、$(b + d)$ 是周边合计数；n 为总例数，$n = a + b + c + d$。见表 9-4 中的相应符号。

表 9-4 独立四格表

级别	发生数	未发生数	合计
甲	a	b	$(a + b)$
乙	c	d	$(c + d)$
合计	$(a + c)$	$(b + d)$	(n)

仍以例9.1资料为例，用式（9-4）计算χ^2值，得：

$$\chi^2 = \frac{(ad - bc)^2 n}{(a + b)(c + d)(a + c)(b + d)} = \frac{(72 \times 16 - 28 \times 84)^2 \times 200}{100 \times 100 \times 156 \times 44} = 4.20$$

结果与用基本公式（9-1）计算的结果相同。这说明对于四格表资料，基本公式（9-1）与专用公式（9-4）是完全等价的。

（二）2×2 列联表χ^2检验的校正公式

χ^2分布界值表的依据是χ^2分布，其分布是连续型分布，而实际频数A是计数资料，是不连续的，此时计算的χ^2值也是不连续的，用式（9-1）或式（9-4）计算的χ^2值只是χ^2的近似值。因此，当不满足条件（$n \geq 40$，且所有的$T \geq 5$）的情况下，用式（9-1）或式（9-4）计算的χ^2值偏大，在查界值表所得的概率P偏小，特别是对自由度$\nu = 1$的四格表资料的影响更大。为此，英国统计学家F·Yates 1934年提出了连续性校正法，对2×2列联表χ^2检验计算公式的基本公式和专用公式进行校正。其校正公式为：

$$\chi_c^2 = \sum \frac{(|A - T| - 0.5)^2}{T} \tag{9-5}$$

$$\chi_c^2 = \frac{(|ad - bc| - n/2)^2 n}{(a + b)(c + d)(a + c)(b + d)} \tag{9-6}$$

上述式（9-5）、（9-6）分别是对式（9-1）、（9-4）的校正。在实际工作中，对于四格表资料，通常有严格的适用条件，具体如下。

（1）当$n \geq 40$，且所有格子的$T \geq 5$时，可直接用χ^2检验的基本公式或四格表专用公式。

（2）当$n \geq 40$，但有一个格子的$1 \leq T < 5$时，需用连续性校正公式计算校正χ^2值。

（3）当$n < 40$或$T < 1$时，需改用Fisher确切概率法。

例9.2 某年某工厂对从事A、B两工种的工人消化性溃疡患病情况进行抽样调查，获得资料见表9-5，问能否认为从事A、B两工种的职工消化性溃疡患病率不同？

表9-5 A、B两工种工人消化性溃疡患病情况

工种	患病数	未患病数	合计	患病率（%）
A	20 (17.5)	55 (57.5)	75	26.7
B	1 (3.5)	14 (11.5)	15	6.7
合计	21	69	90	23.3

本例的χ^2检验步骤如下。

（1）建立检验假设，确定检验水准

$H_0: \pi_1 = \pi_2$，A、B两工种工人消化性溃疡患病率相同

$H_1: \pi_1 \neq \pi_2$，A、B两工种工人消化性溃疡患病率不同

$\alpha = 0.05$。

（2）计算检验统计量χ^2值和自由度ν

根据表中的数据，利用式（9-3）计算出每个格子对应的理论频数：

$$T_{11} = \frac{n_R n_C}{n} = \frac{75 \times 21}{90} = 17.5$$

$$T_{12} = \frac{n_R n_C}{n} = \frac{75 \times 69}{90} = 57.5$$

$$T_{21} = \frac{n_R n_C}{n} = \frac{15 \times 21}{90} = 3.5$$

$$T_{22} = \frac{n_R n_C}{n} = \frac{15 \times 69}{90} = 11.5$$

本例 $n = 90 > 40$，有 1 个格子 $T = 3.5$，即有 1 个格子出现 $1 < T < 5$，应采用校正公式计算 χ^2 值。用式（9-5）计算为：

$$\chi_c^2 = \sum \frac{(|A - T| - 0.5)^2}{T}$$

$$= \frac{(|20 - 17.5| - 0.5)^2}{17.5} + \frac{(|55 - 57.5| - 0.5)^2}{57.5} + \frac{(|1 - 3.5| - 0.5)^2}{3.5} + \frac{(|14 - 11.5| - 0.5)^2}{11.5}$$

$$= 1.79$$

或采用式（9-6）计算，计算结果仍为 1.79。

上述两种不同的计算方法计算的 χ_c^2 相同，即为 1.79。

$$自由度 \nu = (R - 1)(C - 1) = (2 - 1)(2 - 1) = 1$$

（3）确定 P 值，做出统计推断

以 $\nu = 1$ 查附表 7，$\chi_{0.05,1}^2 = 3.84$，本例 $\chi_c^2 = 1.79 < \chi_{0.05,1}^2$，则 $P > 0.05$。按 $\alpha = 0.05$ 的水准，不拒绝 H_0，两组差异无统计学意义，尚不能认为从事 A、B 两工种的工人消化性溃疡患病率不同。

知识链接

Fisher 确切概率法

Fisher 确切概率法是由 R. A. Fisher 于 1934 年提出的，其理论依据是超几何分布，是可直接计算概率的检验方法，并非 χ^2 检验的范畴，但常作为 χ^2 检验应用上的有益补充。该法是在保持周边合计数固定不变的条件下，计算表内各个实际频数变动时的各种组合所对应的概率 P_i，再将获得现有样本的概率以及比它更极端的所有概率求和，直接求出单侧或双侧的累计概率 P 进行推断。当 2×2 列联表出现 $n < 40$ 或 $T < 1$ 时，需采用 Fisher 确切概率法。但并不能据此认为 Fisher 确切概率法仅仅是 χ^2 检验的补充，其实在满足 χ^2 检验应用条件的情况下，依然可以用 Fisher 确切概率法直接计算概率 P 值。所以，Fisher 确切概率法是应用较广泛的一种方法。只是，Fisher 确切概率法在计算时，对计算机统计软件有较强的依赖性。

第三节　$R \times C$ 列联表资料的 χ^2 检验

前面介绍了两个率比较的 2×2 表或四格表资料 χ^2 检验方法。本节介绍 $R \times C$（行×列）表资料 χ^2 检验，用于推断总体率或构成比是否不同。

一、$R \times C$ 列联表资料 χ^2 检验的基本思想和计算步骤

（一）$R \times C$ 列联表资料 χ^2 检验的基本思想

多个独立样本的无序分类资料可以整理成 R 行 C 列的交叉表形式，这种资料称为 $R \times C$ 列表资料。$R \times C$ 列表资料的基本形式见表 9-6，表中 A_{ij} 表示的是实际频数。

表9-6　$R \times C$ 表资料的基本形式

组别 i	定性反应类别 j			
	$j = 1$	$j = 2$	$\cdots$	$j = C$
$i = 1$	A_{11}	A_{12}	$\cdots$	A_{1C}
$i = 2$	A_{21}	A_{22}	$\cdots$	A_{2C}
$\vdots$	$\vdots$	$\vdots$	$\vdots$	$\vdots$
$i = R$	A_{R1}	A_{R2}	$\cdots$	A_{RC}

$R \times C$ 表资料的 χ^2 检验与四格表资料的 χ^2 检验的原理与计算步骤类似，即通过实际频数与理论频数相比较计算 χ^2 值。其 χ^2 值的计算除可用基本公式（9-1）外，还可用下面的公式，它省去计算理论频数的麻烦，简化运算。

$$\chi^2 = n\left(\sum \frac{A^2}{n_R\, n_C} - 1 \right) \tag{9-7}$$

式中，A 为实际频数，n_R 为相应行的合计，n_C 为相应列的合计，n 为总例数。

（二）$R \times C$ 列联表资料 χ^2 检验基本步骤

1. 多个样本率比较的 χ^2 检验

例9.3　从水氟含量不同的三个地区随机抽取 10～12 岁儿童，进行第一恒磨牙患龋率调查，观察结果见表9-7，问三个地区儿童第一恒磨牙患龋率是否有差别？

表9-7　三个地区儿童第一恒磨牙患龋率比较

地 区	患龋人数	未患龋人数	合计	患龋率（%）
高氟区	46 (50.2)	25 (20.8)	71	64.8
干预区	30 (33.3)	17 (13.7)	47	63.8
低氟区	45 (37.5)	8 (15.5)	53	84.9
合 计	121	50	171	70.8

本例为 3 个样本率差异比较的问题，是 3×2 表资料，按照式（9-3）分别计算出各格子的理论频数 T 值，具体见表9-7括号里对应的数值，以便于判断是否可以进行 $R \times C$ 表资料的 χ^2 检验。以上每个格子的理论频数均大于5，故可以进行 $R \times C$ 表资料 χ^2 检验，χ^2 检验步骤如下。

（1）建立检验假设，确定检验水准

H_0：三个地区儿童患龋率相等

H_1：三个地区儿童患龋率不等或不全相等

$\alpha = 0.05$

（2）计算检验统计量 χ^2 值和自由度 ν

按式（9-7）计算 χ^2 值：

$$\chi^2 = n\left(\sum \frac{A^2}{n_R\, n_C} - 1 \right)$$
$$= 171 \times \left(\frac{46^2}{71 \times 121} + \frac{25^2}{71 \times 50} + \frac{30^2}{47 \times 121} + \frac{17^2}{47 \times 50} + \frac{45^2}{53 \times 121} + \frac{8^2}{53 \times 50} - 1 \right)$$
$$= 7.44$$

自由度 $\nu = (3-1) \times (2-1) = 2$

（3）确定 P 值，做出统计推断

以 $\nu = (3-1)(2-1) = 2$ 查附表7，$\chi^2_{0.05,2} = 5.99$，本例 $\chi^2 = 7.44 > \chi^2_{0.05,2}$，$P < 0.05$。按 $\alpha = 0.05$

的水准，拒绝 H_0，接受 H_1，三个地区患龋率差异有统计学意义，可认为三个地区患龋率不等或不全相等。

注意：此处 $P < 0.05$，拒绝 H_0，只能认为各总体率总的来说不同，不能说明它们彼此之间都不同，或者两者之间都有差别。要分析任意两者之间或某两者之间的差别有无统计学意义，需要进行多个率的两两比较（参考 χ^2 分割）。

2. 构成比资料比较的 χ^2 检验

例9.4 某研究者收集了甲、乙、丙三个不同地区人员的血型分布资料，结果见表9-8，问三个地区的血型分布是否不同？

表9-8 三个不同地区人员的血型分布情况

地 区	A	B	AB	O	合计
甲	121	168	71	95	455
乙	80	46	47	63	236
丙	145	68	53	84	350
合 计	346	282	171	242	1041

本例为3组构成比差异比较的问题，是 3×4 表资料。按照式（9-3）分别计算出各格子的理论频数 T 值，以上每个格子的理论频数均大于5，故可以进行 $R \times C$ 表资料 χ^2 检验。χ^2 检验步骤如下。

（1）建立检验假设，确定检验水准

H_0：三个地区的血型分布构成比相同

H_1：三个地区的血型分布构成比不同

$\alpha = 0.05$

（2）计算检验统计量 χ^2 值和自由度 ν

按式（9-7）计算 χ^2 值，有：

$$\chi^2 = n\left(\sum \frac{A^2}{n_R \, n_C} - 1 \right)$$

$$= 1041 \times \left(\begin{array}{c} \dfrac{121^2}{455 \times 346} + \dfrac{168^2}{455 \times 282} + \dfrac{71^2}{455 \times 171} \\[2mm] + \dfrac{95^2}{455 \times 242} + \dfrac{80^2}{236 \times 346} + \dfrac{46^2}{236 \times 282} + \\[2mm] \dfrac{47^2}{236 \times 171} + \dfrac{63^2}{236 \times 242} + \dfrac{145^2}{350 \times 346} + \dfrac{68^2}{350 \times 282} + \\[2mm] \dfrac{53^2}{350 \times 171} + \dfrac{84^2}{350 \times 242} - 1 \end{array} \right) = 46.67$$

$$\nu = (3-1) \times (4-1) = 6$$

（3）确定 P 值，做出统计推断

以 $\nu = 6$ 查附表7，$\chi^2_{0.05,6} = 12.59$，本例 $\chi^2 = 46.67 > \chi^2_{0.05,6}$，$P < 0.05$。按 $\alpha = 0.05$ 的水准，拒绝 H_0，接受 H_1，三个地区的血型分布差异有统计学意义，可认为三个地区的血型分布构成比不同。

知识链接 --

χ^2 分割

对于多个率或多个频率分布比较的 χ^2 检验，当结论为拒绝 H_0，接受 H_1 时，仅表示总的来说多组之间是有差别的，即至少有两组的总体率或频率分布是不同的，但并不意味着任意两组之间均有差别。若需明确究竟是哪两组之间存在差别，可做率的多重比较，即进行 χ^2 分割，将 $R \times C$ 表分割为若干个小的四格表进行 χ^2 检验。率的多重比较与均数的多重比较，在检验思想上是完全一致的。研究者可以依据研究的具体目的，选择率的两两比较，亦可选择与共用对照比较。但在具体分割过程中，尚需根据比较的次数合理地修正检验水准 α，否则将人为地增大犯 I 型错误的概率。如：原有检验水准 $\alpha = 0.05$，若进行组数 k 为 3 的两两比较，需比较 $C_3^2 = 3$ 次，故调整后的水准 $\alpha' = 0.05/3 = 0.167$；若设置一个共用对照进行 3 组比较，则只需 $(k-1) = 2$ 次，调整后的水准 $\alpha' = 0.05/2 = 0.025$。

二、$R \times C$ 列联表资料 χ^2 检验的注意事项

1. $R \times C$ 表资料的 χ^2 检验中各格的理论频数不宜太小，不宜有 1/5 以上的格子的理论频数小于 5 或有一个格子的理论频数小于 1。若理论频数太小（有 $1 \leq T < 5$ 的格子数超过格子总数的 1/5），可通过以下方法解决：①最好是考虑增加样本含量，使理论频数增大；②根据专业知识，将理论频数太小的行或列的实际频数与性质相近的邻行或邻列的实际频数合并，或考虑删去理论频数太小的行或列；③若出现一个格子的理论频数 $T < 1$，应采用 Fisher 确切概率法，一般统计软件可以实现计算。

2. 多个样本率比较，若所得统计推断为拒绝 H_0，接受 H_1 时，只能认为各个总体率之间总的来说有差别，但不能说明任何两个总体率之间均有差别。要进一步推断哪两个总体率之间有差别，需进一步做多个样本率的多重比较。

3. 医学期刊中常见这样的情况：不管 $R \times C$ 表资料中的两个分类变量是有序还是无序，均用 χ^2 检验分析，这种做法是不妥的。对于有序的 $R \times C$ 表资料不宜用 χ^2 检验，因为 $R \times C$ 表资料 χ^2 检验与分类变量的顺序无关，当有序变量的 $R \times C$ 表资料中的分类顺序固定不变时，无论将任何两行（或两列）频数互换，所得 χ^2 值皆不变，其结论相同，这显然是不妥的。因此在实际应用中，对于 $R \times C$ 表资料要根据其分类类型和研究目的选用恰当的检验方法。对于有序变量资料的统计分析，见第十章秩和检验法。

第四节　配对设计资料的 χ^2 检验

一、配对 2×2 列联表资料的 χ^2 检验

在医学研究中，有时为了有效控制或减少随机误差，先将某些特征或性质相同或相近的两个研究对象配成一对，再将这一对中的两个研究对象随机分配到两个不同的"处理"组中（如处理因素甲法与乙法），这种统计设计方案称为配对设计。这些相同的特征或性质称为"配对因素"，如年龄、性别、体重等。按配对设计方案进行研究，"效应"为二分类的资料可整理为表 9-9 的形式，这种资料称为配对四格表资料或配对 2×2 列联表资料。表中，a 表示甲法与乙法处理后均为"＋"的对子数，d 表示甲法与乙法处理后均为"－"的对子数，b 表示甲法为"＋"、乙法为"－"的对子数，c 表示甲法为"－"、乙法为"＋"的对子数，并满足 $a + b + c + d = n$。

表 9-9　配对 2×2 列联表资料基本形式

甲法	乙法	
	＋	－
＋	a	b
－	c	d

例 9.5 对 60 份乳品作某细菌培养，将每一份乳品样品等分为两份，分别采用甲培养法和乙培养法进行培养，然后观察细菌生长情况，用"+"号表示生长，"－"号表示不生长，结果见表 9 – 10。试分析两种方法培养结果的阳性率是否相同。

表 9 – 10 两种培养方法的细菌检出结果

甲培养法	乙培养法		合计
	+	－	
+	12 (a)	2 (b)	14
－	12 (c)	34 (d)	46
合计	24	36	60

根据上述资料信息判断，本例为配对设计的 2×2 列联表资料。分类变量资料配对设计更常用于两种检验方法、培养方法、诊断方法的比较。其特点是对样本中各观察单位分别用两种方法处理，然后观察两种处理方法的某两分类变量的计数结果。观察结果有四种情况，可整理成表 9 – 10 的形式：①两种培养方法皆为阳性数（a）共 12 例；②两种培养方法皆为阴性数（d）共 34 例；③甲培养法为阳性，乙培养法为阴性数（b）共 2 例；④乙培养法为阳性，甲培养法为阴性数（c）共 12 例。其中，a、d 为两法观察结果一致的两种情况，b、c 为两法观察结果不一致的两种情况。甲培养法的阳性率为 $p_1 = \dfrac{a+b}{n}$，乙培养法的阳性率为 $p_2 = \dfrac{a+c}{n}$，要分析两种方法培养结果的阳性率有无差别，很显然，只要考虑 b 和 c 有无差别即可。当两种处理方法无差别时，对总体应有 $B = C$，即两总体率相等 $\pi_1 = \pi_2$。由于在抽样研究中抽样误差是不可避免的，样本中的 b 和 c 往往不等（$b \neq c$，等价于两样本率不等 $p_1 \neq p_2$）。为此，假设检验仍可以采用 χ^2 检验，称为 McNemar 检验法。

当 $b + c > 40$ 时，可按式（9 – 8）计算检验统计量 χ^2 值。

$$\chi^2 = \frac{(b-c)^2}{b+c}, \quad \nu = 1 \tag{9-8}$$

当 $b + c \leqslant 40$ 时，可按式（9 – 9）计算检验统计量 χ^2 值。

$$\chi_c^2 = \frac{(|b-c|-1)^2}{b+c}, \quad \nu = 1 \tag{9-9}$$

值得注意的是，该法一般用于样本含量不太大的资料。因本法仅考虑了两法结果不一致的两种情况（b，c），而未考虑样本含量 n 和两法结果一致的两种情况（a，d）。所以，当 n 很大且 a 与 d 的数值很大（即两法的一致率较高），b 与 c 的数值相对较小时，即便是检验结果有统计学意义，其实际意义往往也不大。

二、配对 2×2 列联表资料 χ^2 检验的计算步骤

对于例 9.5，推断两种方法培养结果的阳性率是否相同的 χ^2 检验步骤如下。

（1）建立检验假设，确定检验水准

$H_0: B = C$，两种方法培养结果的阳性率相同

$H_1: B \neq C$，两种方法培养结果的阳性率不同

$\alpha = 0.05$

（2）计算检验统计量 χ^2 值和自由度 ν

本例 $b + c = 14 < 40$，用式（9 – 9）计算检验统计量 χ_c^2 值：

$$\chi^2_c = \frac{(|b-c|-1)^2}{b+c} = \frac{(|2-12|-1)^2}{2+12} = 5.79$$

$$\nu = (2-1) \times (2-1) = 1$$

（3）确定 P 值，做出统计推断

以 $\nu = 1$ 查附表7，$\chi^2_{0.05,1} = 3.84$，本例 $\chi^2_c = 5.79 > \chi^2_{0.05,1}$，$P < 0.05$。按 $\alpha = 0.05$ 的水准，拒绝 H_0，接受 H_1，两种方法差异有统计学意义，可认为两种方法培养结果的阳性率不同。

注意事项：因为配对设计的资料同一对观察结果间一般是非独立的，而成组设计的资料一般是独立的，所以配对四格表资料不能用成组设计的 χ^2 检验或 Fisher 检验，而要用配对设计的 χ^2 检验（McNemar 检验），或配对设计的直接计算概率法进行检验。

实训六　分类无序资料的统计推断

【实训目的】

1. 学习巩固 χ^2 检验的用途及意义。
2. 熟悉 χ^2 检验的 SPSS 程序操作步骤。
3. 学会运用专业统计知识，分析社会热点问题，揭示特殊现象。

【实训准备】

1. 物品　计算机。
2. 环境　MS Windows 系统、IBM SPSS Statistics 统计软件等。

【实训学时】

2 学时。

【实训内容、方法与结果】

一、四格表资料的 χ^2 检验

（一）案例

根据例9.1中甲、乙两科室供品合格情况的资料，试分析两个科室的供品合格率有无差别。该资料属于完全随机设计的二分类资料，是一个典型的独立四格表资料，应采用独立四格表资料的 χ^2 检验进行分析。用 SPSS 软件统计描述中的交叉表进行统计分析。

（二）SPSS 软件的操作

1. 在 SPSS 统计软件中建立数据文件

（1）启动 SPSS 并设置变量　单击 SPSS 界面左下角的"变量视图"标签，建立三个变量，变量名分别为"科室""达标情况""件数"。以上变量均为数字型，宽度和小数位数根据数据进行相应设置。在"科室"变量名后的"变量值标签"中用"1"表示"甲供应室"，"2"表示"乙供应室"；"达标

情况"变量名后的"变量值标签"中用"1"表示"达标","2"表示"未达标",见实训图6-1。

(2)输入数据 单击左下角的"数据视图"标签,分别对三个变量录入数据。"科室"变量值录入"1"和"2",分别代表"甲供应室"和"乙供应室";"达标情况"变量录入"1"和"2"分别代表"达标"和"未达标";"例数"变量值分别录入"科室"和"达标情况"各种组合情况的频数,见实训图6-2。

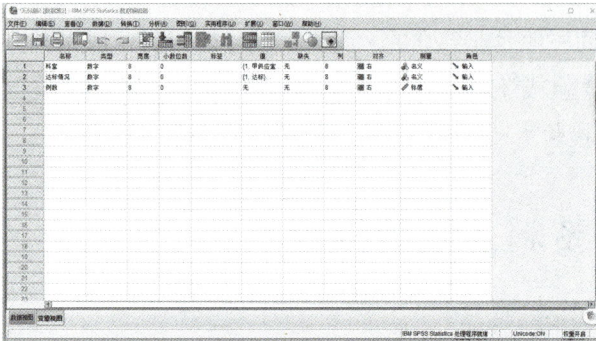

实训图6-1 SPSS变量视图窗口

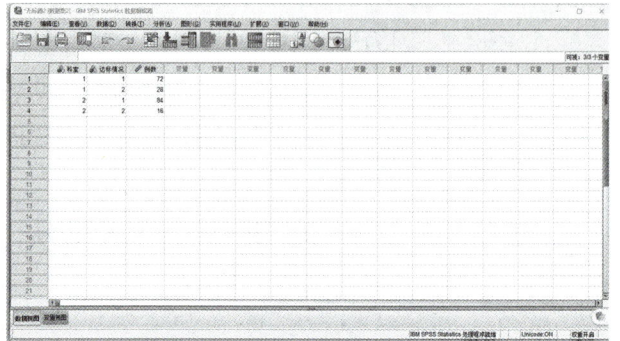

实训图6-2 SPSS数据视图窗口

(3)频数加权 在分析前需对汇总频数进行"个案加权"。在实训图6-2界面上选择"数据"→"个案加权"菜单,弹出"个案加权"对话框,选择"个案加权系数"选项,并将"例数"移到频数变量框中,点"确定"按键。注意:如果数据为个体数据格式,则不用加权,见实训图6-3。

2. 统计分析 单击SPSS界面左下角的"数据视图"标签→选择菜单"分析→描述统计→交叉表",弹出"交叉表主对话框"。在"交叉表分析的主对话框"中,将左边变量名列表框的"科室"变量和"达标情况"变量分别移到右边行、列变量框中,形成了交叉表,见实训图6-4。

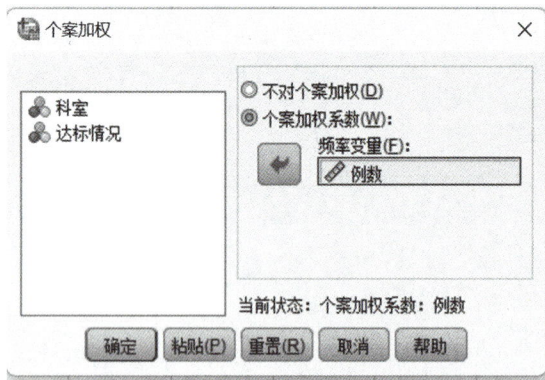

实训图6-3 SPSS个案加权对话框

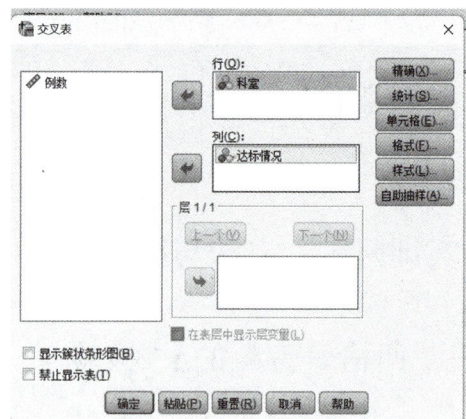

实训图6-4 交叉表主对话框

单击"统计"按钮,勾选"卡方"选项,此功能为χ^2检验,单击"继续"按钮(实训图6-5)。单击"单元格"按钮,勾选百分比选项中的"行"或(和)"列"选项,在交叉表中将输出相应单元格例数在行或列合计中的比例;计数选项中勾选"实测""期望"选项(实训图6-6)。单击"继续"按钮。其他选项为默认,单击"确定"按钮,得到分析结果。

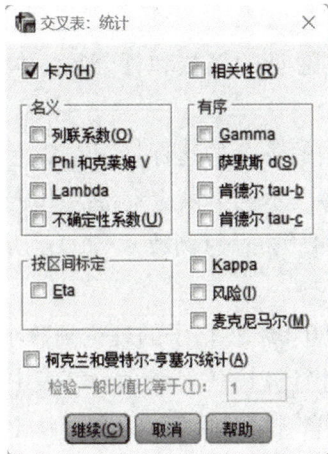

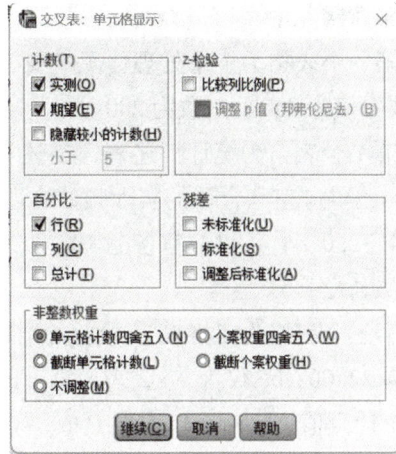

实训图 6-5 "统计"子对话框　　　　　　　实训图 6-6 "单元格"子对话框

3. 实训结果

个案处理摘要

	个案					
	有效		缺失		总计	
	N	百分比	N	百分比	N	百分比
科室 * 达标情况	200	100.0%	0	0.0%	200	100.0%

科室 * 达标情况 交叉表

			达标情况		总计
			达标	未达标	
科室	甲供应室	计数	72	28	100
		期望计数	78.0	22.0	100.0
		占科室的百分比	72.0%	28.0%	100.0%
	乙供应室	计数	84	16	100
		期望计数	78.0	22.0	100.0
		占科室的百分比	84.0%	16.0%	100.0%
总计		计数	156	44	200
		期望计数	156.0	44.0	200.0
		占科室的百分比	78.0%	22.0%	100.0%

卡方检验

	值	自由度	渐进显著性（双侧）	精确显著性（双侧）	精确显著性（单侧）
皮尔逊卡方	4.196[a]	1	.041		
连续性修正[b]	3.526	1	.060		
似然比	4.239	1	.040		
费希尔精确检验				.060	.030
线性关联	4.175	1	.041		
有效个案数	200				

a. 0 个单元格（0.0%）的期望计数小于 5。最小期望计数为 22.00。

b. 仅针对 2×2 表进行计算

4. 结果解释

（1）第一个表格为记录处理情况概要，依次为有效、缺失、总计的例数和百分数。本例有效例数为 200，缺失值为 0，总例数为 200。

（2）第二个表格为统计描述表，描述了甲、乙两供应室提供的备品的达标情况。从上到下依次为甲供应室、乙供应室和合计的实际频数、理论频数、百分数（%）。本例甲供应室备品 100 件，达标 72 件，达标率 72.0%；乙供应室备品 100 件，达标 84 件，达标率 84.0%；总例数 $n = 200$；所有基本格子的理论频数均大于 5。

（3）第三个表格为四格表 χ^2 检验的结果。①注释：a. 0 个（0.0%）格子的理论频数小于 5，最小理论频数为 22.00；b. 仅为 2×2 表计算，即只在 2×2 表时系统才计算校正 χ^2 检值。②表中从左到右依次为检验统计量值、自由度、双侧 P 值、双侧确切概率法 P 值、单侧确切概率法 P 值；从上到下依次为未校正 χ^2 检验或 Pearson 卡方检验、校正 χ^2 检验、似然比估计 χ^2 检验、Fisher's 确切概率法、线性模型估计 χ^2 检验、有效个案数。

本例 $n = 200$，$T > 5$，应选择未校正 Pearson 卡方值，结果为 $\chi^2 = 4.196$，$P = 0.041$。按 $\alpha = 0.05$ 水准，拒绝 H_0，接受 H_1，差异有统计学意义。故可认为两供应室备品达标率不同，乙供应室备品达标率更高。

二、$R \times C$ 表资料的 χ^2 检验

（一）案例

根据例 9.3 中三个地区儿童第一恒磨牙患龋齿的情况资料，试分析三个地区儿童第一恒磨牙患龋率是否有差别。本例为三个率差异的比较，应进行 3×2 表资料的 χ^2 检验。下面采用 SPSS 软件中的交叉表进行统计分析。

（二）SPSS 软件的操作

1. 在 SPSS 统计软件中建立数据文件

（1）启动 SPSS 并设置变量　操作步骤与四格表 χ^2 检验类似。在"变量视图"界面下定义变量"地区""达标情况"和"例数"。变量"地区"其"变量值标签"中用"1"表示"高氟地区"，"2"表示"干预地区"，"3"表示"低氟地区"；变量"患龋情况"中"变量值标签"中用"1"表示"患龋"，"2"表示"未患龋"。

（2）输入数据　单击左下角的"数据视图"标签，输入数据，见实训图 6 - 7。

实训图 6 - 7　SPSS 数据视图窗口

（3）频数加权　例数进行"个案加权"。选择菜单"数据"→"个案加权"，弹出"个案加权"对话框，选择"个案加权系数"选项，并将"例数"移到频数变量框中，点"确定"按键，见实训图6-8。

2. 统计分析　选择菜单"分析→描述统计→交叉表"，弹出交叉表主对话框。在交叉表分析的主对话框中，将左边变量名列表框的"地区"变量和"患龋情况"变量分别移到右边行、列变量框中，形成了交叉表，见实训图6-9。

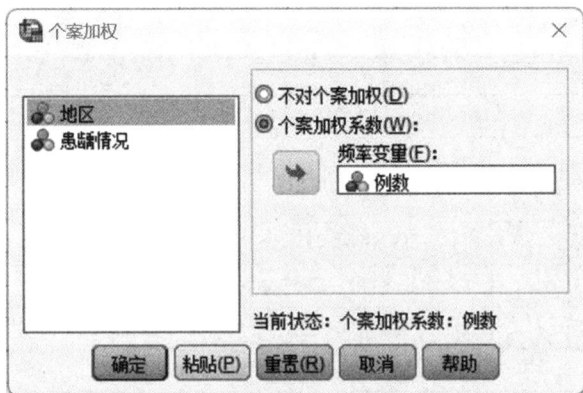

实训图6-8　SPSS个案加权对话框

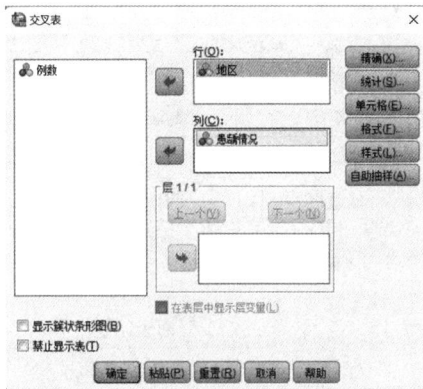

实训图6-9　交叉表主对话框

单击"统计"按钮，勾选"卡方"选项，此功能为χ^2检验，单击"继续"按钮（实训图6-10）。单击"单元格"按钮，勾选百分比选项中的"行"或（和）"列"选项，在交叉表中将输出相应单元格例数在行或列合计中的比例；计数选项中勾选"实测""期望"选项（实训图6-11）。单击"继续"按钮。其他选项为默认，单击"确定"按钮，得到实训结果。

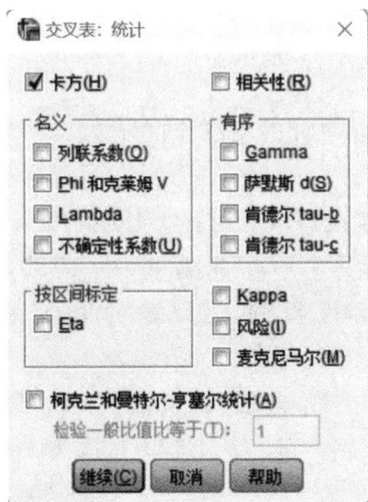

实训图6-10　"统计"子对话框

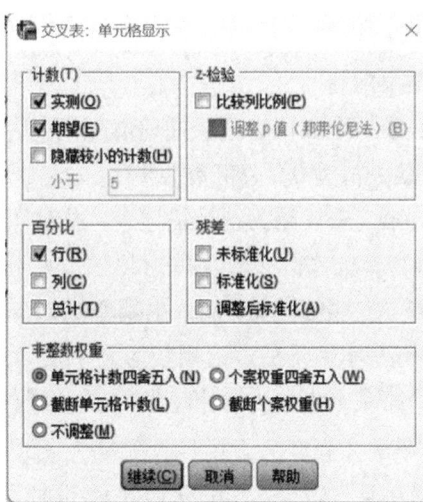

实训图6-11　"单元格"子对话框

3. 实训结果

个案处理摘要						
	个案					
	有效		缺失		总计	
	N	百分比	N	百分比	N	百分比
地区 * 患龋情况	171	100.0%	0	0.0%	171	100.0%

地区 * 患龋情况 交叉表

			患龋情况		总计
			患龋	未患龋	
科室	高氟区	计数	46	25	71
		期望计数	50.2	20.8	71.0
		占地区的百分比	64.8%	35.2%	100.0%
	中氟区	计数	30	17	47
		期望计数	33.3	13.7	47.0
		占地区的百分比	63.8%	36.2%	100.0%
	低氟区	计数	45	8	53
		期望计数	37.5	15.5	53.0
		占地区的百分比	84.9%	15.1%	100.0%
总计		计数	121	50	171
		期望计数	121.0	50.0	171.0
		占地区的百分比	70.8%	29.2%	100.0%

卡方检验

	值	自由度	渐进显著性（双侧）
皮尔逊卡方	7.440[a]	2	.024
似然比	8.051	2	.018
线性关联	5.421	1	.020
有效个案数	171		

a. 0 个单元格（0.0%）的期望计数小于 5，最小期望计数为 13.74。

4. 结果解释

（1）第一个表格为记录处理情况概要，依次为有效、缺失、总计的例数和百分数。本例有效例数为 171，缺失值为 0，总例数为 171。

（2）第二个表格为统计描述表，描述了三个地区的患龋齿情况。从上到下依次为高氟区、干预区、低氟区和合计的实际频数、理论频数、百分数（%）。本例高氟区 71 人，患龋 46 例，患龋率 64.8%；干预区 47 人，患龋齿 30 例，患龋率 63.8%；低氟区 53 人，患龋齿 45 例，患龋率 84.9%；总例数 $n = 171$；所有基本格子的理论频数均大于 5。

（3）第三个表格为 χ^2 检验的结果。①注释：a. 0 个（0.0%）格子的理论频数小于 5，最小理论频数为 13.74。②表中从左到右依次为检验统计量值、自由度、双侧 P 值；从上到下依次为 Pearson 卡方卡方检验、似然比、线性关联估计 χ^2 检验、有效例数。

本例 $n = 171$，$T > 5$，应选择 Pearson 卡方值，结果为 $\chi^2 = 7.440$，$P = 0.024$，按 $\alpha = 0.05$ 水准，拒绝 H_0，接受 H_1，差异有统计学意义。故可认为三个地区的患龋率不同或不全相同。要知道具体是哪两个或全部都不同，需要做进一步和两比较。

三、配对四格表资料的 χ^2 检验

（一）案例

根据例 9.5 资料，为 60 份乳品采用甲、乙两培养基进行细菌培养的结果，试分析两种方法的培养结果是否相同。本例为两种方法对同一样品培养结果的比较，该资料为典型的配对计数资料，采用配对

计数资料的 χ^2 检验进行统计分析。

（二）SPSS 软件的操作

1. 在 SPSS 统计软件中建立数据文件

（1）启动 SPSS 并设置变量　在"变量视图"界面下设置"甲培养法""乙培养法"和"例数"三个变量。变量"甲培养法"中"值"标签用"1"表示"＋"，"2"表示"－"；变量"乙培养法"中"值"标签用"1"表示"＋"，"2"表示"－"，见实训图 6 – 12。

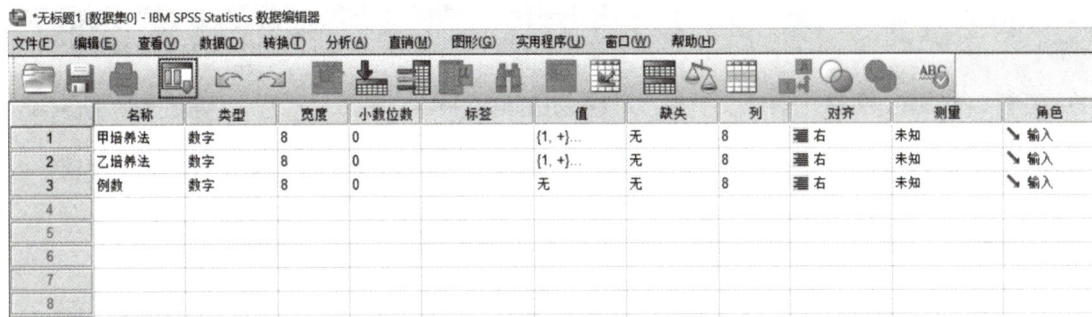

实训图 6 – 12　细菌培养资料变量设置对话框

（2）输入数据　单击左下角的"数据视图"标签，输入数据，见实训图 6 – 13。

实训图 6 – 13　细菌培养资料对应的数据库

（3）数据加权　配对四格表资料的 χ^2 检验操作过程与前述的四格表资料 χ^2 检验一样，首先要进行数据加权，本例权重变量为"例数"，再进行 χ^2 检验。

2. 统计分析　选择菜单"分析→描述统计→交叉表"，弹出交叉表主对话框。在交叉表分析的主对话框中，将左边变量名列表框的"甲培养法"变量和"乙培养法"变量分别移到右边行、列变量框中，形成了交叉表，见实训图 6 – 14。

在"交叉表主对话框"单击"统计"按钮，与四格表（两样本率比较）χ^2 检验不同的是进入"统计"对话框后，是勾选"麦克尼马尔（M）"选项，而不是"卡方"选项，单击"继续"按钮（实训图 6 – 15）。单击"单元格"按钮的"计数"选项中勾选"实测"选项（实训图 6 – 16）。单击"继续"按钮。其他选项为默认，单击"确定"按钮，得到分析结果。

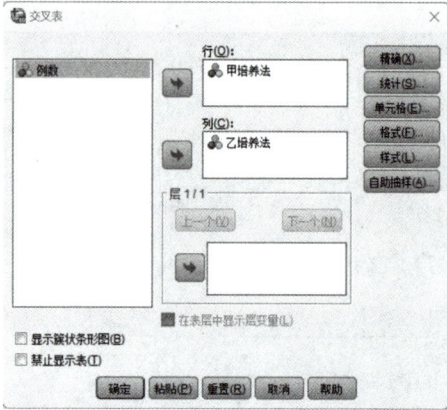

实训图 6 – 14　交叉表主对话框　　实训图 6 – 15　"统计"子对话框　　实训图 6 – 16　"单元格"子对话框

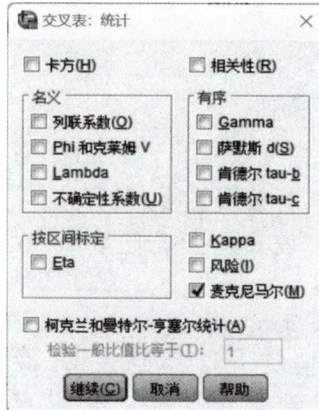

3. 实训结果

个案处理摘要

	个案					
	有效		缺失		总计	
	N	百分比	N	百分比	N	百分比
甲培养法 ∗ 乙培养法	60	100.0%	0	0.0%	60	100.0%

甲培养法 ∗ 乙培养法 交叉表

			乙培养法		总计
			+	−	
甲培养法	+	计数	12	2	14
		占总计的百分比	20.0%	3.3%	23.3%
	−	计数	12	34	46
		占总计的百分比	20.0%	56.7%	76.7%
总计		计数	24	36	60
		占总计的百分比	40.0%	60.0%	100.0%

卡方检验

	值	精确显著性（双侧）
麦克尼马尔检验		.013[a]
有效个案数	60	

a. 使用了二项分布。

4. 结果解释

（1）第一个表格为记录处理情况概要，依次为有效、缺失、总计的例数和百分数。本例有效例数为 60，缺失值为 0，总例数为 60。

（2）第二个表格为统计描述表，描述甲、乙两培养方法的培养结果。本例甲培养阳性数 14 例，阳性率 23.3%；乙培养阳性数 24 例，阳性率 40.0%；两种方法阳性一致率为 20%，阴性一致率为 56.7%。

（3）第三个表格为 χ^2 检验的结果。由结果可以看出 SPSS 软件不能输出配对四格表资料 χ^2 检验的统计量值，仅输出 P 值。

本例，$P = 0.013$，$P < 0.05$。在 $\alpha = 0.05$ 水准上，拒绝 H_0，接受 H_1，故可认为两组差异有统计学意义，两种培养法的培养结果不同，乙培养法的的培养阳性率较高。

练习题

答案解析

一、单项选择题

1. 当三个样本率比较，得到 $\chi^2 > \chi^2_{0.05,2}$，则可以认为（　　）

   A. 三个样本率都不相同　　　　　　　　B. 三个总体率都不相同

   C. 三个样本率不全相同　　　　　　　　D. 三个总体率不同或不全相同

   E. 三个样本率不同或不全相同

2. 用 A 法和 B 法分别检测 200 名确诊的癌症患者，A 法的阳性率为 P_A，B 法的阳性率为 P_B。检验两种方法阳性率差异的方法应采用（　　）

   A. 检验两样本率是否相等的 Z 检验

   B. 检验两总体率是否相等的 Z 检验

   C. 检验两样本率是否相等的 χ^2 检验

   D. 检验两总体率是否相等的 χ^2 检验

   E. 检验两总体率是否相等的 t 检验

3. 计算某地儿童肺炎的发病率，现求得男、女童肺炎发病率分别为 21.2% 和 19.1%，可认为（　　）

   A. 男童的肺炎发病率高于女童

   B. 应进行标准化后再做比较

   C. 资料不具可比性，不能直接进行比较

   D. 应进行假设检验后再下结论

   E. 以上说法均不正确

4. 四格表资料在哪种情况下作 χ^2 检验不必校正（　　）

   A. $T > 1$ 且 $n \geqslant 40$　　　　B. $T > 5$ 或 $n \geqslant 40$　　　　C. $T > 5$ 且 $n \geqslant 40$

   D. $T > 5$ 且 $n < 40$　　　　E. $T < 1$ 且 $n > 40$

5. χ^2 值的取值范围为（　　）

   A. $-\infty < \chi^2 < \infty$　　　　B. $\chi^2 \leqslant 1$　　　　C. $0 < \chi^2 < \infty$

   D. $\chi^2 \geqslant 1$　　　　E. $-\infty < \chi^2 < 0$

6. 不适合利用 χ^2 检验解决的实际问题是（　　）

   A. 比较两种药物的有效率

   B. 检验某种疾病的发病状况与基因多态性的关系

   C. 两组有序试验结果的药物疗效

   D. 某药物三种不同剂量疗效有效率有无差别

   E. 两组病情轻、中、重的构成比比较

7. 欲比较两组阳性率是否有差别，在样本量非常小（$n_1 + n_2 = 20$）的情况下，应采用（ ）

　　A. 四格表 χ^2 检验　　　　　　　　　　B. 校正四格表 χ^2 检验

　　C. Fisher 确切概率法　　　　　　　　　　D. 配对 χ^2 检验

　　E. 校正配对 χ^2 检验

8. 对于总合计数 n 为 200 的五个样本率的资料做 χ^2 检验时，其自由度为（ ）

　　A. 199　　　　　　　　　B. 196　　　　　　　　　C. 1

　　D. 4　　　　　　　　　　E. 9

9. 配对四格表资料需要用校正公式的条件是（ ）

　　A. $1 < T < 5$ 和 $n > 40$　　　B. $b + c \leqslant 40$　　　C. $T < 1$ 或 $n < 40$

　　D. $T > 1$ 或 $n > 40$　　　　E. $a + c < 40$

10. 在 $R \times C$ 列联表资料的 χ^2 检验中，正确的应用条件必须是（ ）

　　A. 不宜有格子的实际数小于 5

　　B. 不宜有格子的理论数小于 5

　　C. 不宜有格子的理论数小于 5 或小于 1

　　D. 不宜有 1/5 以上的格子的理论数小于 5 或有一个格子的理论数小于 1

　　E. 不宜有 1/5 以上的格子的实际数小于 5 或有一个格子的实际数小于 1

二、问答题

1. 简述 χ^2 检验的基本思想。

2. 独立四格表资料检验的适用条件和连续性校正条件分别是什么？

3. 简述 $R \times C$ 列联表资料检验的注意事项。

4. $R \times C$ 列联表资料的自由度如何计算？

三、案例分析题

1. 两种疗法治疗小儿消化不良的效果，结果见表 9 – 11。问两疗法的治愈率有无差别？

表 9 – 11　两种疗法对小儿消化不良治愈率比较

疗法	治愈人数	未愈人数	合计	治愈率（%）
甲疗法	27	8	35	71.7
乙疗法	37	3	40	92.5
合计	64	11	75	85.3

2. 某疾病控预防中心在中小学生中观察三种不同措施矫治近视眼的效果，近期疗效数据见表 9 – 12，请填空白。作者结论为"近期疗效要以滴眼液措施为最好，眼保健操次之，新医疗法最差"，请你对此进行分析并作评价。

表 9 – 12　三种措施矫治近视的近期效果

矫治方法	观察例数	有效例数	近期达标率（%）
滴眼液	83	（　　）	38.6
新医疗法	47	（　　）	19.1
眼保健操	24	（　　）	29.2

3. 某结核病防治所，同时用甲、乙两法测定 202 份痰标本中的抗酸杆菌，结果见表 9 – 13。问甲、乙两法测定结果有无差别？

表 9 – 13　甲、乙两法检测痰标本中的抗酸杆菌结果

甲法	乙法		合计
	+	–	
+	45	21	66
–	25	111	136
合　计	70	132	202

（周玲凤）

书网融合……

本章小结　　　微课　　　题库

第十章 秩和检验

PPT

学习目标

知识目标

1. **掌握** 非参数检验的概念和适用条件；配对设计差值的符号秩和检验。
2. **熟悉** 完全随机设计两组资料比较的秩和检验。
3. **了解** 完全随机设计多组资料比较的秩和检验。

能力目标

具备正确应用秩和检验进行资料分析的能力。

素质目标

通过本章的学习，树立严谨认真的科研态度、求真思辨的科研思维。

情景导入

情景描述：某研究机构欲研究铅作业工人与非铅作业工人的血铅有无差别，测得 7 名铅作业工人与 10 名非铅作业工人的血铅值（μmol/L），铅作业组的血铅分别为 0.82、0.87、0.97、1.21、1.64、2.08、2.13；非铅作业组分别为 0.24、0.24、0.29、0.33、0.44、0.58、0.30、0.72、0.87、1.01。

思考：

该资料能否采用前面章节介绍的 t 检验？该资料应采用何种统计分析方法？

第一节 概 述

假设检验方法主要包括参数检验和非参数检验两大类。前面介绍的 t 检验、Z 检验、方差分析等属于参数检验（parametric test），它们要求所研究的变量服从正态分布。但在实际工作中，许多数据的分布不太符合正态分布的要求。对于这类不满足参数检验条件的解决方法一是可尝试变量变换使其满足参数检验条件，二是选用非参数检验方法。

非参数检验又称任意分布检验或无分布形式假定的检验，是一种不依赖总体分布类型，也不对参数进行推断，而是对总体分布进行比较的假设检验方法。对于某些特殊类型的资料，如资料分布不清、严重偏态分布的资料都可以用非参数检验，它还适用于分析等级资料以及数据末端无确定数值的资料。非参数检验的优点是它不受总体分布的限制，适用范围广，且简便易学；缺点是不直接对原始数据做检验，从而有可能降低其检验效能。因此，满足参数统计要求的资料分析应首先考虑选用参数检验方法。

非参数检验的理论和方法很多，本章主要介绍基于秩次的非参数检验，也称秩和检验。秩和检验具有适用灵活、易于对各种设计类型的资料进行假设检验、检验效能较高等优点。

一、秩次与秩和的概念

秩次（rank）即通常意义上的序号，是将观察值按照从小到大的顺序排列，对应的排列序号即为秩次，如遇相同观察值则取平均秩次。秩和就是对序号求和。将观察值排定为秩次后，就可以采用秩和检验，对秩次进行统计分析。

二、秩和检验的基本思想

秩和检验（rank sum test）是一种基于秩次的非参数检验方法，检验效能较高，理论成熟，简便灵活，可用于不满足参数检验条件的数值变量资料和有序分类变量资料的比较。

秩和检验的基本思想是用数据的秩次代替原始数据计算秩和，根据秩和推断样本所来自的总体分布的位置是否相同。

第二节　配对设计资料的符号秩和检验

一、基本思想

符号秩和检验是 Wilcoxon 于 1945 年提出的，又称差数秩和检验，可用于推断总体中位数是否等于某个特定值，还可用于配对样本差值的总体中位数是否为 0 的推断。

符号秩和检验（Wilcoxon signed rank test）的具体做法为：首先将配对的差值按绝对值大小依次编秩次，分别计算出正秩和 T_+ 与负秩和 T_-；进一步确定检验统计量 T，通过查表（附表 8）确定 P 值，从而做出拒绝或不拒绝 H_0 的统计推断。

配对设计资料的符号秩和检验目的是检验差值的总体中位数是否为 0。其基本思想是：若 H_0 成立，差值出现正号与负号的机会均等，理论上正秩和 T_+ 与负秩和 T_- 应相等，但由于存在抽样误差正秩和 T_+ 与负秩和 T_- 不会刚好相等，但也不会相差太大。如果正秩和 T_+ 与负秩和 T_- 相差悬殊，则 H_0 成立的可能性较小，从而拒绝 H_0 而接受 H_1。

二、检验步骤

例 10.1　表 10-1 为豚鼠注射肾上腺素前后每分钟灌流滴数，试比较给药前后灌流滴数有无差别。

表 10-1　豚鼠给药前后的灌流滴数

豚鼠号	每分钟灌流滴数		差值 d	秩次
(1)	用药前 (2)	用药后 (3)	(4) = (3) - (2)	(5)
1	30	46	16	10
2	38	50	12	9
3	48	53	5	4
4	48	52	4	2.5
5	60	58	-2	-1
6	46	64	18	11
7	26	56	30	12
8	58	54	-4	-2.5

续表

| 豚鼠号 | 每分钟灌流滴数 | | 差值 d | 秩次 |
(1)	用药前 (2)	用药后 (3)	(4) = (3) - (2)	(5)
9	46	54	8	5.5
10	48	58	10	8
11	44	36	-8	-5.5
12	46	55	9	7

1. 建立检验假设，确定检验水准

H_0：差值的总体中位数为零

H_1：差值的总体中位数不为零

$\alpha = 0.05$

2. 计算统计量

（1）首先计算每个对子的差值，见表 10 - 1 第（4）列。

（2）根据差值的绝对值从小到大编秩，并将各秩次冠以原差值的正、负号，见表 10 - 1 第（5）列。

（3）分别对正秩次、负秩次求和，得 $T_+ = 69$，$T_- = 9$，$T_+ + T_- = 12 \times (12 + 1) / 2 = 78$，秩和计算无误。

（4）确定统计量 T，任取 T_+（或 T_-）作检验统计量，本例取 $T = 9$。

3. 确定 P 值，做出统计推断

（1）查表法　当 $n \leqslant 50$ 时，查 T 界值表（附表 8）。查表时，先从左侧找到 n，若检验统计量 T 值在上、下界限范围内，其 P 值大于表上方相应概率水平，差异无统计学意义；若 T 值刚好等于上下界值或在界值的范围以外，则 P 值等于或小于相应的概率水平，差异有统计学意义。

本例 $n = 12$，$T = 9$，查附表 8，得 $T_{0.05,12} = 13 \sim 65$，现 $T = 9$ 落在此范围之外，则 $P < 0.05$，按照 $\alpha = 0.05$ 水准拒绝 H_0。故可以认为用药前后每分钟灌流滴数有差别。

需注意：由配对设计的秩和检验 T 界值表可知，当 $n \leqslant 5$ 时，配对符号秩和检验不能得出双侧有统计学意义的概率，因此 n 必须大于 5。

（2）正态近似法　当 $n > 50$ 超出了附表 8 的范围时，可按公式（10 - 1）计算 Z 值，然后查 Z 界值表以确定 P 值。

$$Z = \frac{|T - n(n + 1)/4| - 0.5}{\sqrt{n(n + 1)(2n + 1)/24}} \qquad (10 - 1)$$

因为当 n 逐渐增大时，T 值的分布将逐渐接近均数为 $n(n + 1)/4$，标准差为 $\sqrt{n(n + 1)(2n + 1)/24}$ 的正态分布，故可按正态分布进行 Z 检验并作出结论。

需注意：当相同差数的个数较多时，采用式（10 - 1）计算的 Z 值偏小，宜采用校正公式计算 Z_c 值。

第三节　完全随机设计数值资料比较的秩和检验

一、完全随机设计两组数值资料比较的秩和检验

（一）基本思想

完全随机设计两组数值变量资料比较的秩和检验，其目的是推断两样本所来自的两个总体分布位置

是否相同。H_0 为两总体分布位置相同，H_1 为两总体分布位置不同，$\alpha = 0.05$。

基本思想是：若 H_0 成立，由于抽样误差的存在，检验统计量 T 与总体的平均秩和 $n_1(n_1 + n_2 + 1)/2$ 不一定刚好相等，但差别不应太大；若检验统计量 T 与总体的平均秩和 $n_1(n_1 + n_2 + 1)/2$ 相差悬殊，则拒绝 H_0 而接受 H_1。

(二) 检验步骤

例 10.2 某研究机构欲探讨电话干预对结肠造口患者自我护理能力的影响，将某三级甲等医院的 17 例即将出院的造口患者随机分为干预组和对照组，对照组 8 例，干预组 9 例，其中，对照组只接受出院后常规健康教育，干预组接受常规健康教育的同时，还接受由造口护士主导的电话干预。3 个月后，采用造口自我护理量表进行评分，比较两组患者自我护理情况，评分越高表明自我护理能力越好，结果见表 10 - 2。问电话干预对患者自我护理能力是否有影响？

表 10 - 2　对照组与干预组结肠造口患者自我护理评分结果

对照组		干预组	
评分	秩次	评分	秩次
10	1	29	9
23	2	29	9
24	3	43	11
25	4	44	12
26	5	45	13
27	6	46	14
28	7	47	15
29	9	48	16
—	—	49	17
$n_1 = 8$	$T_1 = 37$	$n_2 = 9$	$T_2 = 116$

对本例两样本进行正态性检验（可参考其他统计学教材），对照组和干预组资料总体均不服从正态分布。因此该资料不满足 t 检验条件，宜采用 Wilcoxon 秩和检验。

1. 建立假设，确定检验水准

H_0：两个总体分布位置相同

H_1：两个总体分布位置不同

$\alpha = 0.05$

2. 计算检验统计量

（1）编秩次　将两组数据混合，由小到大统一编秩次。编秩次时，若数据相同，取平均秩次。例如本例中有 3 个 29，秩次位置分别为 8、9、10，取平均秩次为（8 + 9 + 10）/3 = 9。

（2）分别计算两组的秩和，以样本含量小者为 n_1，其秩和 $T_1 = 37$；干预组秩和 $T_2 = 116$。

（3）确定检验统计量 T　若 $n_1 = n_2$，任取一组的秩和为检验统计量 T；若 $n_1 \neq n_2$，则样本含量较小者为 n_1，其秩和 T_1 为检验统计量 T。本例 $n_1 \neq n_2$，取样本含量较小组（对照组 $n_1 = 8$）的秩和作为统计量，$T = T_1 = 37$。

3. 确定 P 值，做出推断结论

（1）查表法　当 $n_1 \leq 10$，$n_2 - n_1 \leq 10$（其中，n_1 为样本量较小者）时，查完全随机设计两样本比较秩和检验 T 界值表（附表 9）。若检验统计量 T 值在上、下界值范围内，则 P 值大于表上方相应的概率水平，差异无统计学意义；若 T 值恰好等于上界值、下界值或在界值的范围以外，则 P 值等于或小于相应的概率水平，差异有统计学意义。

本例 $n_1 = 8$，$n_2 - n_1 = 1$，查附表9，界值为 $51 \sim 93$，本例 $T = 37$，在 $51 \sim 93$ 界值范围外，$P < 0.05$。按 $\alpha = 0.05$ 水准，拒绝 H_0，接受 H_1。故可认为干预组患者自我护理能力与对照组不同，干预组患者自我护理能力好于对照组。

（2）正态近似法　当 n_1 或 $n_2 - n_1$ 超出了完全随机设计两样本比较秩和检验 T 界值表的范围，可采用正态分布近似法计算 Z 值，公式为：

$$Z = \frac{|T - n_1(N+1)/2| - 0.5}{\sqrt{\dfrac{n_1 n_2 (N+1)}{12}}} \qquad (10-2)$$

式中，n_1、n_2 为样本含量，N 为两样本含量之和；T 为检验统计量；0.5 是连续校正数。

若两组有相同秩次较多，应计算校正的检验统计量 Z_c 值。

$$Z_c = \frac{Z}{\sqrt{c}} \qquad (10-3)$$

式中，$c = 1 - \dfrac{\sum (t_j^3 - t_j)}{N^3 - N}$，$t_j$ 为第 j 个相同秩次的个数。

二、完全随机设计多组数值变量资料比较的秩和检验

（一）基本思想

完全随机设计多个样本比较的秩和检验（Kruskal – Wallis 法，即 H 检验）主要适用于不满足参数检验条件的完全随机设计多组数值变量资料比较及多组有序分类变量资料的比较，该检验的目的是推断多组样本分别代表的总体分布是否不同。

H 检验的原理与完全随机设计两样本比较的秩和检验相同，如果各组来自同一总体，即 H_0 成立时，对各组观察值混合编秩号后，各组的平均秩和应近似相等；否则拒绝 H_0，可以推断数据的总体分布不同。

检验统计量为 H，计算见式（10 – 4）。

$$H = \frac{12}{N(N+1)} \sum \frac{R_i^2}{n_i} - 3(N+1) \qquad \nu = k - 1 \qquad (10-4)$$

式中，R_i 为各组的秩和；n_i 为各组的样本含量；$N = \sum n_i$；k 为比较的组数。

若相同秩次较多（如超过25%）时，应采用式（10 – 4）计算校正的检验统计量 H_c：

$$H_c = \frac{H}{c} \qquad (10-5)$$

式中，$c = 1 - \dfrac{\sum (t_j^3 - t_j)}{(N^3 - N)}$；$t_j$ 为第 j 个相同秩次的个数；$N = \sum n_i$。

当组数 $k = 3$，且每组例数 $n_i \leqslant 5$ 时，查 H 界值表（附表10）。若 $H \geqslant H_\alpha$，则 $P \leqslant \alpha$，拒绝 H_0；反之，$H < H_\alpha$，则 $P > \alpha$，不拒绝 H_0。

当组数 $k = 3$，且每组例数 $n > 5$ 或 $k > 3$ 时，H 或 H_c 近似服从 $\nu = k - 1$ 的 χ^2 分布，查 χ^2 界值表（附表7）做推断，因此可视为 χ^2 检验。

（二）检验步骤

例10.3　某医院用三种不同的方法治疗肺癌患者15例，每种方法各治疗5例。治疗后生存年数见

表 10-3，请问这三种方法对肺癌患者的疗效有无差别。

表 10-3 3 种方法治疗肺癌患者疗效比较

甲生存月数 (1)	甲秩次 (2)	乙生存月数 (3)	乙秩次 (4)	丙生存月数 (5)	丙秩次 (6)
3	2.5	6	7	2	1
5	5	9	11.5	3	2.5
6	7	11	13	4	4
8	9.5	12	14	6	7
9	11.5	13	15	8	9.5
$n_1 = 5$	$R_1 = 35.5$	$n_2 = 5$	$R_2 = 60.5$	$n_3 = 5$	$R_3 = 24$

1. 建立检验假设，确定检验水准

H_0：三种方法治疗后患者生存月数的总体分布位置相等

H_1：三种方法治疗后患者生存月数的总体分布位置不同或不全相同

$\alpha = 0.05$

2. 计算检验统计量

（1）编秩次 编秩方法同前。将三组数据从小到大排序，统一编秩，遇相同数值在同一组内，按顺序编秩；当相同数值在不同组内，则求平均秩次。

（2）求各组秩和 R_i 将表 10-3 各组秩次相加得 R_i，本例 $R_1 = 35.5$，$R_2 = 60.5$，$R_3 = 24$。

（3）计算检验统计量值 按式（10-4）计算。

$$H = \frac{12}{15(15+1)} \left(\frac{35.5^2}{5} + \frac{60.5^2}{5} + \frac{24^2}{5} \right) - 3(15+1) = 6.97$$

3. 确定 P 值，做出统计推断

查三样本比较的符号秩和检验 H 界值表（附表 10）：当组数等于 3，且各组例数 $n_i \leq 5$ 时，可查 H 界值表得 P 值。由 H 界值表查得临界值 $H_{0.05(5,5,5)}$ 为 5.78，本例 H 为 6.97，则 $P < 0.05$，按照 $\alpha = 0.05$ 水准拒绝 H_0。故可认为三种方法治疗后肺癌患者的生存月数不同或不全相同。

知识链接

多个独立样本的多重比较

多个独立样本比较的 Kruskal – Wallis H 秩和检验，当结论为拒绝 H_0 时，只能得出各总体分布位置不全相同的结论。要回答具体是哪两个总体分布位置不同，还需进一步做两两比较。两两比较的方法很多，如扩展的 t 检验、Nemenyi 法等，上述方法常常需借助软件进行。

第四节 有序分类变量资料的秩和检验

一、两组有序分类变量资料的秩和检验

例 10.4 探讨预见性护理方案在急性心肌梗死患者静脉溶栓中的临床疗效，80 例急性心肌梗死患者，随机分为实验组和对照组，每组各 40 例，其中对照组实施常规护理方案，实验组给予预见性护理。临床疗效如表 10-4 所示，问两组患者的临床疗效有无差别？

表 10 – 4　实验组与对照组的临床疗效比较

疗效 (1)	组别			秩次范围 (5)	平均秩次 (6)	秩和	
	实验组 (2)	对照组 (3)	合计 (4)			实验组 (7) = (2)×(6)	对照组 (8) = (3)×(6)
治愈	24	15	39	1 ~ 39	20	480	300
显效	8	9	17	40 ~ 56	48	384	432
好转	7	12	19	57 ~ 75	66	462	792
无效	1	4	5	76 ~ 80	78	78	312
合计	$n_1 = 40$	$n_2 = 40$	80	—	—	$T_1 = 1404$	$T_2 = 1836$

本例为两组有序分类变量资料比较，故采用 Wilcoxon 秩和检验。

1. 建立假设，确定检验水准

H_0：两组疗效总体分布位置相同

H_1：两组疗效总体分布位置不同

$\alpha = 0.05$

2. 选择检验方法，计算检验统计量

（1）编秩次　首先计算各等级的合计人数［表 10 – 4 第（4）列］，再确定秩次范围［表 10 – 4 第（5）列］，求平均秩次［表 10 – 4 第（6）列］。如疗效为治愈共 39 例，其秩次范围为 1 ~ 39，平均秩次为（1 + 39）/2 = 20。以此类推。

（2）求秩和，确定检验统计量 T　两组各等级的平均秩次乘以相应的频数得各组不同等级的秩和［表 10 – 4 第（7）、（8）列］，然后各等级秩和相加得出两组的秩和。本例，$T_1 = 1404$，$T_2 = 1836$。

当两组例数不等时，检验统计量被确定为例数较小组的总秩和；当 $n_1 = n_2$，取任意一组秩和作为检验统计量，$T = 1404$。

3. 确定 P 值，做出推断结论

如果样本含量小可以直接查两样本比较的秩和检验 T 界值表（附表 9）。如果超出了附表 9 的范围，则需作 Z 检验。

本例 $n_1 = n_2 = 40$，超过了 T 界值表的范围，可采用 Z 检验。两组相同秩次较多，应计算校正的检验统计量 Z_c，根据式（10 – 2）和（10 – 3），计算如下：

$$Z = \frac{|T - n_1(N+1)/2| - 0.5}{\sqrt{\dfrac{n_1 n_2 (N+1)}{12}}} = \frac{|1404 - 40 \times (40 + 40 + 1)/2| - 0.5}{\sqrt{\dfrac{40 \times 40 \times (40 + 40 + 1)}{12}}} = 2.074$$

$$Z_c = \frac{Z}{\sqrt{1 - \dfrac{\sum (t_j^3 - t_j)}{N^3 - N}}} = \frac{2.074}{\sqrt{1 - \dfrac{(39^3 - 39) + (17^3 - 17) + (19^3 - 19) + (5^3 - 5)}{80^3 - 80}}} = 2.235$$

$Z_c = 2.235 > 1.96$，$P < 0.05$。按 $\alpha = 0.05$ 检验水准，拒绝 H_0，接受 H_1。故可认为两组患者的临床疗效有差别。

二、多组有序分类变量资料的秩和检验

例 10.5　某医生用三种方法治疗慢性胃炎 300 例，每种方法各治疗 100 例，结果见表 10 – 5，问这 3 种方法的疗效是否有差别。

表 10 – 5　三种方法治疗慢性胃炎的疗效比较

疗效等级 (1)	甲法 (2)	乙法 (2)	丙法 (2)	合计 (5)	秩次范围 (6)	平均秩次 (7)
无效	15	20	30	65	1～65	33
好转	15	25	30	70	66～135	100.5
显效	20	25	20	65	136～200	168
治愈	50	30	20	100	201～300	250.5
合计	100	100	100	300	—	—

1. 建立检验假设，确定检验水准

H_0：3 种方法疗效的总体分布位置相同

H_1：3 种方法疗效的总体分布位置不同或不全相同

$\alpha = 0.05$

2. 计算检验统计量

（1）编秩次　编秩方法同两组等级资料编秩。

（2）求各组秩和　各组秩和等于各组各等级的频数与平均秩次的乘积之和。

$$R_{甲} = 33 \times 15 + 100.5 \times 15 + 168 \times 20 + 250.5 \times 50 = 17887.5$$

$$R_{乙} = 33 \times 20 + 100.5 \times 25 + 168 \times 25 + 250.5 \times 30 = 14887.5$$

$$R_{丙} = 33 \times 30 + 100.5 \times 30 + 168 \times 20 + 250.5 \times 20 = 12375$$

（3）计算检验统计量 H 值　利用式（10 – 4）进行计算。

$$H = \frac{12}{300(300 + 1)}\left(\frac{17887.5^2}{100} + \frac{14887.5^2}{100} + \frac{12375^2}{100}\right) - 3 \times (300 + 1) = 20.24$$

由于相同秩次较多，按照式（10 – 5）计算 H_c 值。

$$c = 1 - \frac{\left[(65^3 - 65) + (70^3 - 70) + (65^3 - 65) + (100^3 - 100)\right]}{(300^3 - 300)} = 0.93$$

$$H_c = \frac{H}{c} = \frac{20.24}{0.93} = 21.77$$

3. 确定 P 值，做出统计推断

本例组数 $k = 3$，各组例数均大于 5，可由自由度 $\nu = k - 1 = 2$ 查 χ^2 界值表（$\chi^2_{0.05,2} = 5.99$），$H_c = 21.77 > 5.99$，$P < 0.05$。按照 $\alpha = 0.05$ 水准拒绝 H_0，接受 H_1，差异有统计学意义。故可认为三种方法治疗慢性胃炎的疗效有差别。

实训七　秩和检验

【实训目的】

1. 学习巩固秩和检验的用途及意义。

2. 熟悉秩和检验的 SPSS 程序操作步骤。

【实训准备】

1. 物品　计算机。

2. 环境　MS Windows 系统、IBM SPSS Statistics 统计软件等。

【实训学时】

2 学时。

【实训内容、方法与结果】

一、配对设计资料的秩和检验

（一）案例

根据例 10.1 资料，为豚鼠注射肾上腺素前后每分钟灌流滴数，试比较给药前后灌流滴数有无差别。该资料是给豚鼠用药前后的比较，属于配对设计资料，应先求差值，对差值进行正态性检验及方差齐性检验，不满足参数检验条件，采用配对设计资料的秩和检验方法进行统计分析。

（二）SPSS 软件的操作

1. 在 SPSS 统计软件中建立数据文件

（1）启动 SPSS 并设置变量　启动 SPSS，单击 SPSS 界面左下角的"变量视图"标签定义变量，以"no""用药前""用药后"为变量名，见实训图 7 – 1。

实训图 7 – 1　SPSS 变量视图窗口

（2）输入数据　单击左下角的"数据视图"标签，分别对三个变量录入数据，见实训图 7 – 2。

实训图 7 – 2　SPSS 数据视图窗口

2. 统计分析

（1）选择菜单"分析→非参数检验→旧对话框→2 个相关样本"，弹出配对设计资料的秩和检验主对话框。在主对话框中，将左边变量名列表框的"用药前"变量和"用药后"变量分别移到右边变量1、变量 2 框中，见实训图 7 – 3。

（2）单击"确定"按钮，得到分析结果。

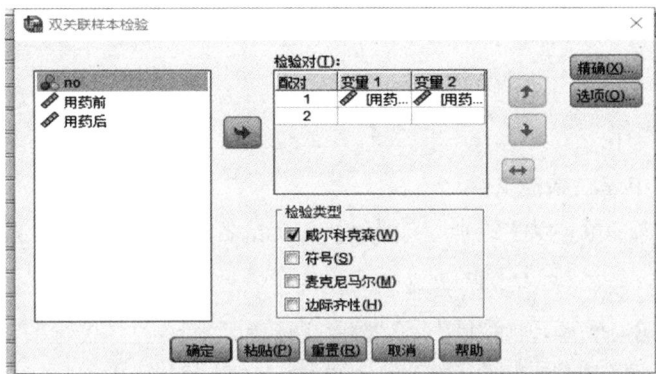

实训图 7 – 3　配对设计资料的秩和检验主对话框

3. 实训结果

威尔科克森符号秩检验

秩

		个案数	秩平均值	秩的总和
用药后 - 用药前	负秩	3[a]	3.00	9.00
	正秩	9[b]	7.67	69.00
	绑定值	0[c]		
	总计	12		

a. 用药后 < 用药前
b. 用药后 > 用药前
c. 用药后 = 用药前

检验统计[a]

	用药后 - 用药前
Z	-2.355[b]
渐近显著性（双尾）	.019

a. 威尔科克森符号秩检验
b. 基于负秩。

实训图 7 – 4　检验结果

4. 结果解释

第一个表中，第一行为 $b-a$ 的负秩（Negative Ranks）有 3 个（右上角的 a 在表下方有注释），平均秩次为 3.00，负秩和为 9.00。第二行为正秩，有 9 个数，平均秩次 7.67，正秩和 69.00。

第二个表中，可用正秩和 69 或负秩和 9 计算，习惯上用较小的秩和计算 Z 值。$P = 0.019$ 小于 0.05，拒绝 H_0，接受 H_1，可以认为两种方法有差别。

本例结果为 Z 值 $= -2.355$，$P = 0.019$，按 $\alpha = 0.05$ 水准，拒绝 H_0，接受 H_1，差异有统计学意义。故可以认为用药前后每分钟灌流滴数有差别。可以看到，计算机处理的结果与通过计算再查表得到的结论是一致的。

二、完全随机设计两样本比较的秩和检验

（一）案例

根据例 10.2 资料，为某研究机构电话干预对结肠造口患者自我护理能力评分，问电话干预对患者自我护理能力是否有影响？本例为完全随机设计两个样本结果的比较，应先进行正态性检验，发现对照组与干预组结肠造口患者自我护理评分结果均不符合正态分布，不满足 t 检验条件，采用完全随机设计两个样本比较的秩和检验方法进行统计分析。

（二）SPSS 软件的操作

1. 在 SPSS 统计软件中建立数据文件

（1）建立数据库，定义变量 以"组别""评分"为变量名，录入数据并建立数据库。见实训图 7 -5、实训图 7 -6。

实训图 7 -5 SPSS 变量视图窗口

实训图 7 -6 SPSS 数据视图窗口

2. 统计分析

（1）选择菜单"分析→非参数检验→旧对话框→2 个独立样本"，弹出完全随机设计两样本比较的秩和检验主对话框。在主对话框中，将左边变量列表框的"评分"变量和"组别"变量分别移到右边检验变量、分组变量框中（实训图 7 -7）。然后单击定义组按钮，分别输入 1、2，表示两个组比较，再单击继续（实训图 7 -8）。

（2）检验类型中勾选"曼 - 惠特尼"选项，单击"确定"按钮，得到分析结果。

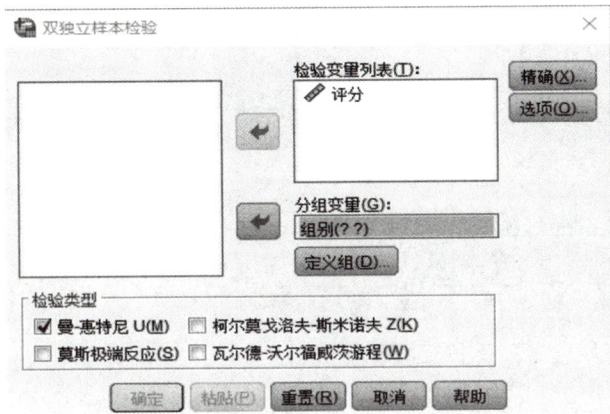

实训图 7－7　两独立样本比较的秩和检验主对话框	实训图 7－8　两独立样本比较的秩和检验定义组别对话框

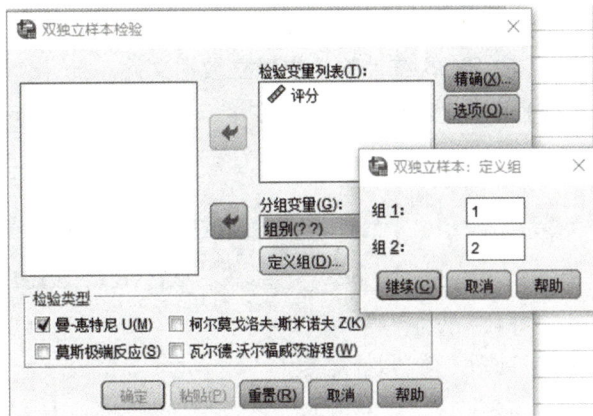

3. 实训结果

曼-惠特尼检验

秩

组别		个案数	秩平均值	秩的总和
评分	干预组	8	4.63	37.00
	对照组	9	12.89	116.00
	总计	17		

检验统计[a]

	评分
曼-惠特尼 U	1.000
威尔科克森 W	37.000
Z	-3.376
渐近显著性（双尾）	.001
精确显著性[2*(单尾显著性)]	.000[b]

a. 分组变量：组别

b. 未针对绑定值进行修正。

实训图 7－9　检验结果

4. 结果解释

（1）第一个表格为干预组与处理组的统计描述，依次为个案数、秩平均值、秩的总和。

（2）第二个表格为两个组评分的秩和检验结果：主要有 Z 值、P 值等

本例分析结果为：Z 值 $= -3.375$，$P = 0.001$，按 $\alpha = 0.05$ 水准，拒绝 H_0，接受 H_1。故可认为差异有统计学意义，干预组患者自我护理能力效果好于对照组。

三、完全随机设计多个样本比较的秩和检验

（一）案例

根据例 10.3 的资料，某医院用 3 种不同的方法治疗肺癌患者 15 例，每种方法各治疗 5 例。请问这 3 种方法对肺癌患者的疗效有无差别。本例为完全随机设计多个样本结果的比较，应先进行方差齐性检验，发现总体方差不齐，因此采用完全随机设计多个样本比较的秩和检验方法进行统计分析。

（二）SPSS 软件的操作

1. 在 SPSS 统计软件中建立数据文件

（1）建立数据库，定义变量　以"组别""生存月数"为变量名，录入数据并建立数据库。见实训图 7 - 10，实训图 7 - 11。

实训图 7 - 10　SPSS 变量视图窗口

实训图 7 - 11　SPSS 数据视图窗口

2. 统计分析

（1）选择菜单"分析→非参数检验→旧对话框→多个独立样本"，弹出完全随机设计多个样本比较的秩和检验主对话框。在主对话框中，将左边变量列表框的"生存月数"变量和"组别"变量分别移到右边检验变量列表、分组变量框中（实训图 7 - 12）。然后单击定义范围按钮，最小值输入 1，最大值输入 3，表示三个组比较，再单击继续（实训图 7 - 13）。

（2）检验类型中勾选"曼 - 惠特尼"选项，单击"确定"按钮，得到分析结果。

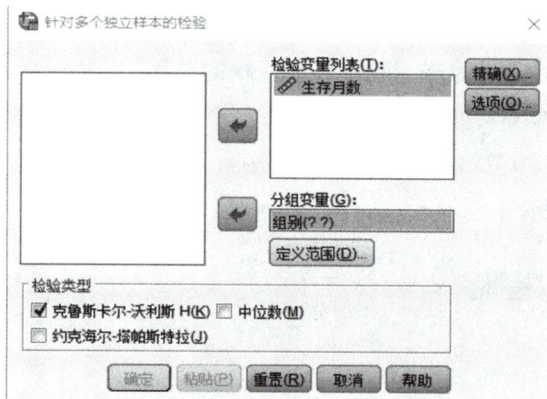

实训图 7 - 12　多个独立样本比较的秩和检验主对话框

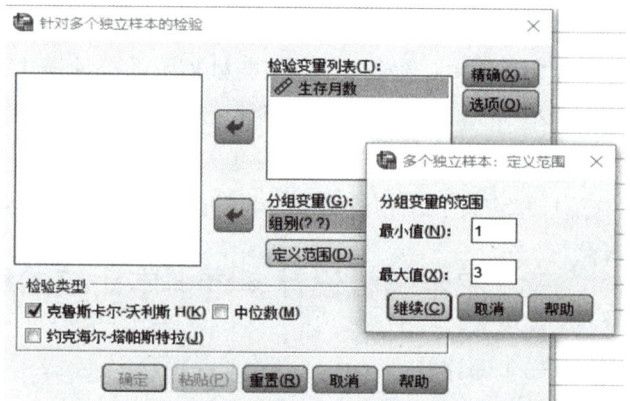

实训图 7 - 13　多个独立样本比较的秩和检验定义组别对话框

3. 实训结果

克鲁斯卡尔-沃利斯检验

秩

	组别	个案数	秩平均值
生存月数	甲组	5	7.10
	乙组	5	12.10
	丙组	5	4.80
	总计	15	

检验统计[a,b]

	生存月数
克鲁斯卡尔-沃利斯 H(K)	7.053
自由度	2
渐近显著性	.029

a. 克鲁斯卡尔-沃利斯检验

b. 分组变量：组别

实训图 7-14　多个独立样本比较的秩和检验

4. 结果解释

（1）第一个表格为三个组的统计描述，依次为个案数、秩平均值。

（3）第二个表格为三个组评分的秩和检验结果：主要有 H 值、自由度、P 值等

本例分析结果为：H 值 = 7.053，P =0.029。按 α = 0.05 水准，拒绝 H_0，接受 H_1。故可认为差异有统计学意义，3 种方法治疗后肺癌患者的生存月数不同或不全相同。如果要探讨某两组之间是否有差别，还需做进一步做两两比较。

四、两组有序分类变量资料的秩和检验

（一）案例

根据例 10.4 资料，探讨预见性护理方案在急性心肌梗死患者静脉溶栓中的临床疗效，80 例急性心肌梗死患者，随机分为实验组和对照组，每组各 40 例，其中对照组实施常规护理方案，实验组给予预见性护理。问两组患者的临床疗效有无差别？本例为两组有序分类变量资料结果的比较，用两组有序分类变量资料比较的秩和检验方法进行统计分析。

（二）SPSS 软件的操作

1. 在 SPSS 统计软件中建立数据文件

（1）建立数据库，定义变量　以"组别""疗效""频数"为变量名，录入数据并建立数据库，见实训图 7-15，实训图 7-16。

	名称	类型	宽度	小数位数	标签	值	缺失	列	对齐	测量
1	组别	数字	8	0		{1, 实验组}...	无	8	右	标度
2	疗效	数字	8	0		{0, 治愈}...	无	8	右	未知
3	频数	数字	8	0		无	无	8	右	未知
4										
5										

实训图 7-15　SPSS 变量视图窗口

实训图 7 – 16　SPSS 数据视图窗口

（2）频数加权　在分析前需对汇总频数进行"个案加权"，选择"数据"→"个案加权"菜单，弹出"个案加权"对话框，选择"个案加权依据"选项，并将"例数"移到频数变量框中，点"确定"按键，见实训图 7 – 17。

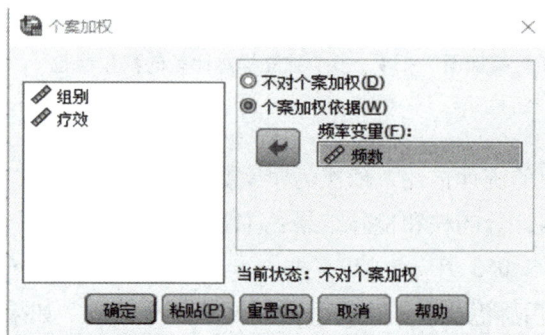

实训图 7 – 17　SPSS 个案加权窗口

2. 统计分析

（1）选择菜单"分析→非参数检验→旧对话框→两个独立样本"，弹出完全随机设计两个独立样本比较的秩和检验主对话框。在主对话框中，将左边变量列表框的"频数"变量和"组别"变量分别移到右边检验变量列表、分组变量框中（实训图 7 – 18）。然后单击定义组按钮，分别输入 1、2，表示两个组比较，再单击继续（实训图 7 – 19）。

（2）检验类型中勾选"曼 – 惠特尼"选项，单击"确定"按钮，得到分析结果。

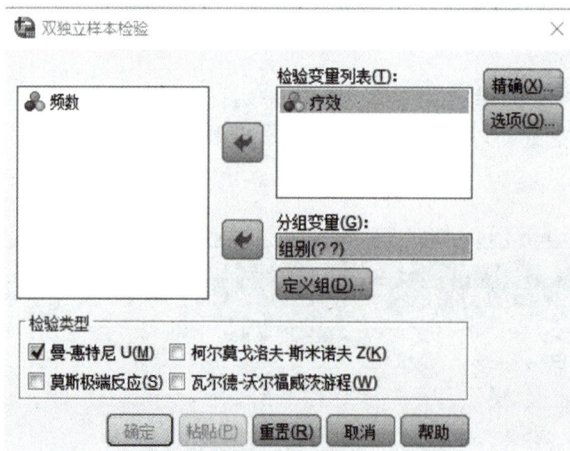

实训图 7 – 18　两个独立样本比较的秩和检验主对话框

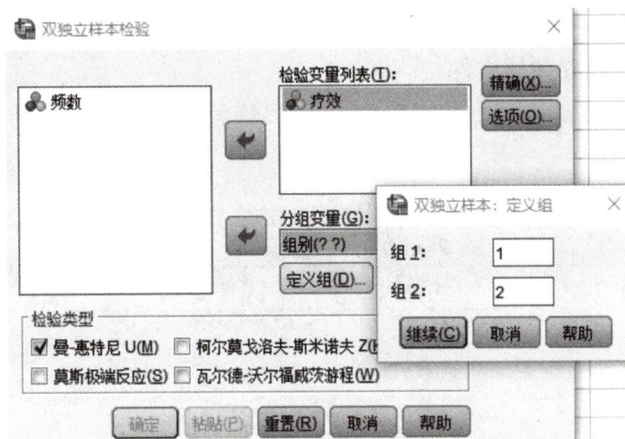

实训图 7－19　两个独立样本比较的秩和检验定义组别对话框

3. 实训结果

曼-惠特尼检验

秩

	组别	个案数	秩平均值	秩的总和
疗效	实验组	40	35.10	1404.00
	对照组	40	45.90	1836.00
	总计	80		

检验统计[a]

	疗效
曼-惠特尼 U	584.000
威尔科克森 W	1404.000
Z	-2.240
渐近显著性（双尾）	.025

a. 分组变量：组别

图 7－20　检验结果

4. 结果解释

（1）第一个表格为两个组的统计描述，依次为个案数、秩平均值、秩和。

（2）第二个表格为两个组秩和检验结果：主要有 Z 值、P 值等。

本例分析结果为：Z 值 $= -2.240$，$P = 0.025$。按 $\alpha = 0.05$ 水准，拒绝 H_0，接受 H_1。故可认为差异有统计学意义，可认为两组疗效不同。

五、多组有序分类变量资料的秩和检验

（一）案例

根据例 10.5 资料，为某医生用 3 种方法治疗慢性胃炎患者 300 例，每种方法各治疗 100 例，问这 3 种方法的疗效是否有差别。本例为多组有序分类变量资料结果的比较，用多组有序分类变量资料比较的秩和检验方法进行统计分析。

（二）SPSS 软件的操作

1. 在 SPSS 统计软件中建立数据文件

（1）建立数据库，定义变量　以"组别""疗效""频数"为变量名，录入数据并建立数据库。见实训图 7-21，实训图 7-22。

实训图 7-21　SPSS 变量视图窗口

实训图 7-22　SPSS 数据视图窗口

（2）频数加权　在分析前需对汇总频数进行"个案加权"，选择"数据"→"个案加权"菜单，弹出"个案加权"对话框，选择"个案加权依据"选项，并将"例数"移到频数变量框中，点"确定"按键，见实训图 7-23。

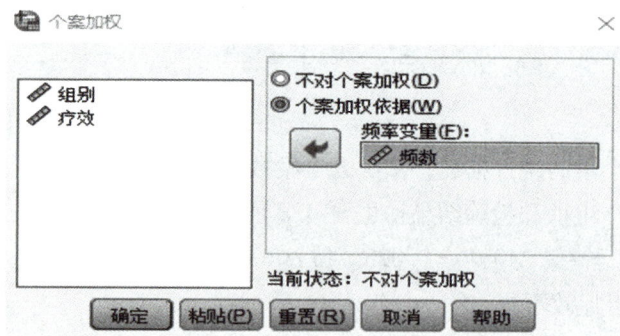

实训图 7-23　SPSS 个案加权窗口

2. 统计分析

（1）选择菜单"分析→非参数检验→旧对话框→多个独立样本"，弹出完全随机设计多个独立样本比较的秩和检验主对话框。在主对话框中，将左边变量列表框的"疗效"变量和"组别"变量分别移到右边检验变量列表、分组变量框中（实训图 7-24）。然后单击定义范围按钮，分组变量范围里分别输入 1、3，表示三个组比较，再单击继续（实训图 7-25）。

（2）检验类型中勾选"克鲁斯卡尔 – 沃利斯 H（K）"选项，单击"确定"按钮，得到分析结果。

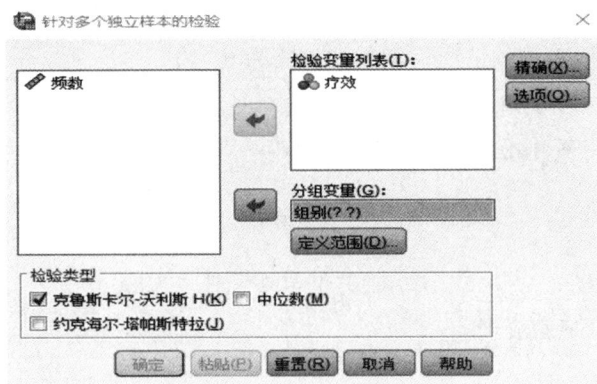

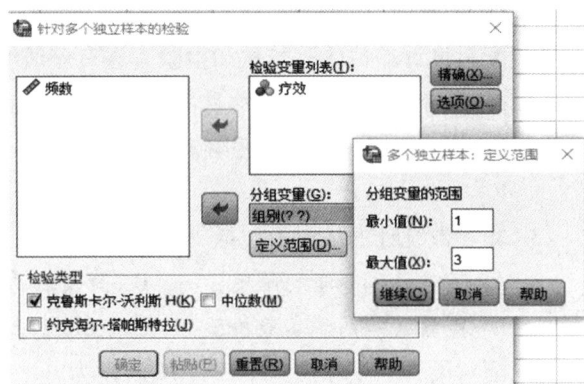

实训图 7 – 24　多个独立样本比较的秩和检验主对话框　　实训图 7 – 25　多个独立样本比较的秩和检验定义组别对话框

3. 实训结果

克鲁斯卡尔-沃利斯检验

秩

组别		个案数	秩平均值
疗效	甲法	100	178.88
	乙法	100	148.88
	丙法	100	123.75
	总计	300	

检验统计[a,b]

	疗效
克鲁斯卡尔-沃利斯 H(K)	21.769
自由度	2
渐近显著性	.000

a. 克鲁斯卡尔-沃利斯检验

b. 分组变量：组别

实训图 7 – 26　检验结果

4. 结果解释

（1）第一个表格为三个组的统计描述，依次为个案数、秩平均值。

（3）第二个表格为秩和检验结果：主要有 H_c 值、P 值等。

本例分析结果为：$H_c = 21.769$，$P < 0.001$。按 $\alpha = 0.05$ 水准，拒绝 H_0，接受 H_1。故可认为差异有统计学意义，可认为 3 种方法治疗慢性胃炎的疗效有差别。

经多个独立样本比较的秩和检验，若结论为拒绝 H_0，只能得到各总体分布不同的结论。要回答某两种方法的疗效是否有差别，还需进一步做两两比较。

练习题

答案解析

一、选择题

1. 作两均数比较，已知 n_1、n_2 均小于 30，总体方差不齐且分布呈极度偏态，宜用（　　）

A. t 检验   B. Z 检验   C. 秩和检验

D. F 检验   E. χ^2 检验

2. 配对设计差值的符号秩和检验，遇有差值绝对值相等的情况，编秩的方法为（　　）

     A. 符号相同，则取平均秩次   B. 符号相同，仍按顺序编秩

     C. 符号不同，仍按顺序编秩   D. 不考虑符号，按顺序编秩

     E. 可舍去不计

3. 非参数统计的优点不包括（　　）

     A. 不受总体分布的限定   B. 简便、易掌握   C. 适用于等级资料

     D. 检验效能高于参数检验   E. 适用于未知分布型资料

4. 配对设计的秩和检验中，其 H_0 假设为（　　）

     A. 差值的总体均数为 0   B. 差值的总体中位数为 0   C. $\mu_d \neq 0$

     D. $M_d \neq 0$ E. $\mu_1 \neq \mu_2$

5. 秩和检验中，秩和 T 与 P 的关系中，描述正确的是（　　）

     A. T 落在界值范围内，则 P 小于相应概率

     B. T 落在界值范围内，则 P 大于相应概率

     C. T 落在界值范围外，则 P 大于相应概率

     D. T 落在界值范围上，则 P 大于相应概率

     E. 以上都不对

6. 成组设计两样本比较的秩和检验中，描述不正确的是（　　）

     A. 将两组数据统一由小到大编秩

     B. 遇有相同数据，若在同一组，按顺序编秩

     C. 遇有相同数据，若在不同组，按顺序编秩

     D. 遇有相同数据，若在不同组，取其平均秩次

     E. 以样本例数较小组的秩和 T 查 T 界值表

7. 秩和检验和 t 检验相比，其优点是（　　）

     A. 计算简便，不受分布限制   B. 公式更为合理

     C. 检验效能高   D. 抽样误差小

     E. Ⅱ 型错误概率小

8. 两小样本比较采用的假设检验为（　　）

     A. 用 t 检验

     B. 用秩和检验

     C. t 检验或秩和检验均可

     D. 资料符合 t 检验还是秩和检验和条件

     E. 直接比较两样本统计量的大小

二、简答题

1. 简述非参数检验的应用条件和优缺点。

2. 对于研究目的相同的同一资料，用参数检验和非参数检验结果不一致时，该怎么办？

三、案例分析题

1. 为了解肠溶醋酸棉酚片对男性精液中的精子有无影响，某医生调查了 8 名服用肠溶醋酸棉酚片的健康男子，检测服药前、服药 3 个月后精液中精子的浓度（万/ml），结果见表 10 - 6。问肠溶醋酸棉酚

片对男性精液中的精子有无影响?

表 10-6　8名健康男子服药前、后精液中精子浓度（单位：万/ml）

对象 （1）	服药前 （2）	服药后 （3）
1	5 800	2 200
2	26 000	1 800
3	6 500	1 200
4	6 000	6 300
5	4 400	5 000
6	5 900	3 700
7	22 000	5 600
8	6 000	660

2. 某儿科医生欲比较甲、乙两种药物治疗小儿腹泻的疗效，将143例小儿腹泻患者随机分为两组，分别给予甲、乙药物治疗，治疗结果统计见表10-7。问甲、乙两种药物治疗小儿腹泻效果有无差别?

表 10-7　两种药物治疗小儿腹泻的疗效比较

	痊愈	显效	好转	无效	合计
甲药	5	55	6	35	101
乙药	1	5	30	6	42

（蒋建平）

书网融合……

本章小结　　微课　　题库

第十一章　双变量关联性分析

学习目标

知识目标

1. **掌握**　相关的概念；相关系数的意义和计算；直线相关的应用条件。
2. **熟悉**　直线相关分析中的注意事项；相关系数的假设检验。
3. **了解**　秩相关系数的计算及假设检验。

能力目标

具备对双变量进行正确关联性分析的能力。

素质目标

通过本章的学习，培养细心、敏锐、勇于创新的科研精神，以及恪守科研诚信的职业道德。

情景导入

情景描述：一般认为，相关和回归的概念是由 Francis Galton 在 1877—1888 年间提出的，并在 1889 年出版的《自然遗传》一书中总结了自己的工作。但真正使这方面的理论系统化的是 Karl Pearson，正是后者的出色工作使得相关和回归理论大放光彩，并得到了广泛的应用。为了纪念他的贡献，简单相关分析中所用的相关系数就被称为 Pearson 相关系数。

思考：

1. 何为简单相关？如何进行分析？
2. 简单相关分析中的注意事项有哪些？

在医学研究中经常要分析两个随机变量之间的关系，如身高与体重、体温与脉搏次数、血压与年龄之间是否存在线性联系，联系的程度如何？本章将讨论两个定量变量间的线性联系和两个分类变量间的关联问题。一般地，两个连续随机变量间的线性联系称为线性相关，又称简单相关（simple correlation），两个分类变量间的联系称为关联（association）。

第一节　直线相关

一、直线相关的概念

一般来说，现象间的相互关系分为函数关系和相关关系。函数关系指变量间存在相互依存的关系，他们之间的关系值是确定的。相关关系是两个现象之间的非确定性关系。描述两个变量相互关系最简单的统计方法就是直线相关分析。直线相关（linear correlation）又称简单相关（simple correlaton）是用于判断两个变量之间有无直线相关关系，并回答相关的方向和密切程度如何的统计分析方法。直线相关用于分析双变量正态分布（bivariate normal distribution）资料，且两变量的散点图呈直线趋势。

二、直线相关分析

（一）散点图

散点图（scatter diagram）是能够直观反映两变量关系的一种统计图，如图 11－1 所示：（a）散点分布在一椭圆形范围内，两变量 x、y 同时增大或减小，变量趋势是同向的，称正相关；反之 x、y 间呈反向变化，称负相关，如（c）所示；（b）与（d）两图散点都在一条直线上，称为完全相关；（b）显示 x、y 是同向变化称为完全正相关（perfect positive correlation）；反之，（d）显示 x、y 呈反向变化，称为完全负相关（perfect negative correlation）；（e）、（f）、（g）和（h）四图，显示两变量间没有直线相关关系，称为零相关（zero correlation）。相关分析的任务就是对上述两变量相关关系进行统计描述和统计推断。

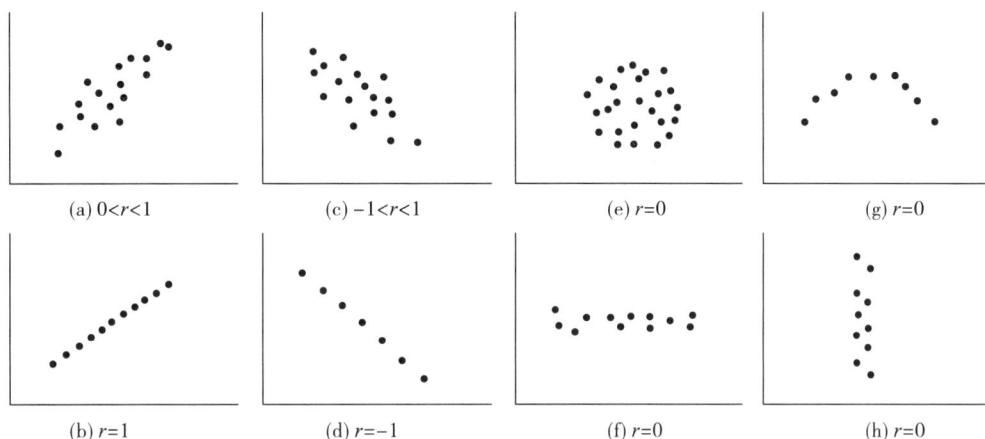

图 11－1 不同相关系数的散点图

（二）直线相关系数的概念与计算

直线相关系数又称线性相关系数、Pearson 积差相关系数，是用来描述两变量之间线性相关相关方向和密切程度的统计指标。一般用 r 表示样本相关系数，用 ρ 表示总体回归系数。相关系数的取值范围为 $1 \leqslant r \leqslant 1$。当 r 为正值时称为正相关，表示一变量随另一变量的增加而增加；当 r 为负值时称为负相关，表示一变量随另一变量的增加而减少。$|r|$ 越接近 1，表示两变量的相关程度越高；$|r|$ 越接近 0，表示两变量的相关程度越低；当 $|r| = 0$ 时，表示两变量无直线相关关系，如图 11－1 所示。

相关系数的计算公式为：

$$r = \frac{l_{xy}}{\sqrt{l_{xx} l_{YY}}} \tag{11－1}$$

$$L_{xx} = \sum (x - \bar{x})^2 = \sum x^2 - \frac{\left(\sum x\right)^2}{n} \tag{11－2}$$

$$lyy = \sum y^2 - \frac{\left(\sum y\right)^2}{n} \tag{11－3}$$

$$lxy = \sum (x - \bar{x})(y - \bar{y}) = \sum xy - \frac{\sum x \sum y}{n} \tag{11－4}$$

式（11－1）中 r 为相关系数，l_{xx} 为 x 的离均差平方和，l_{yy} 为 y 的离均差平方和，l_{xy} 为 x 与 y 的离均差乘积之和，简称离均差积和，此值可正可负。以此式为基础计算相关系数的方法称积差法。

现举例说明计算相关系数的一般步骤。

例 11.1 测定 15 名健康成人血液的一般凝血酶浓度（U/ml）及血液的凝固时间（s），测定结果记录见表 11-1，问血凝时间与凝血酶浓度间有无相关。

表 11-1　15 名健康成人血液的凝血酶浓度及血液的凝固时间测量结果

受试者号	凝血酶浓度（U/ml）	血凝时间（s）
1	1.1	14
2	1.2	13
3	1.0	15
4	0.9	15
5	1.2	13
6	1.1	14
7	0.9	16
8	0.9	15
9	1.0	14
10	0.9	16
11	1.1	15
12	0.9	16
13	1.1	14
14	1.0	15
15	0.8	17
合计	15.1	222

1. 绘制散点图，观察两变量之间是否有线性趋势，如图 11-2。

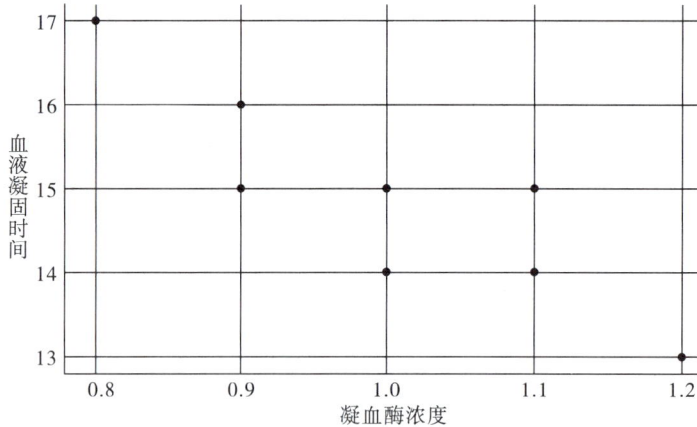

图 11-2　凝血酶浓度与血凝时间散点图

2. 计算 $\sum x = 15.1$，$\sum y = 222$，$\sum x^2 = 15.61$，$\sum y^2 = 3304$，$\sum xy = 221.7$。

计算 l_{xx}，l_{yy}，l_{xy}：

$$l_{xx} = 15.41 - \frac{15.1^2}{15} = 0.2093$$

$$l_{yy} = 3304 - \frac{222^2}{15} = 18.4$$

$$l_{xy} = 221.7 - \frac{15.1 \times 222}{15} = -1.7800$$

3. 代入公式，求出 r 值。

$$r = \frac{l_{xy}}{\sqrt{l_{XX} l_{YY}}} = \frac{-1.78}{\sqrt{0.2093 \times 18.4}} = -0.9070$$

本例的相关系数 r 为负值，表示凝血时间随凝血酶浓度的增高而缩短，绝对值表示这一关系的密切程度。至于此相关系数是否显著，还需进行假设检验。

（三）直线相关系数的假设检验

例 11.1 的相关系数虽然计算出来了，但是还不能认为健康人的血凝时间与凝血酶浓度存在直线相关关系，因为它只针对这 15 个健康人而言，是一个样本相关系数，有可能总体相关系数 $\rho = 0$，由于存在抽样误差，此次抽样所得的样本相关系数不一定刚好为零。因此，求得一个样本相关系数 r 值后，需进行总体相关系数 ρ 是否为零的假设检验。相关系数的假设检验方法常用 t 检验法和查表法。

1. t 检验

$$t_r = \frac{r - 0}{S_r} = \frac{r}{\sqrt{\frac{1 - r^2}{n - 2}}} \tag{11-5}$$

$$\nu = n - 2$$

式中，S_r 为样本相关系数 r 的标准误。

本例 $= -0.9070$，相关系数的 t 检验步骤如下。

（1）建立假设，确定检验水准

$H_0 : \rho = 0$，即血凝时间与凝血酶浓度间无直线相关关系

$H_1 : \rho \neq 0$，即血凝时间与凝血酶浓度间有直线相关关系

$\alpha = 0.05$

（2）计算相关系数 r 的 t_r 值

$$t_r = \frac{r}{\sqrt{\frac{1 - r^2}{n - 2}}} = \frac{-0.9070}{\sqrt{\frac{1 - 0.9070^2}{15 - 2}}} = -7.7654$$

$$\nu = n - 2 = 15 - 2 = 13$$

（3）确定 P 值 查 t 界值表，$t_{0.001,13} = 4.221$，用 t_r 的绝对值与之比较，得 $P < 0.001$。

（4）判断结果，做出结论 按 $\alpha = 0.05$ 水准，拒绝 H_0，接受 H_1。故可认为血凝时间与凝血酶浓度间线性相关关系存在，存在负相关关系。

2. 查表法 为简化检验的计算过程，数理统计工作者根据 t 分布表，已把不同自由度时 r 的临界值求出，并列成相关系数 r 界值表（附表 11）。故求得相关系数后，只需查表就可知道该 r 值是否显著，而不必再计算 t_r 值。本例 $r = -0.9070$，经查附表 11，$r_{0.001,13} = 0.760$，$|r| > r_{0.001,13} = 0.760$，$P < 0.001$。按 $\alpha = 0.05$ 水准，拒绝 H_0，接受 H_1。故可认为血凝时间的长短与血液中凝血酶浓度有负相关。结论与 t 检验一致。

三、直线相关分析中的注意事项

1. 分析两个变量之间有无相关关系时，首先应绘制散点图，散点图呈现出直线趋势时，再计算相关系数以及进一步进行假设检验。

2. 相关系数的计算只适用于两个变量都服从正态分布的情形，如果资料不服从正态分布，可通过

变量变换，使之服从正态分布，再根据变换值计算相关系数。

3. 依据公式计算出的相关系数仅是样本相关系数，它是总体相关系数的一个估计值，与总体相关系数之间存在着抽样误差。要判断两个事物之间有无相关及相关的密切程度，必须做假设检验。当检验拒绝了无效假设时，才可以认为两个事物之间存在着相关关系，然后再根据计算出的相关系数的符号判断相关方向，根据相关系数绝对值大小判断相关关系的密切程度。

4. 相关分析是用相关系数来描述两个变量间相互关系的密切程度和方向，而两个事物之间的关系可能是因果关系，也可能仅是相互伴随的数量关系。因此，绝不可因为两事物间的相关系数有统计学意义，就认为两者之间存在着因果关系。因此，要证明两事物间确实存在因果关系，还需结合专业知识和其他研究方法加以论证。

第二节 秩相关

一、秩相关的概念与应用

秩相关又称等级相关，用来分析两个变量间相关的方向与密切程度。由于秩相关对原变量分布类型不做要求，故属于非参数统计方法。秩相关常用于下列情况：①不服从双变量正态分布而不宜作 Pearson 积差相关分析；②总体分布类型未知；③原始数据是用等级表示。本节主要介绍 Spearman 秩相关。

二、秩相关系数的计算

Spearman 秩相关是将数据做秩变换后再计算秩相关系数。所谓秩变换是指将变量值按大小顺序排列后的编号，某一变量值对应的编号称为其秩次或秩（rank）。如果有几个变量值相等，取其对应的秩次的平均秩次，这种现象称为同秩（ties）。秩相关系数用 r_s 表示，称为 Spearman 秩相关系数。r_s 可间接反映两变量 x、y 间的相关性，$|r|$ 值在 $[-1, 1]$ 之间，无单位，$r_s < 0$ 为负相关，$r_s > 0$ 为正相关，r_s 等于零表示两变量间无线性相关关系，也称零相关。Spearman 等级相关系数计算公式为：

$$r_s = 1 - \frac{6\sum_{i=1}^{k} d^2}{n(n^2 - 1)} \tag{11-6}$$

式中，d 为每对观察值 x_i、y_i 所对应的秩次之差；n 为对子数。

例 11.2 随机调查某省 7 个地区居民中单纯性甲状腺肿患病率与该地区水土及食物中的含碘量，见表 11-2。试求单纯性甲状腺肿与水土及食物中的含碘量的秩相关系数 r_s。

表 11-2 单纯性甲状腺肿患病率与该地区水土及食物中的含碘量的秩相关分析

含碘量		患者百分数		秩次之差 d	d^2
x_1 (1)	秩次 (2)	x_2 (3)	秩次 (4)	(5) = (2) - (4)	(6) = (5)^2
71	1	16.9	7	-6	36
81	2	4.4	6	-4	16
126	3	2.5	5	-2	4
154	4	0.8	4	1	1
155	5	1.1	3	1	1
178	6	0.6	2	4	16
201	7	0.2	1	6	36

秩相关系数的计算步骤如下。

1. 先将 x（含碘量）和 y（患者百分数）分别从小到大编秩，见第（2）和第（4）列，然后求出 d（每对观察值 x_i、y_i 对应的秩次之差），见第（5）列。

2. 按照式（11 −6）计算 r_s。

$$r_s = 1 - \frac{6\sum_{i=1}^{k} d^2}{n(n^2 - 1)} = 1 - \frac{6 \times 110}{7(7^2 - 1)} = -0.964$$

三、秩相关系数的假设检验

样本秩相关系数是总体秩相关系数 ρ_s 的估计值，由于存在抽样误差，需检验 r_s 是否来自总体秩相关系数 $\rho_s = 0$ 的总体。

当 $n \leq 50$，可根据 n 的大小查 r_s 界值表（附表 12），当 $r_s \geq r_{a,\nu}$，则 $P \leq \alpha$，说明两个变量之间存在相关关系；若 $r_s < r_{a,\nu}$，则 $P > \alpha$，说明两个变量之间无相关关系。

例 11.3 对例 11.2 的资料检验单纯性甲状腺肿与水土及食物中的含碘量有无相关关系。

检验步骤如下。

（1）建立假设，确定检验水准

$H_0 : \rho_s = 0$

$H_1 : \rho_s \neq 0$

$\alpha = 0.05$

（2）计算统计量　例 11 −2 中算得 $r_s = -0.964$。

（3）判断 P 值，做出统计推断　本例 $n = 7$，查秩相关系数临界值表（附表 12），$r_{0.05/2, 7} = 0.786$，$|r_s| > r_{0.05/2, 7} = 0.786$，$P < 0.05$。按 $\alpha = 0.05$ 的水准，拒绝 H_0。故可认为该省居民中单纯性甲状腺肿患病率与该地区水土及食物中的含碘量之间有负相关关系。

实训八　双变量关联性分析

【实训目的】

1. 学习巩固直线相关分析的用途及意义。
2. 熟悉直线相关分析的 SPSS 程序操作步骤。

【实训准备】

1. 物品　计算机。

2. 环境　MS Windows 系统、IBM SPSS Statistics 统计软件等。

【实训学时】

1 学时。

【实训内容、方法与结果】

一、实例分析

根据例 11.1 资料，测定 15 名健康成人血液的一般凝血酶浓度（U/ml）及血液的凝固时间（s），问血凝时间与凝血酶浓度间有无相关。

二、SPSS 软件的操作

1. 在 SPSS 统计软件中建立数据文件

（1）建立数据库，定义变量　启动 SPSS，单击 SPSS 界面左下角的"变量视图"标签定义变量，以"凝血酶浓度""血液凝固时间"为变量名，见实训图 8-1。

	名称	类型	宽度	小数位数	标签	值	缺失	列	对齐	测量
1	凝血酶浓度	数字	8	1		无	无	8	靠右	未知
2	血液凝固时间	数字	8	0		无	无	8	靠右	未知
3										

实训图 8-1　SPSS 变量视图窗口

（2）输入数据　单击左下角的"数据视图"标签，分别对两个变量录入数据，见实训图 8-2。

	凝血酶浓度	血液凝固时间	变量	变量
1	1.1	14		
2	1.2	13		
3	1.0	15		
4	.9	15		
5	1.2	13		
6	1.1	14		
7	.9	16		
8	.9	15		
9	1.0	14		
10	.9	16		
11	1.1	15		
12	.9	16		
13	1.1	14		
14	1.0	15		
15	.8	17		

实训图 8-2　SPSS 数据视图窗口

2. 统计分析

（1）绘制散点图　依次点击"图形→旧对话框→散点图/点图→简单散点图"（实训图 8-3），弹出简单散点图窗口主对话框。在主对话框中，将左边变量名列表框的"凝血酶浓度""血液凝固时间"变量分别移到右边变量 Y 轴、X 轴框中（实训图 8-4）。单击"确定"按钮，得到分析结果（实训图 8-5）。

初步分析：两变量间存在线性相关趋势。

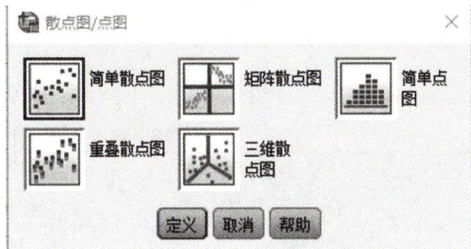

实训图 8 – 3　散点图窗口

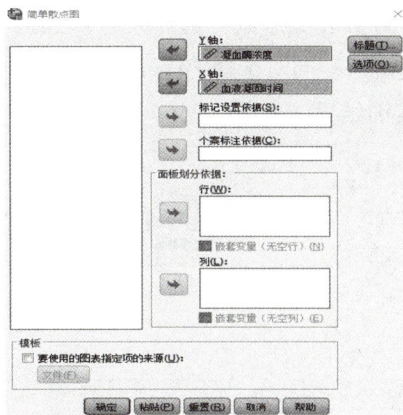

实训图 8 – 4　简单散点图窗口主对话框

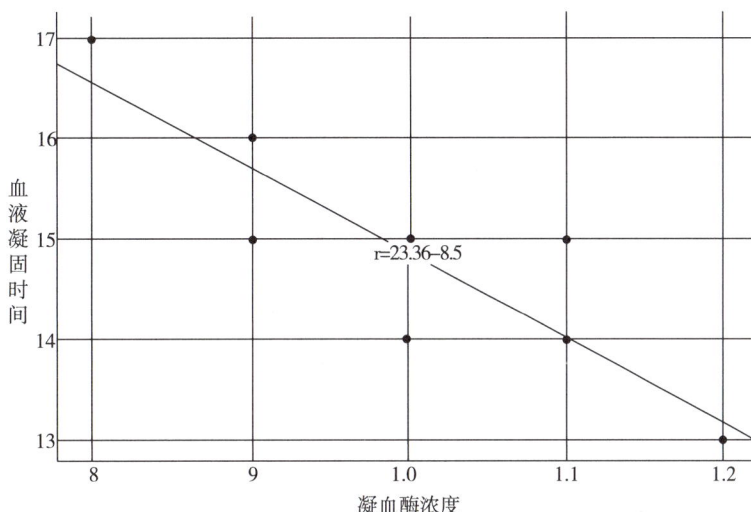

实训图 8 – 5　散点图结果

（2）正态性检验　选择菜单"分析→非参数检验→旧对话框→单样本 K – S 检验"，弹出正态性检验主对话框。在主对话框中，将左边变量名列表框的"凝血酶浓度"和"血液凝固时间"变量分别移到右边检验变量列表框中（实训图 8 – 6）。勾选"正态"，单击"确定"按钮，得到分析结果（实训图8 – 7），由结果可知，两组资料总体分布呈正态性。

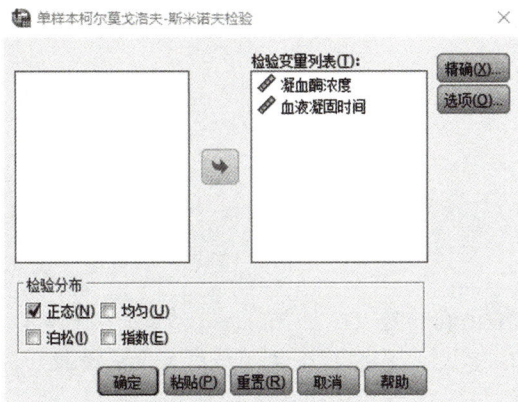

实训图 8 – 6　正态性检验主对话框

单样本柯尔莫戈洛夫-斯米诺夫检验

		凝血酶浓度	血凝时间
个案数		15	15
正态参数[a,b]	平均值	1.007	14.80
	标准 偏差	.1223	1.146
最极端差值	绝对	.208	.169
	正	.208	.164
	负	-.177	-.169
检验统计		.208	.169
渐近显著性（双尾）		.079[c]	.200[c,d]

a. 检验分布为正态分布。

b. 根据数据计算。

c. 里利氏显著性修正。

d. 这是真显著性的下限。

实训图 8 – 7　正态性检验结果

（3）计算相关系数　选择菜单："分析→相关→双变量"；将"凝血酶浓度"和"血液凝固时间"放入变量窗口，同时选择 Pearson 相关系数，见实训图 8 - 8。

3. 实训结果

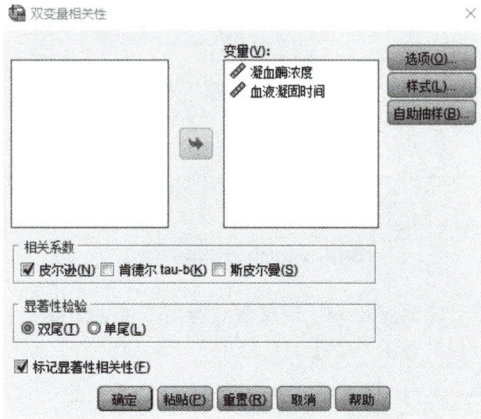

实训图 8 - 8　双变量相关性检验主对话框

相关性

		凝血酶浓度	血凝时间
凝血酶浓度	皮尔逊相关性	1	-.907**
	Sig.（双尾）		.000
	个案数	15	15
血凝时间	皮尔逊相关性	-.907**	1
	Sig.（双尾）	.000	
	个案数	15	15

**. 在 0.01 级别（双尾），相关性显著。

实训图 8 - 9　相关性检验结果

4. 结果解释　可以看到，Pearson 相关分析结果显示，$r = -0.907$，$P < 0.001$，具有统计学意义，表示凝血酶浓度和血液凝固时间存在负相关。

✎ 练习题

答案解析

一、选择题

1. 相关系数的假设检验，其假设 H_0 是（　　）

　A. $\rho > 0$　　　　　　　　B. $\rho < 0$　　　　　　　　C. $\rho = 0$

　D. $\rho = 1$　　　　　　　　E. $\rho \neq 0$

2. $|r| > r_{0.05,(n-2)}$ 时，可认为两变量 X 与 Y 间（　　）

　A. 有一定关系　　　　　　B. 有正相关关系　　　　　　C. 一定有直线关系

　D. 有直线关系　　　　　　E. 不相关的可能性 5%

3. 样本的两变量 (X, Y) 的相关系数 $r = 0$ 时，说明（　　）

　A. 两变量不存在任何关系

　B. 两变量间不存在直线关系，但不排除存在某种曲线关系

　C. 两变量间存在相互关系的可能性很小

　D. 两变量必然存在某种曲线关系

　E. 两变量间的关系不能确定

4. 相关系数 r 的假设检验，其自由度为（　　）

　A. n　　　　　　　　　　B. $n - 1$　　　　　　　　　C. $n - 2$

　D. $2n - 1$　　　　　　　　E. 以上都不是

5. 对 X、Y 两个随机变量作直线相关分析时，下列说法正确的是（　　）

　A. 要求 X、Y 呈双变量正态分布　　　　　B. 要求 X 呈正态分布，对变量 Y 无要求

　C. 要求 Y 呈正态分布，对变量 X 无要求　　D. 不要求 X、Y 均应服从正态分布

　E. 以上都不对

6. 关于等级相关系数 r_s 的描述，下列说法不正确的是 （　　）

  A. 不服从双变量正态分布的资料宜计算 r_s

  B. 等级数据宜计算 r_s

  C. r_s 值 $-1 \sim +1$ 之间

  D. 查 r_s 界值表时，r_s 值越大，所对应的概率 P 值也越大

  E. 当变量中相同秩次较多时，宜计算校正 r_s 值，使 r_s 值减小

二、简答题

1. 线性相关分析的基本步骤是什么？

2. 应用直线相关分析时应注意哪些问题？

三、案例分析题

1. 测得某地 10 名 20 岁男青年的身高（cm）与前臂长（cm），资料见表 11-3，请分析该地 20 岁男青年的身高与前臂长有无直线相关关系。

表 11-3　某地 10 名 20 岁男青年的身高（cm）与前臂长（cm）

编号	1	2	3	4	5	6	7	8	9	10
身高	170	173	160	155	173	188	178	183	180	165
体重	45	42	44	41	47	50	47	46	49	43

2. 测得 12 名新生儿的体重和胃容量，资料见表 11-4. 试用秩相关分析二者有无相关关系。

表 11-4　12 名新生儿的体重和胃容量的关系

编号	体重（kg）	肺活量（ml）
1	2.55	6
2	2.67	10
3	2.67	19
4	3.01	12
5	3.15	14
6	3.20	14
7	3.20	16
8	3.37	21
9	3.69	10
10	3.74	17
11	3.74	28
12	3.94	8

（蒋建平）

书网融合……

本章小结　　　　微课　　　　题库

第十二章　直线回归分析

PPT

学习目标

知识目标

1. **掌握**　回归系数的计算和统计推断方法；直线回归方程的解释；直线回归的应用。
2. **熟悉**　直线回归的概念；直线回归的适用条件；直线回归分析需注意的事项。
3. **了解**　回归方程估计的最小二乘法原则；直线相关与直线回归的关系。

能力目标

具备建立直线回归方程，并利用方程进行事件简单预测的能力。

素质目标

通过本章的学习，树立统计数据"预测性"的价值观念。

情景导入

情景描述：2016 年，我国提出"以促进健康为中心""大健康观"和"大卫生观"为核心的《"健康中国 2030"规划纲要》，从而也推动了"全民运动"的开展。为了保障人民群众在运动中尽可能减少意外事件的发生，很多学者开展了年龄与运动相关特征之间关系的一系列研究，以期通过科学数据，促进健康运动。某学者通过严谨设计，获得了某地 23 名正常成年女性运动后最大心率的数据，见表 12-1。

表 12-1　23 名正常成年女性的年龄（岁）与运动后最大心率（次/分）

序号 (1)	年龄 X (2)	心率 Y (3)	序号 (1)	年龄 X (2)	心率 Y (3)
1	46	169	13	35	185
2	43	173	14	48	162
3	36	182	15	35	185
4	43	172	16	46	167
5	40	177	17	44	171
6	37	178	18	37	178
7	46	167	19	43	171
8	36	180	20	33	186
9	36	179	21	41	175
10	37	178	22	37	178
11	33	190	23	40	177
12	35	186			

思考：

1. 该研究数据显示，正常成年女性的年龄与运动后最大心率之间是何种关系？
2. 该研究数据结果对"全民运动"有何指导意义？

第十一章中介绍了对每个研究对象同时观测两个指标的成对数据进行关联性分析的方法，在本章我们将讨论成对观测数据中变量间的数量依存性的回归分析（regression analysis）方法。

第一节　直线回归的概念和适用条件

一、直线回归的概念

统计学中，"回归（regression）"一词最早由英国生物统计学家 F. Galton（1822—1911）在 1886 年发表的论文 *Regression towards Mediocrity in Hereditary Stature* 中提出。该论文研究了儿子身高（Y）与父亲的身高（X）的关系，发现身材高大的父亲所生儿子的身高很多要比其父亲矮，而身材矮小的父亲所生儿子的身高很多要比其父亲高；也就是说，无论是身材高还是矮的父亲所生儿子的身高有向人群的平均身高靠拢的"回归"趋势，这就是"回归"的生物学内涵。后来在统计学中，用"回归"来描述变量 Y 随变量 X 的变化而变化的规律，该规律可体现在回归模型（regression model）中。

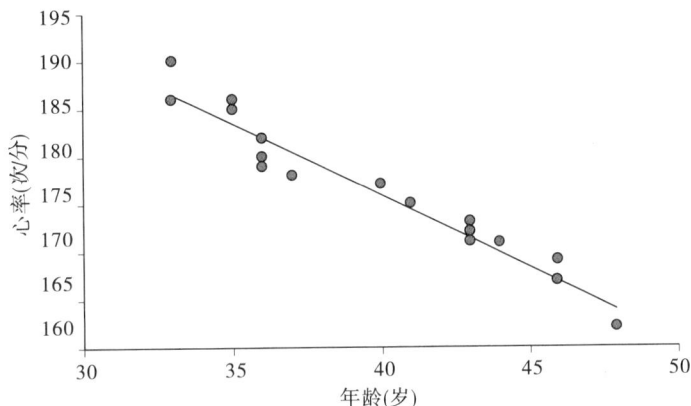

图 12－1　23 名正常成年女性的年龄与运动后最大心率的散点图

我们对表 12－1 的数据进行统计处理。描述运动后最大心率与年龄的依存变化的数量关系时，将年龄作为自变量（independent variable），也称解释变量（explanatory variable），用 X 表示；运动后最大心率作为因变量（dependent variable），也称应变量（response variable）或反应变量，用 Y 表示。在直角坐标系上，得到如图 12－1 的散点图，可见运动后最大心率 Y 随年龄 X 增加而减小，且呈直线变化趋势，但并非所有的点恰好都在一条直线上。这与两变量间严格对应的函数关系不同，称为直线回归（linear regression）。直线回归是回归分析中最基本、最简单的一种，故又称简单线性回归（simple linear regression）。

直线回归的统计学模型（statistical model）为：

$$\mu_{Y|X} = a + \beta X \tag{12-1}$$

其中，$\mu_{Y|X}$ 为 X 取某个值时所对应的 Y 的条件总体均数；a 为回归直线的截距（intercept）或常数项（constant term），表示 X 取值为 0 时，Y 的总体均值；β 是回归直线的回归系数（regression coefficient）或斜率（slope），表示 X 改变一个单位时 Y 的总体均值改变的量。应用该模型，可通过自变量（X）的变化，来预测因变量（Y）的情况。

图 12－2 为直线回归模型示意图。图中直线显示条件总体均数 $\mu_{Y|X}$ 随着 X 取值的变化而变化。三条正态分布曲线反映了在总体中因变量 Y 的值随着自变量 X 的三个不同取值而分别呈现三个正态分

布 $Y_i \sim N(\alpha + \beta X_i, \sigma^2)$ ，而三个正态分布的总体均值 $\mu_{Y|X_i}$ 在一条回归直线上。

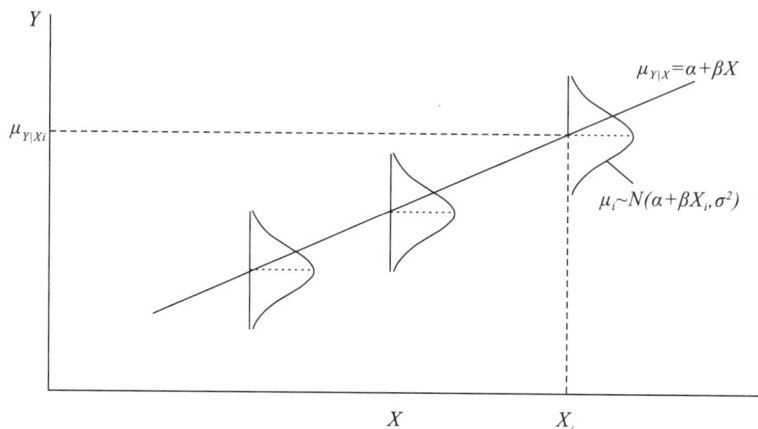

图 12 – 2 直线回归模型示意图

通常情况下，研究者只能获取一定数量的样本数据，用该样本数据建立的有关 Y 依 X 变化的线性表达式称为回归方程（regression equation）。

用直线回归方程（linear regression equation）表示两个数值变量间依存关系的统计分析方法称为直线回归，属于双变量分析范畴。如果一个变量（Y）随另一变量（X）的变化而变化，并且它们的数量变化关系可在直角坐标系中呈现直线趋势，我们可以用一个直线方程来描述这两个变量间的依存变化关系，该直线方程叫做直线回归方程，其形式为：

$$\hat{Y} = a + bX \tag{12 – 2}$$

式中，$\hat{Y}$ 称作 Y 估或 Y 预，是在给定 X 时，正态分布 Y 的总体均值 μ_{YX} 的估计值（预测值），可理解为当给定某一个体的值 X，假定所有值为 X 的此类个体对应的 Y 值呈正态分布，Y 的平均值即为 $\hat{Y}$；a 称作截距或常数项，是直线回归模型中 α 的估计值，为回归直线或其延长线与 Y 轴交点的纵坐标值，当 $a > 0$ 时，交点在原点的上方，当 $a < 0$ 时，交点在原点的下方，当 $a = 0$ 时，交点在原点处；b 称作回归系数或斜率，是直线回归模型中 β 的估计值，含义是当自变量 X 变动一个单位时，因变量 Y 平均变化 b 个单位，当 $b > 0$ 时，表示 Y 随 X 增大而增大，当 $b < 0$ 时，表示 Y 随 X 增大而减小，当 $b = 0$ 时，表示直线与 X 轴平行，即 Y 与 X 无直线关系。

二、直线回归的适用条件

在探讨两变量（X，Y）的关系时，两变量需满足以下条件，才能使用直线回归分析。

1. 线性（linearity）　指因变量 Y 的总体均数与自变量 X 呈线性关系，可通过绘制（X，Y）的散点图或者残差图来判断线性关系是否成立。

知识链接

残差与残差图

在回归分析中，残差图对数据分析非常重要，可用来评价回归直线与散点的接近程度。

残差（residuals）指因变量 Y_i 的观测值与基于回归直线的预测值 $\hat{Y}_i$ 之间的差，即：残差 e_i = 观测值 Y_i − 预测值 $\hat{Y}_i$。

残差图（residual plots）指因变量 Y_i 的残差值相对于自变量 X_i 的散点图。

2. 独立性（independent） 指在变量 X（或 Y）中任意两个观测值之间相互独立，互不影响。如果该条件不成立，获得的 n 个个体的资料，实际上提供的信息并没有 n 个那么多，导致回归估计值不够准确和精确。通常利用专业知识来判断资料是否独立。

3. 正态性（normality） 指自变量 X_i 固定时，其对应的因变量 Y_i 服从正态分布。可通过残差直方图或正态概率（P-P）图来判断。

4. 方差齐（homogeneity of variance） 指在自变量 X 的取值范围内，无论 X 取何值，对应的因变量 Y 的方差相等，可通过 (X, Y) 的散点图来判断等方差性。如果数据不满足等方差条件，可试用变量变化使其方差齐性化后再进行线性回归分析。

数据在不满足适用条件的情况下进行直线回归分析，将影响回归系数估计的精度和假设检验的 P 值，甚至可能得到专业上无法解释的结论，这样的数据可寻求最能适合客观实际的非线性模型。

第二节　直线回归方程的估计

一、直线回归方程估计的最小二乘法原则

在图 12-1 中可发现，散点图中的每个点并不是全部落在回归直线上，也就是说，如果在散点图的基础之上做出一条回归直线，不同的人来用视觉观察来绘制，可能会得到不完全一样的直线。所以，需要有一套更加科学合理的方法而不是用视觉观察，客观地绘制出一条能尽可能靠近每一个点的直线作为回归直线。

根据前文提到的残差，我们可以考虑用某个方法做出一条直线，使得每一个观察值 Y 与相应预测值 $\hat{Y}$ 的残差的平方和最小，这个方法就是最小二乘法（least square method，LSM）。图 12-1 中的直线就是利用最小二乘法拟合的回归直线。最小二乘法思想的示意图见图 12-3。

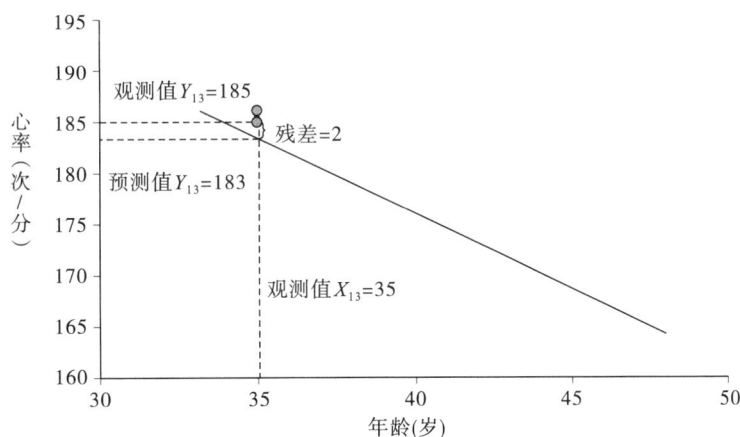

图 12-3　最小二乘法思想示意图

在图 12-2 直线回归模型示意图中不难发现，针对总体而言，某一个自变量 X 对应的 Y 值有若干个，并且呈正态分布。根据前面章节介绍的正态分布的相关指标与特征，也不难理解使用最小残差平方和来拟合回归直线的原因。

二、直线回归系数的估计方法

前文提到，直线回归的方程式为 $\hat{Y} = a + bX$ 。根据最小二乘法的思想，我们要找到使所有残差的平方和 $\sum e_i^2$ 即 $\sum [Y_i - (a + bX_i)]^2$ 最小的一条直线，只要我们能求得回归直线方程中的截距 a 和斜率 b 即可。利用求极值的方法，可得出：

$$b = \frac{\sum(X - \bar{X})(Y - \bar{Y})}{\sum(X - \bar{X})^2} = \frac{\sum XY - \sum X \sum Y/n}{\sum X^2 - (\sum X)^2/n} = \frac{l_{XY}}{l_{XX}} = r\frac{S_X}{S_Y} \qquad (12-3)$$

$$a = \bar{Y} - b\bar{X} \qquad (12-4)$$

式中，l_{XY}、l_{XX}、r 为第十一章直线相关部分的知识，不再赘述；S_X、S_Y 分别为自变量 X 和因变量 Y 的标准差。

例 12.1 已知表 12-1 中 23 名成年女性的数据，年龄为自变量（X），心率为因变量（Y）。我们整理表 12-1 为回归系数计算表，见表 12-2。

表 12-2 23 名正常成年女性的年龄与运动后最大心率回归系数计算表

序号 (1)	年龄 X（岁）(2)	心率 Y（次/分）(3)	X^2 (4) = (2)²	Y^2 (5) = (3)²	XY (6) = (2)×(3)
1	46	169	2116	28 561	7774
2	43	173	1849	29 929	7439
3	36	182	1296	33 124	6552
4	43	172	1849	29 584	7396
5	40	177	1600	31 329	7080
6	37	178	1369	31 684	6586
7	46	167	2116	27 889	7682
8	36	180	1296	32 400	6480
9	36	179	1296	32 041	6444
10	37	178	1369	31 684	6586
11	33	190	1089	36 100	6270
12	35	186	1225	34 596	6510
13	35	185	1225	34 225	6475
14	48	162	2304	26 244	7776
15	35	185	1225	34 225	6475
16	46	167	2116	27 889	7682
17	44	171	1936	29 241	7524
18	37	178	1369	31 684	6586
19	43	171	1849	29 241	7353
20	33	186	1089	34 596	6138
21	41	175	1681	30 625	7175
22	37	178	1369	31 684	6586
23	40	177	1600	31 329	7080
合计	907	4066	36 233	719 904	159 649

通过最小二乘法可算得回归直线的回归系数为：

$$b = \frac{\sum XY - \sum X \sum Y/n}{\sum X^2 - (\sum X)^2/n} = \frac{159649 - 907 \times 4066/23}{36233 - 907^2/23} = -1.4878(次/分)$$

截距为：

$$a = \overline{Y} - b\overline{X} = \frac{4066}{23} - \left(-1.4878 \times \frac{907}{23}\right) = 235.4561(次/分)$$

所以直线回归方程为：

$$\widehat{Y} = 235.4561 - 1.4878X$$

直线回归方程中，回归系数 $b = -1.4878$ 次/分，表示该人群正常成年女性年龄每增加 1 岁，活动后最大心率就平均减少 1.4878 次/分；截距 $a = 235.4561$ 次/分，表示该人群正常成年女性为 "0" 岁时活动后最大心率的平均值，但该年龄不符合目标人群 "成年" 的特征。因此，在应用回归方程时，切记不要 "超范围" 预测。

应用回归直线，我们可以预测一个特定的自变量 X 值对应的 Y 的平均值（见本章第四节），但要注意，回归直线概括的是整体的趋势，给出的预测值也是针对整体趋势的一个预测，与实际情况并不完全一致。

例如，通过直线回归方程 $\widehat{Y} = 235.4561 - 1.4878X$，将 23 名正常成年女性运动后最大心率的预测值计算出来，见表 12-3 中（4）列。可以发现，预测值与真实值之间并不完全相等。

表 12-3　23 名正常成年女性的年龄与运动后最大心率预测值

序号 （1）	年龄 X（岁） （2）	心率真实值 Y（次/分） （3）	心率预测值 $\widehat{Y}$（次/分） （4）
1	46	169	167
2	43	173	171
3	36	182	182
4	43	172	171
5	40	177	176
6	37	178	180
7	46	167	167
8	36	180	182
9	36	179	182
10	37	178	180
11	33	190	186
12	35	186	183
13	35	185	183
14	48	162	164
15	35	185	183
16	46	167	167
17	44	171	170
18	37	178	180
19	43	171	171
20	33	186	186
21	41	175	174
22	37	178	180
23	40	177	176
合计	—	4066	4061

如果我们在同一坐标系内，根据年龄（X）与心率真实值（Y）绘制散点，根据年龄（X）与心率预测值（$\hat{Y}$）绘制回归直线，便可得到如图 12 - 4 所示的包含回归直线在内的散点图。

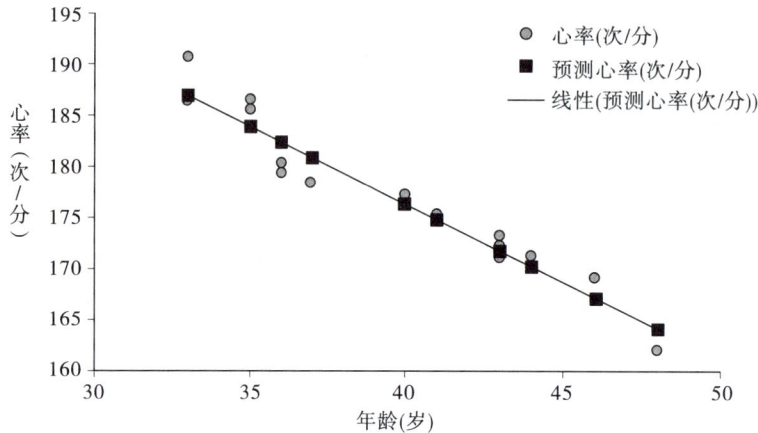

图 12 - 4　23 名正常成年女性的年龄与运动后最大心率的回归直线图

回归直线存在以下特点。

（1）直线必然通过点（$\overline{X},\overline{Y}$）。

（2）如果将直线左端延长与纵轴相交，交点的纵坐标必然等于截距 a。

（3）直线应在 X 实测范围内或实际可应用的范围内进行绘制，不可随意延长，以免出现不符合实际的数值。

（4）直线中的自变量 X（年龄）和因变量 Y（心率）在回归中的作用不同，如果相互交换角色，会得到不同的回归直线。所以自变量、因变量的确定要结合研究目的和科学实际。

根据图 12 - 4 中回归直线、预测心率、实际心率，可计算每个观测值 Y 的残差 e。以每个观测值的自变量 X（年龄）为横坐标，因变量 Y（心率）的残差值为纵坐标，绘制散点图，便得到残差图（图12 -5），可直观地看出残差的分布规律。

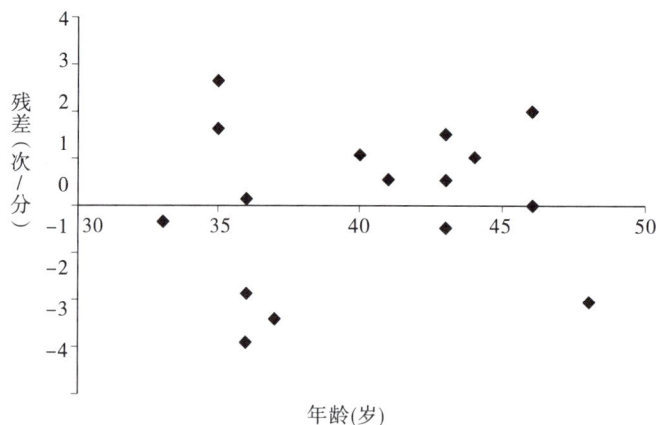

图 12 - 5　23 名正常成年女性的年龄与运动后最大心率残差图

如果回归直线能够完全拟合数据，则残差应全部为 0，所以在残差图中用 0 的水平线作为参照。结合图 12 - 4 和图 12 - 5，回归直线与实际值散点的接近程度越好（直线拟合程度高），残差图的散点应呈现为一条规律且集中于 0 的水平带，如果残差图的散点不是均匀分布于 0 水平线附近，则说明回归直线的拟合效果不是很好。

例 12.2 为探索高中生体育锻炼（中等及以上强度）与肺活量的关系。某中学选择了高二年级的 13 个班级所有男生为研究对象。以班级为单位，了解平均每周锻炼时间（X）和平均肺活量（Y），结果见表 12 - 4。请求出平均每周锻炼时间预测平均肺活量的直线回归方程。

表 12 - 4　13 个班级男生平均每周锻炼时间与平均肺活量回归系数计算表

序号 (1)	平均每周锻炼 时间 X（分钟） (2)	平均肺活量 Y（ml） (3)	X^2 (4) = (2)^2	Y^2 (5) = (3)^2	XY (6) = (2) × (3)
1	85	3 954. 36	7225	15 636 963. 01	336 120. 60
2	88	4 008. 88	7744	16 071 118. 85	352 781. 44
3	91	4 048. 26	8281	16 388 409. 03	368 391. 66
4	92	4 051. 73	8464	16 416 515. 99	372 759. 16
5	97	4 075. 84	9409	16 612 471. 71	395 356. 48
6	98	4 103. 49	9604	16 838 630. 18	402 142. 02
7	98	4 107. 30	9604	16 869 913. 29	402 515. 40
8	99	4 112. 90	9801	16 915 946. 41	407 177. 10
9	101	4 116. 94	10 201	16 949 194. 96	415 810. 94
10	103	4 133. 95	10 609	17 089 542. 60	425 796. 85
11	104	4 142. 08	10 816	17 156 826. 73	430 776. 32
12	104	4 146. 99	10 816	17 197 526. 06	431 286. 96
13	110	4 209. 07	12 100	17 716 270. 26	462 997. 70
合计	1270	53 211. 79	124 674	217 859 329. 10	5 203 912. 63

（1）将原始数据在直角坐标系中绘制散点图（图 12 - 6）。可见平均每周锻炼时间（X）与平均肺活量（Y）呈线性趋势，可进一步建立直线回归方程。

（2）计算回归系数 b 与截距 a

本例 $n = 13$，$\sum X = 1270$，$\sum X^2 = 124\ 674$，$\sum Y = 53\ 211.\ 79$，$\sum XY = 5\ 203\ 912.\ 63$。代入式（12 - 3）和（12 - 4）得：

$$b = \frac{\sum XY - \sum X \sum Y / n}{\sum X^2 - (\sum X)^2 / n} = \frac{5203912.\ 63 - 1270 \times 53211.\ 79/13}{124674 - 1270^2/13} = 9.\ 1441\ (\text{ml})$$

$$a = \overline{Y} - b\overline{X} = \frac{53211.\ 79}{13} - 9.\ 1441 \times \frac{1270}{13} = 3199.\ 9067\ (\text{ml})$$

直线回归方程：$\widehat{Y} = 3199.\ 9067 + 9.\ 1441X$

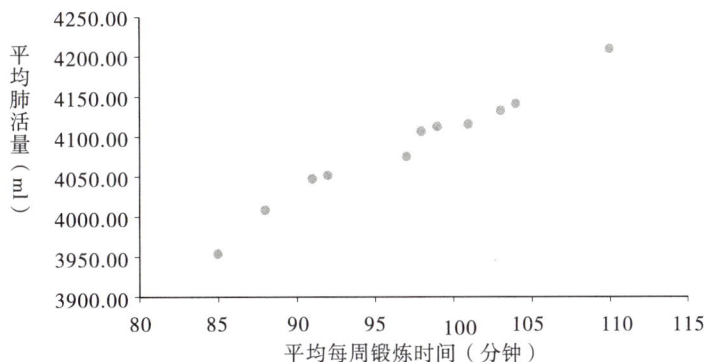

图 12 - 6　13 个班级男生平均每周锻炼时间与平均肺活量散点图

（3）总体回归系数 β 的假设检验（见本章第三节）。

（4）绘制回归曲线。

在自变量 X 的实测范围内远端取 X_1、X_2 两个数值，分别代入直线回归方程，求出相应的 $\widehat{Y}$ 值，得两点坐标，连接此两点的直线即为回归直线。

$$当 X_1 = 85，\widehat{Y}_1 = 3199.9067 + 9.1441 \times 85 = 3977.1552$$

$$当 X_2 = 110，\widehat{Y}_2 = 3199.9067 + 9.1441 \times 110 = 4205.7577$$

连接两点坐标（85，3 977.1552）和（110，4 205.7577）得回归直线（图 12 -7）。

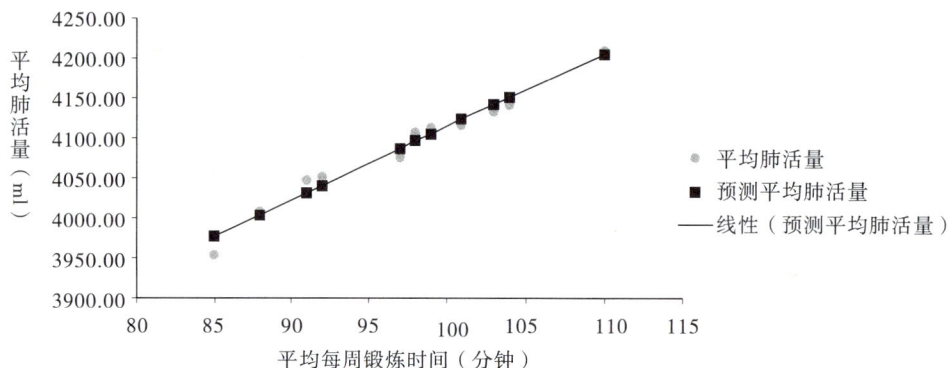

图 12 -7 13 个班级男生平均每周锻炼时间与平均肺活量的回归直线图

由图 12 -7 可见，在一定强度下的体育锻炼时间越长，人体肺活量也趋于增大，肺活量 Y 随锻炼时长 X 的变化呈直线趋势。

第三节　总体回归系数 β 的统计推断

例 12.1 和例 12.2 中建立的直线回归方程 $\widehat{Y} = a + bX$ 中的回归系数 b 和截距 a 都是由样本资料计算而来的。样本研究都存在抽样误差，可能会出现（X，Y）的总体回归系数 $\beta = 0$，但是样本 b 值并不是 0 的情况。所以，我们需要对样本回归系数 b 进行统计推断，来判断总体回归系数 β 是否不等于 0。

前面章节中介绍了统计推断的两类方法，参数估计和假设检验。下面我们来介绍总体回归系数 β 的置信区间计算和假设检验方法。

一、样本回归系数 b 的标准误

在样本研究中，计算所得的回归系数 b 存在抽样误差，即标准误，用 S_b 表示。S_b 的计算公式为：

$$S_b = \frac{S_{Y \cdot X}}{\sqrt{l_{XX}}} \tag{12 - 5}$$

$$S_{Y \cdot X} = \sqrt{\frac{\sum (Y - \widehat{Y})^2}{n - 2}} = \sqrt{\frac{\sum (Y - \overline{Y})^2 - b^2 l_{XX}}{n - 2}} \tag{12 - 6}$$

式中，$S_{Y \cdot X}$ 为残差的标准误（standard error of residual），又称剩余标准差（residual standard deviation），表示扣除 X 对 Y 的影响后，Y 对于回归直线的离散程度；l_{XX} 表示自变量 X 的离均差平方和（见第十一章）；$\sum (Y - \widehat{Y})^2$ 为残差平方和，又称剩余平方和，详见下文总体回归系数 β 的方差分析。

二、总体回归系数 β 的置信区间

总体回归系数 β 的双侧 $1 - \alpha$ 置信区间计算公式为：

$$(b - t_{\alpha/2,(n-2)} S_b, b + t_{\alpha/2,(n-2)} S_b) \tag{12-7}$$

例 12.3 试估计例 12.1 中总体回归系数 β 的双侧 95% 置信区间。

由例 12.1 得知，$b = -1.4878$

$$\Sigma (Y - \overline{Y})^2 = \Sigma Y^2 - (\Sigma Y)^2/n = 1105.9130$$

$$\Sigma (X - \overline{X})^2 = \Sigma X^2 - (\Sigma X)^2/n = 465.6522$$

由式（12-6）得：

$$S_{Y \cdot X} = \sqrt{\frac{\Sigma (Y - \overline{Y})^2 - b^2 l_{XX}}{n - 2}} = \sqrt{\frac{1105.9130 - 1030.8290}{23 - 2}} = 1.8909$$

由式（12-5）得：

$$S_b = \frac{S_{Y \cdot X}}{\sqrt{l_{XX}}} = \frac{1.8909}{\sqrt{465.6522}} = 0.0876$$

由式（12-7）得：

$$t_{\alpha/2,(n-2)} = t_{0.05/2,21} = 2.080$$

$$b \pm t_{\alpha/2,(n-2)} S_b = -1.4878 \pm 2.080 \times 0.0876 = (-1.6700, -1.3056)$$

根据现有样本资料，估计总体回归系数 β 的双侧 95% 置信区间为（-1.6700，-1.3056）（次/分），该区间不包括 0。按 $\alpha = 0.05$ 水准，可以认为总体回归系数 β 不为 0，正常成年女性年龄与运动后最大心率有直线回归关系。

三、总体回归系数 β 的假设检验

根据假设检验的原理，以 $\beta = 0$ 为原假设，可通过 t 检验或方差分析对该假设进行检验。

（一）t 检验

回归系数 β 的 t 检验公式为：

$$t_b = \frac{b - \beta}{S_b}$$

当 H_0 成立时，$\beta = 0$，则：

$$t_b = \frac{b - \beta}{S_b} = \frac{b - 0}{S_b} = \frac{b}{S_b} \tag{12-8}$$

例 12.4 对例 12.1 中回归方程 $\widehat{Y} = 235.4561 - 1.4878X$ 的回归系数进行 t 检验。

（1）建立假设，确定检验水准

$H_0: \beta = 0$，即年龄与最大心率间无直线回归关系

$H_1: \beta \neq 0$，即年龄与最大心率间有直线回归关系

$\alpha = 0.05$

（2）计算检验统计量 t 值

由前文得知，$b = -1.4878$，$S_b = 0.0876$，代入式（12-8）得：

$$t_b = \frac{b}{S_b} = \frac{-1.4878}{0.0876} = -16.9797, \quad \nu = 23 - 2 = 21$$

（3）确定 P 值，做出统计推断

根据 $\nu = 21$ ，查 t 界值表（附表2），得 $t_{\alpha/2,(n-2)} = t_{0.05/2,21} = 2.080$ ，$|t_b| > 2.080$，故 $P < 0.05$ 。按 $\alpha = 0.05$ 水准，拒绝 H_0，接受 H_1，差异有统计学意义，可以认为正常成年女性年龄与运动后最大心率有直线回归关系。

（二）方差分析

根据方法分析的基本思想，在直线回归的方差分析中，需要将因变量 Y 的变异 $\Sigma (Y - \overline{Y})^2$ 进行分解。首先：

$$Y - \overline{Y} = (\widehat{Y} - \overline{Y}) + (Y - \widehat{Y})$$

经推导可得：

$$\Sigma (Y - \overline{Y})^2 = \Sigma (\widehat{Y} - \overline{Y})^2 + \Sigma (Y - \widehat{Y})^2 \qquad (12-9)$$

式中，$\Sigma (Y - \overline{Y})^2$ 是 Y 的离均差平方和，表示因变量 Y 的总变异，用 $SS_{总}$ 表示，其自由度 $\nu_{总} = n - 1$；$\Sigma (\widehat{Y} - \overline{Y})^2$ 称为回归平方和，反映了在 Y 的总变异中，可以用 Y 与 X 的回归关系解释的那部分变异，用 $SS_{回}$ 表示，自由度 $\nu_{回} = 1$，$SS_{回}$ 越大，说明回归效果越好；$\Sigma (Y - \widehat{Y})^2$ 称为残差平方和或剩余平方和，反映了除 X 对 Y 的回归关系影响之外的所有随机因素对 Y 的变异的作用，属于随机误差，用 $SS_{残}$ 或 $SS_{剩}$ 表示，自由度 $\nu_{残} = n - 2$，$SS_{残}$ 越小，说明回归效果越好。

在直线回归中，上述各离均差平方和以及相应的自由度之间的关系为：

$$SS_{总} = SS_{回} + SS_{残} \qquad (12-10)$$
$$\nu_{总} = \nu_{回} + \nu_{残} \qquad (12-11)$$
$$\nu_{总} = n-1, \quad \nu_{回} = 1, \quad \nu_{残} = n-2 \qquad (12-12)$$

由上述离均差平方和及其自由度的分解可见，当 β 接近于 0 时，回归关系对 Y 的总变异影响越小，出现较小的 $SS_{回}$ 和较大的 $SS_{残}$ 的可能性较大；而 β 远离 0 时，回归关系对 Y 的总变异影响大，出现较大的 $SS_{回}$ 和较小的 $SS_{残}$ 的可能性较大。所以，相对于随机误差 $SS_{残}$ 而言，回归关系所解释的变异 $SS_{回}$ 越大，越有理由认为 $\beta \neq 0$ 。如果两变量间总体回归关系确实存在，回归关系对 Y 的总变异的贡献应大于随机误差，大到何种程度时可以认为具有统计学意义，可根据 $SS_{回}$ 与 $SS_{残}$ 的关系构造 F 统计量：

$$F = \frac{MS_{回}}{MS_{残}} = \frac{SS_{回} / \nu_{回}}{SS_{残} / \nu_{残}} \qquad (12-13)$$

式中，$MS_{回}$ 为回归均方，$MS_{残}$ 为残差均方。在 $H_0 : \beta = 0$ 成立的假设前提下，统计量 F 服从自由度为 $(\nu_{回}, \nu_{残})$ 的 F 分布。

结合前文相关公式，$SS_{回}$ 可直接计算，公式为：

$$SS_{回} = b\, l_{XY} = l_{XY}^2 / l_{XX} = b^2\, l_{XX} \qquad (12-14)$$

例 12.5 对例 12.1 中回归方程 $\widehat{Y} = 235.4561 - 1.4878X$ 的回归系数进行方差分析。

（1）建立假设，确定检验水准

$H_0 : \beta = 0$ ，即年龄与最大心率间无直线回归关系

$H_1 : \beta \neq 0$ ，即年龄与最大心率间有直线回归关系

$\alpha = 0.05$

（2）计算检验统计量 F 值

$$SS_{总} = \Sigma (Y - \overline{Y})^2 = 1105.9130$$
$$SS_{回} = b^2\, l_{XX} = 1030.8295, \nu_{回} = 1$$

$$SS_{残} = SS_{总} - SS_{回} = 75.0836, \nu_{残} = n - 2 = 21$$

$$= \frac{SS_{回}\ /\ \nu_{回}}{SS_{残}\ /\ \nu_{残}} = \frac{1030.8295}{3.5754} = 288.3110$$

（3）确定 P 值，做出统计推断

根据 $\nu_1 = 1, \nu_2 = 21$，查 F 界值表（附表4），$F_{\alpha,(\nu_1,\nu_2)} = F_{0.05,(1,21)} = 4.32$，计算得的 $F > 4.32$，故 $P < 0.05$。按 $\alpha = 0.05$ 水准，拒绝 H_0，接受 H_1，差异有统计学意义，可以认为正常成年女性年龄与运动后最大心率有直线回归关系（表12-5）。

表 12-5　方差分析表

变异来源	平方和（SS）	自由度 ν	均方（MS）	F	P
总变异	1105.9130	22			
回归	1030.8295	1	1030.8295	288.3110	< 0.05
残差	75.0836	21	3.5754		

由例12.4和例12.5的检验统计量值可得 $t_b^2 = (-16.9797)^2 = 288.3110 = F$。因此，在直线回归中，对同一组数据进行总体回归系数 β 的假设检验，方差分析和 t 检验结论是一致的。

第四节　直线回归的应用

一、统计预测

利用回归方程进行统计预测，就是将自变量 X_p 代入回归方程中，对因变量 Y 的个体值进行估计。当给定数值 X_p 后，人群中对应的个体值 Y 也不会只有一个值，而是在一个范围内波动，其标准差为 $S_{Y|X_p}$。

当 $X = X_p$ 时，个体 Y 值的双侧（$1-a$）预测区间为：

$$(\widehat{Y} - t_{a/2,(n-2)}\ S_{Y|X_p}, \widehat{Y} + t_{a/2,(n-2)}\ S_{Y|X_p}) \tag{12-15}$$

式中，

$$S_{Y|X_p} = S_{Y \cdot X} \sqrt{1 + \frac{1}{n} + \frac{(X_p - \overline{X})^2}{l_{XX}}} \tag{12-16}$$

例12.6　在例12.2中，平均运动时长与平均肺活量的直线回归方程为 $\widehat{Y} = 3199.9067 + 9.1441X$。我们以 $X_p = 105$ 分钟为例，计算对应 Y 值的95%预测区间。

$$\widehat{Y} = 3199.9067 + 9.1441 \times 105 = 4160.0372$$

$$\Sigma (Y - \overline{Y})^2 = \Sigma Y^2 - (\Sigma Y)^2/n = 52052.5489, l_{XX} = \Sigma X^2 - (\Sigma X)^2/n = 604.7692$$

$$S_{Y \cdot X} = \sqrt{\frac{\Sigma (Y - \overline{Y})^2 - b^2\ l_{XX}}{n - 2}} = 11.6192$$

$$\overline{x} = \frac{1207}{13} = 97.6923$$

$$S_{Y|X_p} = S_{Y \cdot X} \sqrt{1 + \frac{1}{n} + \frac{(X_p - \overline{x})^2}{l_{XX}}} = 11.6192 \times 1.0795 = 12.5424$$

$$t_{a/2,(n-2)} = t_{0.05/2,11} = 2.201$$

$X_p = 105$ 时 Y 值的 95% 预测区间为：

$$\hat{Y} \pm t_{a/2,(n-2)} S_{Y|X_p} = 4160.0372 \pm 2.201 \times 12.5424 = (4133.3897, 4186.6847)（ml）$$

当平均运动时长 $X_p = 105$ 分钟时，平均肺活量的 95% 预测区间为（4133.3897，4186.6847）（ml）。该 95% 预测区间含义为：当有 100 个随机抽取的高二班级，它们以班级为单位，男生的平均运动时间都为 105 分钟，这些班级男生的平均肺活量 Y 的 100 个值，有 95 个值落在（4133.3897，4186.6847）（ml）之间。结合图 12 - 2，有助于理解上述含义。

二、统计控制

在某些情况下，我们需要控制因变量 Y 值的范围，比如通过控制胰岛素的量使血糖低于 6.0mmol/L，通过控制燃油车数量使空气中 NO_2 浓度低于 $200\mu g/m^3$。完成这样的工作，需要在直线回归方程的基础之上进行统计运算，得到自变量 X 的取值，这就是统计控制，实际上就是利用回归方程进行的逆运算。

例 12.7 在一项关于儿童血铅浓度（$\mu g/L$）X 与智力 Y 之间关系的研究中，研究者测量了某地 63 名高血铅（$100\mu g/L$）儿童的血铅水平和智力水平（分），建立了回归方程 $\hat{Y} = 167.5418 - 0.4697X$，残差标准误 $S_{Y.X} = 1.4221$。试分析，若要将该地儿童智力评分控制在不低于 110 分，血铅应控制在什么水平？

通过分析得知，应使用式（$\hat{Y} - t_{a/2,(n-2)} S_{Y|X_p}$，$\hat{Y} + t_{a/2,(n-2)} S_{Y|X_p}$）进行逆估计，由于是单侧检验，所以使用 $X = \hat{Y} - t_{a,(n-2)} S_{Y|X_p}$，控制水准为 95%。

已知 $n = 63$，$S_{Y.X} = 1.4221$（用来估计 $S_{Y|X_p}$），$t_{a,(n-2)} = t_{0.05,61} \approx t_{0.05,61} = 1.671$

所以 $X = \hat{Y} - t_{a,(n-2)} S_{Y|X_p} = 110 - 1.671 \times 1.4221 = 107.6237（\mu g/L）$

因此，欲将该地儿童智力评分控制在不低于 110 分，血铅应控制在 $107.6237\mu g/L$ 以下。

第五节　直线回归分析需注意的事项

1. 两变量的直线回归要有实际意义　在对两变量分析时，如果考虑进行回归分析，那么两变量之间在现实中必须有相互关系，而不应随意关联。

2. 自变量和因变量的确定　欲对两变量进行回归分析，如果两变量因果关系明确，则把原因变量定义为自变量 X，把结局变量定义为因变量 Y；但如果两变量因果关系难以确定，则以易于测量或变异程度较小的变量定义为自变量 X，另一变量为因变量 Y。

3. 直线回归分析的资料必须满足适用条件　切忌不进行资料条件验证，盲目开展回归分析，很有可能得到违背科学实际的结论。

4. 直线回归分析过程较为复杂　参照例 12.2 的解题过程，应先做散点图，分析数据是否存在线性关系，同时可以发现可能的一些异常值，再按最小二乘法原则计算回归系数和截距，对回归系数进行统计推断，然后根据回归方程绘制回归直线。

5. 直线谨慎外延　使用回归方程进行统计预测和统计控制时，要把取值范围控制在样本值范围内。回归直线是根据样本资料拟合而来的，当数据超出样本范围，直线回归方程成立的概率无法判断，故数据外推应慎重。

6. 注意样本与总体间的差异　样本与总体的差异客观存在。在直线回归分析中，无论是回归直线的 a,b 求解，还是回归直线的应用，都是以样本资料为基础的，都有一定概率不符合总体特征的，所以在对预测的结果下结论时，切忌出现对总体特征给予肯定的口吻，如"一定""肯定""绝对"等，而是要用一些如"可以认为""尚不能认为"等隐含一定概率的语言。

第六节 直线相关与直线回归的区别与联系

一、区别

1. 资料要求不同 相关分析中要求两变量呈双变量正态分布；回归分析中要求因变量 Y 服从正态分布，而自变量 X 是能精确测量。

2. 统计意义不同 相关系数说明两个变量间关系的密切程度；回归方程说明两个变量间的数量依存关系，回归分析不仅能解释自变量 X 对因变量 Y 的影响大小，还可以用来进行统计预测和统计控制。

3. 变量关系不同 相关分析体现两变量间的相互伴随关系，不一定有因果关系；回归分析体现两变量的依存关系，分为自变量 X 和因变量 Y，表达 Y 随 X 改变的情况。

二、联系

1. 两变量关系的方向一致 对同一组资料若同时进行相关系数 r 和回归系数 b 的计算，两个系数的正负号是一致的。如果都为负号，r 值表示一个变量变大而另一个变量则变小，两变量反向变化；b 值表示自变量 X 每增加一个单位，因变量 Y 平均减少 b 个单位。

2. 假设检验等价 对同一组资料进行 t 检验，$t_r = t_b$。由于 t_b 的计算复杂，常以 r 的假设检验代替 b 的假设检验。

3. r 值与 b 值可相互换算

$$r = \frac{l_{XY}}{\sqrt{l_{XX} l_{YY}}} = \frac{l_{XY}}{l_{XX}} \sqrt{\frac{l_{XX}}{l_{YY}}} = b \sqrt{\frac{l_{XX}}{l_{YY}}} \qquad (12-17)$$

4. 相关和回归可以相互解释

$$r^2 = \frac{l_{XY}^2}{l_{XX} l_{YY}} = \frac{l_{XY}^2 / l_{XX}}{l_{YY}} = \frac{SS_{回}}{SS_{总}} \qquad (12-18)$$

由上式可见，r^2 越接近 1，回归平方和（$SS_{回}$）在总平方和（$SS_{总}$）中所占的比重越大，残差平方和（$SS_{残}$）占比就越小，回归效果越好。如果回归平方和（$SS_{回}$）在总平方和（$SS_{总}$）中所占的比重越大，r^2 就越接近 1，则表明 Y 与 X 之间的相关程度越密切。

知识链接

决定系数

在回归分析中，用 R^2 或 r^2 来表示决定系数（coefficient of determination）。R^2 取值在 $0 \sim 1$，且无单位。它反映了回归贡献的相对程度，在应用中，通过决定系数大小来反映回归的实际效果。即在因变量 Y 的总变异（$SS_{总}$）中，由 Y 与 X 的回归关系所能解释的变异（$SS_{回}$）所占的比例。

实训九 直线回归分析

【实训目的】

1. 巩固直线回归方程的分析与应用过程。

2. 熟悉直线回归分析的 SPSS 程序操作步骤和 Excel 在数据整理过程中的应用。

3. 学会运用直线回归方程，分析社会问题，预测事件变化。

【实训准备】

1. 物品 计算机。

2. 环境 MS Windows 系统、IBM SPSS Statistics 统计软件、MS office excel 软件等。

【实训学时】

2 学时。

【实训内容、方法与结果】

一、案例 1

（一）实例分析

根据表 12 - 1 资料，研究正常成年女性的年龄与运动后最大心率的依存关系数据。我们通过 SPSS 对两变量的依存关系进行直线回归分析。

由于变量年龄易于测量，并且稳定，确定其为自变量（X），运动后最大心率确定为因变量（Y）。

（二）SPSS 软件的操作

1. 在 SPSS 统计软件中建立数据文件

（1）建立数据库，定义变量 启动 SPSS，单击 SPSS 界面左下角的"变量视图"标签，建立三个变量，变量名分别为"序号""年龄""心率"。以上变量均为数字型，宽度和小数位数根据数据进行相应设置（实训图 9 - 1）。

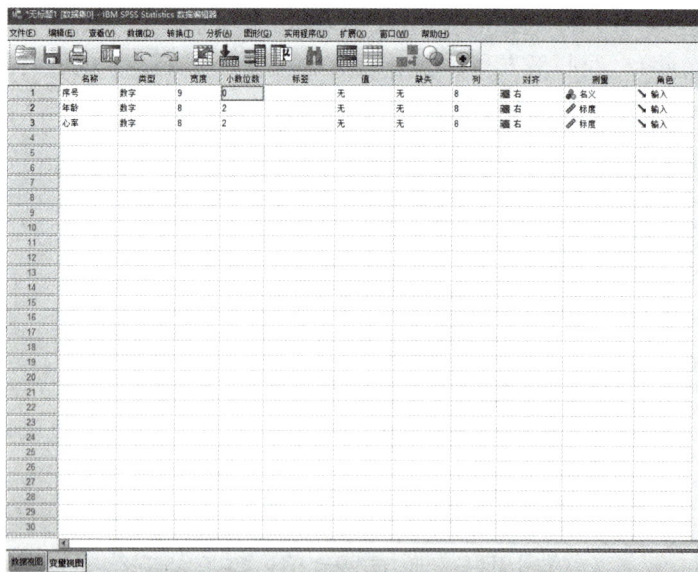

实训图 9 - 1 SPSS 变量视图窗口

（2）输入数据 单击左下角的"数据视图"标签，分别对三个变量录入数据。将表 12 - 1 内的数据输入对应的变量列内（实训图 9 - 2）。

（3）保存数据　点击"数据编辑器窗口"工具栏左上角的"文件"→"保存"（实训图9－3）。

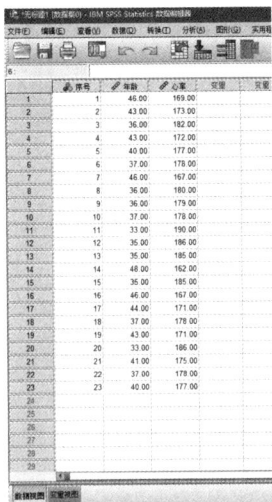

实训图 9－2　SPSS 数据视图窗口

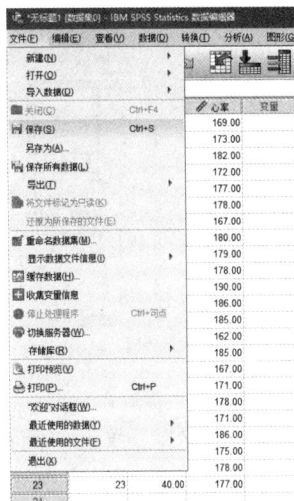

实训图 9－3　数据保存方式指示

弹出"将数据另存为"对话框，在"文件名"栏里填写"案例1. sav"（实训图9－4），点击"保存"。

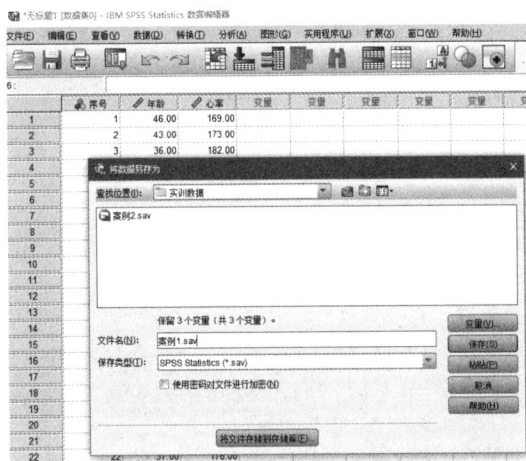

实训图 9－4　数据保存位置指示

2. 绘制散点图

（1）点击工具栏"图形"→"旧对话框"→"散点图/点图"（实训图9－5）。

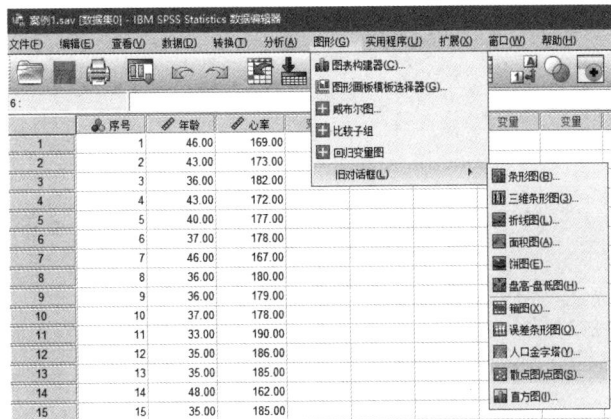

实训图 9－5　散点图绘制步骤 1

（2）在"散点图/点图"对话框，点击选择"简单散点图"（实训图9-6）。

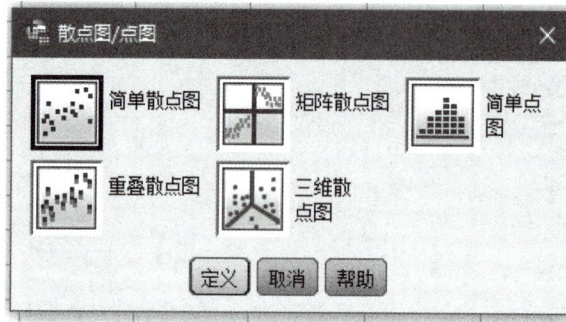

实训图9-6 散点图绘制步骤2

（3）再点击"定义"，弹出"简单散点图"对话框，将"年龄"选入X轴，"心率"选入Y轴（实训图9-7），点击"确定"提交系统运行。

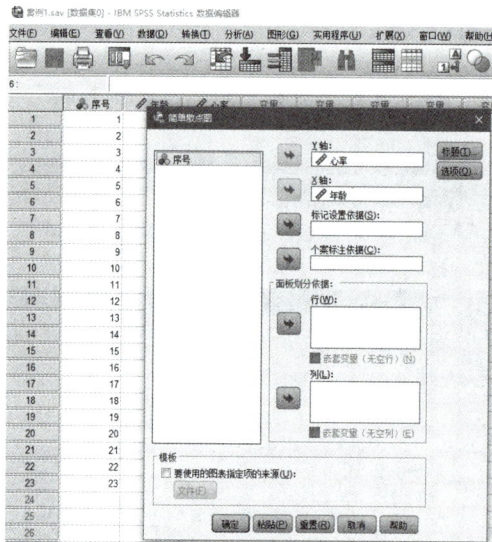

实训图9-7 散点图绘制步骤3

（4）输出结果。提交系统运行后，弹出"查看器"，输出了"年龄"为X轴，"心率"为Y轴的散点图（实训图9-8）。

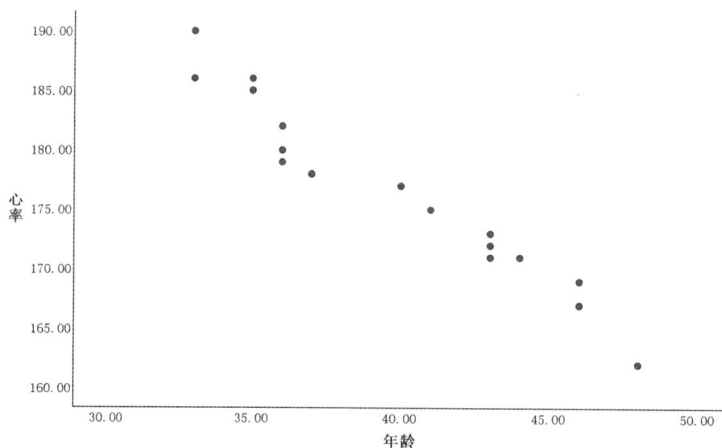

实训图9-8 散点图绘制结果

结果解释：年龄与心率的散点呈直线趋势，提示两变量之间呈线性关系，可以进行直线回归分析。

3. 直线回归分析 包括回归系数和截距的计算、直线回归方程的建立和总体回归系数 β 的参数估计与假设检验。

（1）在"数据编辑器"界面，点击工具栏"分析"→"回归"→"线性"，弹出"线性回归"对话框，将"年龄"选入自变量，"心率"选入因变量（实训图 9-9）。点击"确定"，提交系统运行。

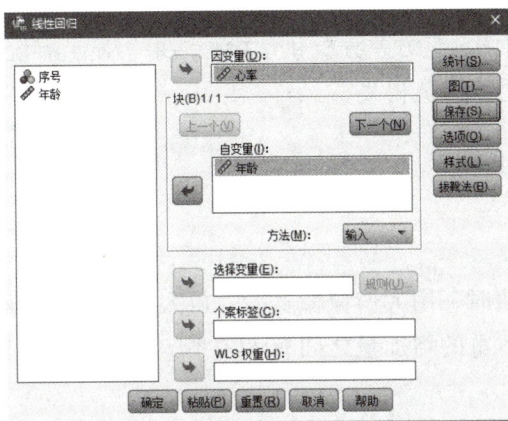

实训图 9-9 线性回归分析指示

（2）输出结果。提交系统运行后，弹出"查看器"，输出结果见实训图 9-10~实训图 9-13。

输入/除去的变量ª

模型	输入的变量	除去的变量	方法
1	年龄ᵇ		输入

a. 因变量：心率
b. 已输入所请求的所有变量。

实训图 9-10 结果 - 变量模型表

结果解释：年龄为引入变量，无剔除变量，引入/剔除方法为 Enter 法（强制进入法）。

模型摘要ᵇ

模型	R	R 方	调整后 R 方	标准估算的错误
1	.965ª	0.932	0.929	1.89087

a. 预测变量：（常量），年龄
b. 因变量：心率

实训图 9-11 结果 - 模型摘要表

结果解释：复相关系数 $R = 0.965$，决定系数 $R^2 = 0.932$。年龄与心率有直线相关性。

ANOVAª

模型		平方和	自由度	均方	F	显著性
1	回归	1030.829	1	1030.829	288.311	.000ᵇ
	残差	75.084	21	3.575		
	总计	1105.913	22			

a. 因变量：心率
b. 预测变量：（常量），年龄

实训图 9-12 结果 - 回归方程的方差分析

结果解释：$F = 288.311$，$P = 0.000$，可认为年龄与心率的直线回归方程成立。

结果解释：① $a = 235.456$，$b = -1.488$；②回归系数的 t 检验结果为 $t = -16.980$，$P = 0.000$。

系数 [a]

模型		未标准化系数		标准化系数		
		B	标准错误	Beta	t	显著性
1	(常量)	235.456	3.478		67.700	0.000
	年龄	-1.488	0.088	-0.965	-16.980	0.000

a. 因变量：心率

实训图 9 – 13　结果 – 系数分析

结论：由于回归系数 b 小于 0，且方差分析和 t_b 检验结果均显示有统计学意义，所以可以认为正常成年女性的年龄与运动后最大心率呈负相关。

二、案例 2

（一）实例分析

某医师研究某种代乳粉价值时，用大白鼠做实验，得大白鼠进食量和体重增加量的资料见实训表 9 – 1，试问大白鼠的进食量与体重的增加量之间有无关系？能否用大白鼠的进食量来估计其体重的增加量？

实训表 9 – 1　大白鼠进食量和体重增加量的资料

动物编号	1	2	3	4	5	6	7	8	9	10	11
进食量（g）	820	780	720	867	690	787	934	679	639	820	780
增重量（g）	165	158	130	180	134	167	186	145	120	150	135

结合实际分析可知，进食量越多就会引起体重的增加越多。所以确定进食量为自变量 X，增重量为因变量 Y。采用 SPSS 统计软件包对该数据进行分析。

SPSS 数据库的建立可以通过直接输入数据，也可以通过导入 Excel 表数据。在实际的科研工作中，往往研究的数据较多，如果直接输入到 SPSS 里需要较多的时间，需要把数据录入到计算机系统，形成电子版形式的资料，这样也就方便了后续的使用。我们以实训表 9 – 1 是可直接编辑状态的 Word 文档为例，介绍如何实现快速导入 SPSS 数据库，并进行统计分析。

实训表 9 – 1 的表格结构不能被 SPSS 直接识别，我们先要通过 Excel 对表内数据结构进行快速调整，再导入 SPSS 进行分析。

（二）Excel 软件的操作

1. 复制实训表 9 – 1 内容　将鼠标指针置于实训表 9 – 1 右上角，当出现十字符号 " ⊞ " 标志时，鼠标左键点击该标志，表格呈被选择状态（实训图 9 – 14）。

动物编号	1	2	3	4	5	6	7	8	9	10	11
进食量（g）	820	780	720	867	690	787	934	679	639	820	780
增重量（g）	165	158	130	180	134	167	186	145	120	150	135

实训图 9 – 14　复制 Word 文档的表到 Excel 的步骤 1

下面开始复制表格，Windows 系统在复制被选定对象时有两种方法。

（1）鼠标指针不动，单击鼠标右键，弹出对话框（实训图 9 – 15），选择对话框中 "复制"。

（2）鼠标不动，键盘上按住 "Ctrl" 键，同时点按 "C" 字母键一次，即使用 "Ctrl + C" 组合键进行复制。

2. 在 Excel 中改变表格结构

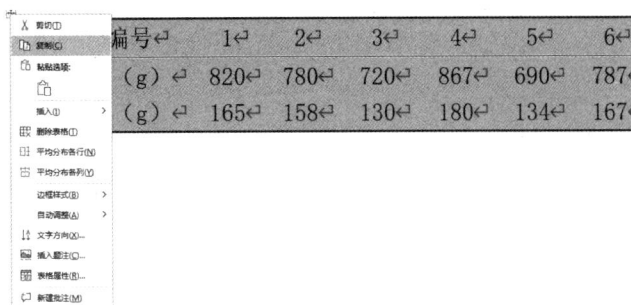

实训图 9 – 15　复制 Word 文档的表到 Excel 的步骤 2

（1）新建空白 Excel 工作簿（工作表），鼠标指针单击工作表的左上角"A1"单元格，此时该单元格应为被选定状态。使用"Ctrl + V"组合键（按动方法同"Ctrl + C"）粘贴被复制的实训表 9 – 1，粘贴出的表格呈被选定状态（实训图 9 – 16），并且表格结构和 Word 里的原表格一样。

实训图 9 – 16　在 Excel 中改变表格结构步骤 1

（2）在实训图 9 – 16 的状态下，直接使用"Ctrl + C"再次复制表格，表格呈被复制状态（实训图 9 – 17），注意区分实训图 9 – 16（被选定）和实训图 9 – 17（被复制）的不同。

实训图 9 – 17　在 Excel 中改变表格结构步骤 2

（3）鼠标指针指向数据表格下方靠左侧的单元格，如"A6"，单击鼠标右键，在"粘贴选项"中选择"转置"（实训图 9 – 18），粘贴出新结构的表格（A6：C17）（实训图 9 – 19）。此表格结构可以被 SPSS 直接正确识别。

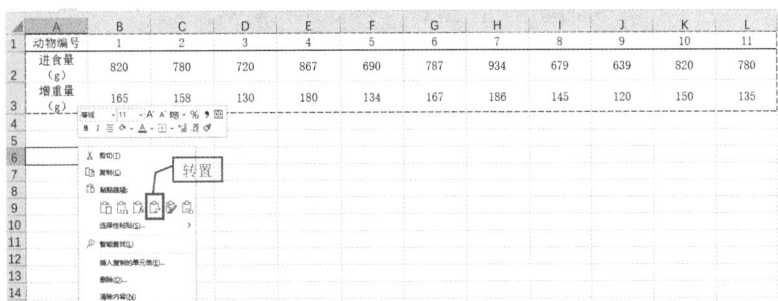

实训图 9 – 18　在 Excel 中改变表格结构步骤 3

实训图 9 – 19　在 Excel 中改变表格结构步骤 4

（4）将第一次粘贴的横向表格删除，仅保留"转置"后的新表格（实训图 9 – 20）。将 Excel 文档保存为"案例 2. xlsx"，关闭 Excel。

	A	B	C	D
1	动物编号	进食量（g）	增重量（g）	
2	1	820	165	
3	2	780	158	
4	3	720	130	
5	4	867	180	
6	5	690	134	
7	6	787	167	
8	7	934	186	
9	8	679	145	
10	9	639	120	
11	10	820	150	
12	11	780	135	
13				
14				

实训图 9 – 20　在 Excel 中改变表格结构步骤 5

（三）SPSS 软件的操作

1. 在 SPSS 统计软件中建立数据文件

（1）导入 Excel 数据　启动 SPSS 软件，在数据编辑器界面，最上面一行工具栏，单击"文件"→"导入数据"→"Excel"（实训图 9 – 21）。

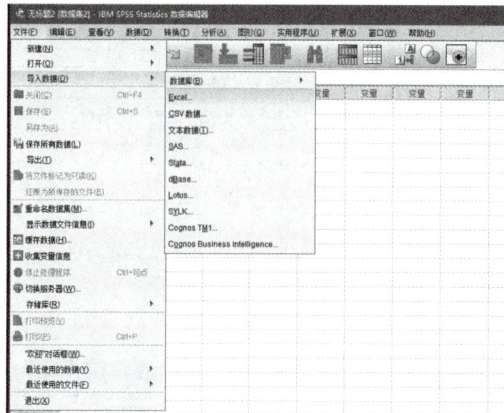

实训图 9 – 21　SPSS 中导入 Excel 步骤 1

在弹出的"打开数据"对话框中找到前文保存的"案例2. xlsx"文件（实训图9-22），并点击选中。

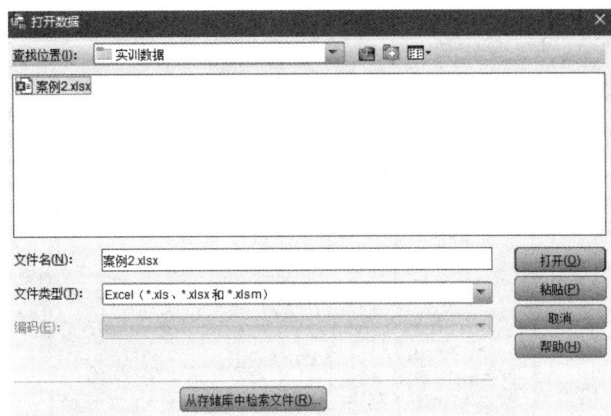

实训图 9-22　SPSS 中导入 Excel 步骤 2

单击"打开"，此时会弹出新的对话框"读取 Excel 文件"（实训图9-23）。

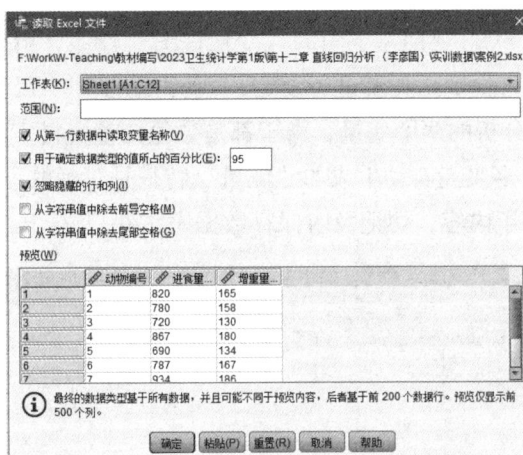

实训图 9-23　SPSS 中导入 Excel 步骤 3

在此对话框中可以设置需要读取的信息，在"预览"框中，确认读取数据无误后，点击"确定"，将 excel 表内的数据读取到 SPSS 数据编辑器中（实训图9-24）。

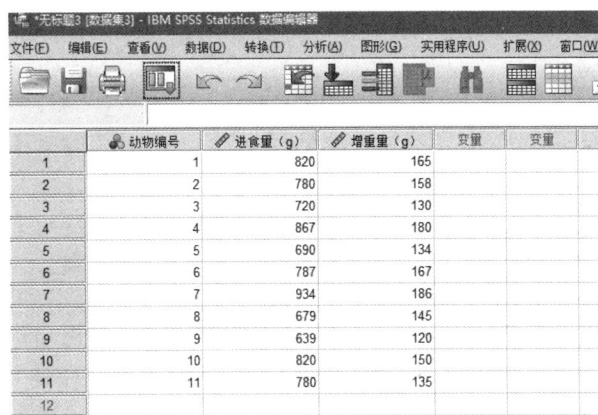

实训图 9-24　SPSS 中导入 Excel 步骤 4

在 SPSS 数据编辑器中，单击"文件"→"保存"，将 SPSS 数据保存为"案例 1. sav"（实训图 9 – 25）。

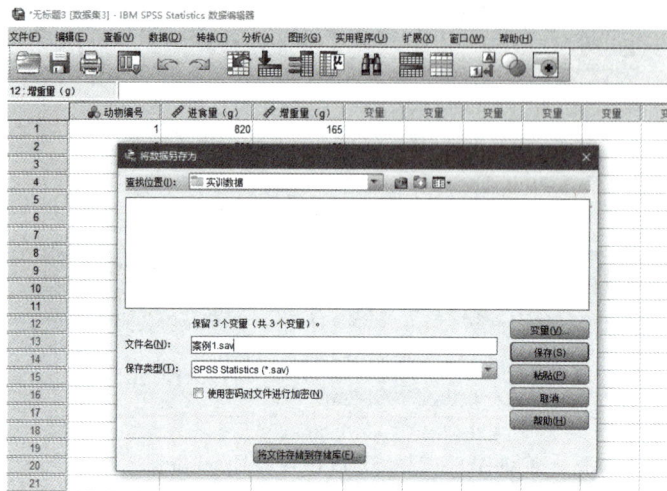

实训图 9 – 25　SPSS 导入数据保存

（2）设定变量类型　单击 SPSS 界面左下角的"变量视图"标签，检查并设置数据特征。每列数据的特征设置时主要是对变量的"测量"类型进行设定，"动物编号"一列无需关注，SPSS 不对该列进行分析，进食量和增重量是回归分析的两个变量，由于都是数值变量资料，所以两个变量的"测量"应为"标度"。从 Excel 导入的数据，各变量自动生成的"测量"特征是正确的，不需要修改（实训图 9 – 26），返回"数据视图"。（如果改动了内容，切记及时保存数据库文件。）

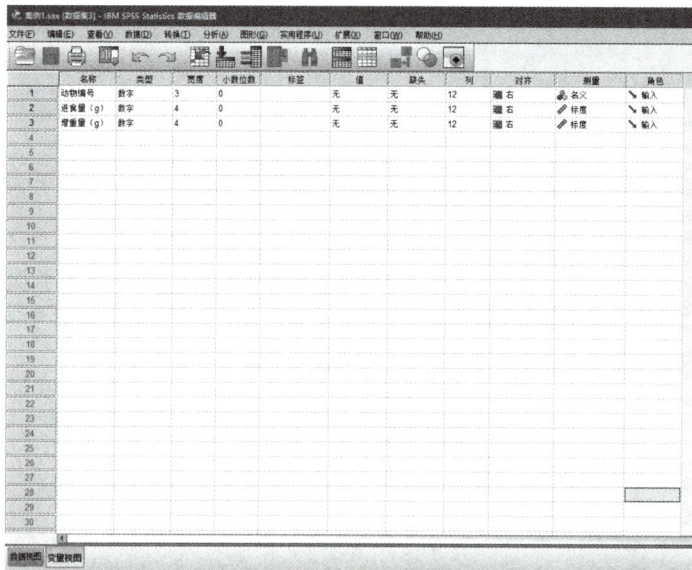

实训图 9 – 26　SPSS 的变量视图窗口

2. 绘制散点图

（1）点击工具栏"图形"→"旧对话框"→"散点图/点图"，弹出对话框（实训图 9 – 27）。

在"散点图/点图"对话框，点击选择"简单散点图"，再点击"定义"，弹出"简单散点图"对话框，将"进食量"选入 X 轴，"增重量"选入 Y 轴（实训图 9 – 28），点击"确定"提交系统运行。

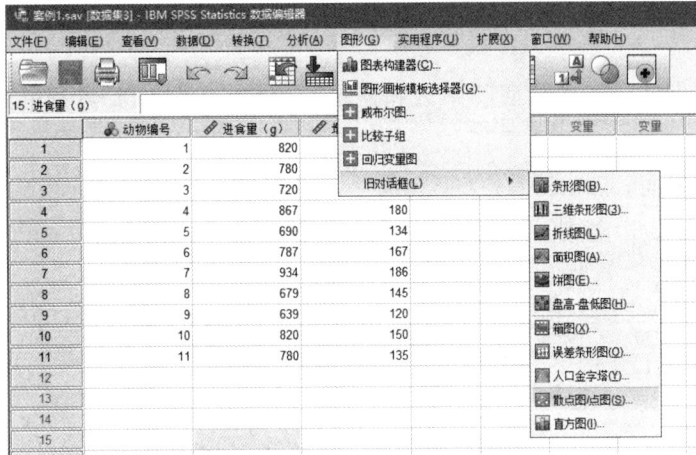

实训图 9 – 27　SPSS 绘制散点图步骤 1

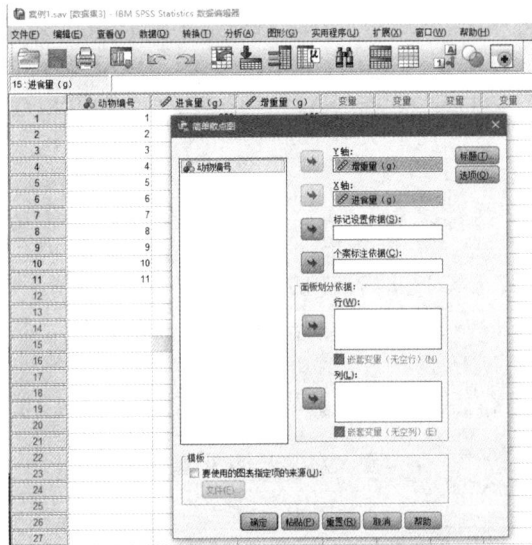

实训图 9 – 28　SPSS 绘制散点图步骤 2

（2）输出结果。提交系统运行后，弹出"查看器"，输出了"进食量"为 X 轴，"增重量"为 Y 轴的散点图（实训图 9 – 29）。

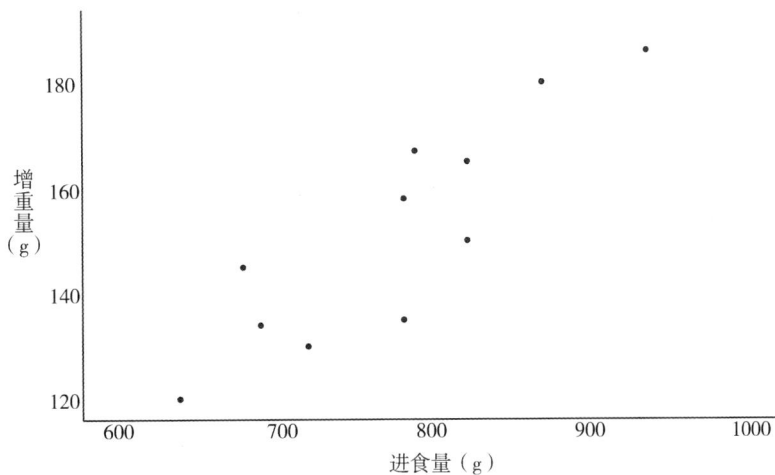

实训图 9 – 29　SPSS 绘制散点图输出结果

结果解释：进食量与增重量的散点呈直线趋势，提示两变量之间呈线性关系，可以进行直线回归分析。

3. 统计分析 直线回归分析包括回归系数和截距的计算、直线回归方程的建立和总体回归系数 β 的参数估计与假设检验。

（1）在数据编辑器界面，点击工具栏"分析"→"回归"→"线性"，弹出"线性回归"对话框，将"进食量"选入自变量，"增重量"选入因变量（实训图9–30），点击"确定"，提交系统运行。

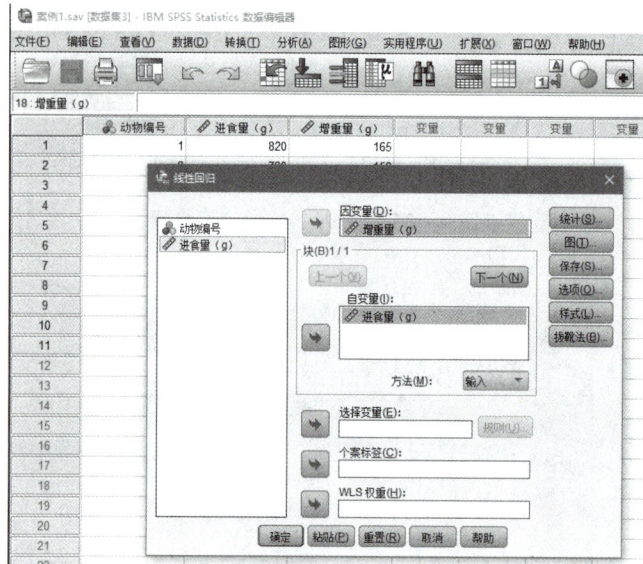

实训图 9 – 30　SPSS 线性回归步骤

（2）输出结果。提交系统运行后，弹出"查看器"，输出结果见实训图9–31~实训图9–34。

输入/除去的变量[a]

模型	输入的变量	除去的变量	方法
1	进食量（g）[b]		输入

a. 因变量：增重量（g）

b. 已输入所请求的所有变量。

实训图 9 – 31　输出结果 – 变量模型表

结果解释：进食量为引入变量，无剔除变量，引入/剔除方法为 Enter 法（强制进入法）。

模型摘要

模型	R	R 方	调整后 R 方	标准估算的错误
1	.881[a]	0.776	0.751	10.632

a. 预测变量：（常量），进食量（g）

实训图 9 – 32　输出结果 – 模型摘要

结果解释：复相关系数 $R = 0.881$，决定系数 $R^2 = 0.611$。进食量与增重量有直线相关性。

ANOVA^a

模型		平方和	自由度	均方	F	显著性
1	回归	3526.199	1	3526.199	31.192	.000^b
	残差	1017.437	9	113.049		
	总计	4543.636	10			

a. 因变量：增重量（g）

b. 预测变量：(常量)，进食量（g）

实训图 9－33　输出结果－回归方程的方差分析

结果解释：$F = 31.192$，$P = 0.000$，可认为进食量与增重量的直线回归方程成立。

系数^a

模型		未标准化系数 B	标准错误	标准化系数 Beta	t	显著性
1	(常量)	-15.003	30.041		-0.499	0.629
	进食量（g）	0.215	0.039	0.881	5.585	0.000

a. 因变量：增重量（g）

实训图 9－34　输出结果－系数分析

结果解释：① $a = -15.003$，$b = 0.215$；②回归系数的 t 检验结果为 $t = 5.585$，$P = 0.000$。

结论：由于回归系数 b 大于 0，且方差分析和 t_b 检验结果均显示有统计学意义，所以可以认为大白鼠的进食量与体重的增加量呈正相关，可以用大白鼠的进食量来估计其体重的增加量。

✎ 练习题

答案解析

一、单项选择题

1. 下列不属于直线回归分析必须的适用条件的是（　　）

　A. 自变量 X 服从正态分布　　　　　B. 因变量 Y 服从正态分布

　C. 自变量 X 对应的因变量 Y 方差相等　　D. 各观测值相互独立

　E. 自变量 X 与因变量 Y 呈线性关系

2. 对某样本资料进行了直线回归分析，下列说法正确的是（　　）

　A. 回归方程中 b 值越大，代表自变量 X 与因变量 Y 的关系越密切

　B. 回归方程中的 a 值，在人群中也能得到

　C. 回归方程中的 $\widehat{Y}$ 表示 X 取值下 Y 的样本均值

　D. 回归方程的应用范围是同质总体中的所有个体

　E. 回归方程中的回归系数需要进行假设检验

3. 同一双变量资料，进行直线相关分析与回归分析，关于 r 和 b 的描述正确的是（　　）

　A. $r > 0, b < 0$　　　　B. $r > 0, b > 0$　　　　C. $r < 0, b > 0$

　D. $r > b$　　　　E. $r < b$

4. 回归方程 $\widehat{Y} = a + bX$ 中，$b > 0$，表示（　　）

　A. Y 随 X 增大而减小　　B. Y 随 X 减小而增大　　C. Y 随 X 减小而减小

　D. Y 与 X 呈负相关　　E. 以上都不对

5. 若分析肺活量和身高之间的数量关系，拟用身高值预测肺活量值，则采用（　　）

   A. 相关分析　　　　　　B. 秩相关分析　　　　　　C. 直线回归分析

   D. 方差分析　　　　　　E. 以上都不是

6. 直线回归系数的假设检验（　　）

   A. 可用 r 的检验代替　　B. 可用 t 检验　　　　　　C. 可用 F 检验

   D. 三者均可　　　　　　E. 三者均不可

7. 最小二乘法是指各实测点到回归直线的（　　）

   A. 垂直距离的平方和最小　　　　　　B. 垂直距离的和最小

   C. 横向距离的平方和最小　　　　　　D. 横向距离和最小

   E. 垂直距离和横向距离的乘积和最小

8. 回归分析的决定系数 r^2 越接近于1，说明（　　）

   A. 相关系数越大　　　　　　　　　　B. 回归方程的显著程度越高

   C. 因变量的变异越大　　　　　　　　D. 因变量的变异越小

   E. 自变量对因变量的影响越大

9. 小学生（6~12岁）用年龄（岁）估计身高（cm），假设回归方程为 $\hat{Y} = 89.5 + 5.5X$，若将身高单位换成 m，则此方程（　　）

   A. 常数项改变　　　　　　　　　　　B. 回归系数改变

   C. 常数项和回归系数都改变　　　　　D. 常数项和回归系数都不改变

   E. 决定系数改变

10. 若直线回归系数的方差分析结果为 $P < 0.05$，则可以认为两变量间（　　）

   A. 密切相关　　　　　B. 有密切关系　　　　　　C. 有较强的回归关系

   D. 有一定的因果关系　E. 存在数量依存关系

二、简答题

1. 简述直线回归分析的适用条件。
2. 简述最小二乘法的原理。
3. 简述直线回归方程的分析过程。
4. 简述简单相关分析与直线回归分析的区别与联系。

三、案例分析题

测得10例糖尿病患者的血糖水平与胰岛素的资料见表12-6。

（1）试以血糖为因变量 Y，胰岛素为自变量 X 建立回归方程，并对回归方程进行假设检验。

（2）现已知一糖尿患者的胰岛素水平为15（mU/L），试预测其血糖水平。

表12-6　10例糖尿病患者血糖（mmol/L）与胰岛素（mU/L）的测定值

病例编号	血糖（Y）	胰岛素（X）
1	12.21	15.2
2	12.27	11.9
3	7.88	19.8
4	10.43	17.0
5	19.59	5.9
6	6.44	25.1
7	10.16	22.0

续表

病例编号	血糖（Y）	胰岛素（X）
8	8.49	23.2
9	11.38	16.8
10	12.49	13.7

（李彦国）

书网融合……

本章小结	微课	题库

第十三章　医学人口与疾病统计常用指标

学习目标

知识目标

1. 掌握　描述人口特征和人口生育状况常用统计指标、疾病统计常用统计指标、死亡水平常用统计指标的意义及计算。

2. 熟悉　疾病与死因分类的概念及应用；反映死因构成比和死因顺位指标的含义。

3. 了解　人口统计资料的来源及收集方法；疾病统计的概念和资料来源。

能力目标

具备理解并运用医学人口与疾病统计常用指标的能力。

素质目标

通过本章的学习，树立求真务实、诚信分析的理念。

情景导入

情景描述： 2021 年 5 月 11 日，国家统计局发布了第七次全国人口普查主要数据公报。我国 60 岁及以上人口的比重达到 18.70%，其中 65 岁及以上人口比重达到 13.50%，趋近深度老龄化社会的占比标准。

国务院第七次全国人口普查领导小组副组长宁吉喆表示，人口老龄化的主要特点呈现老年人口规模庞大、老龄化进程明显加快、老龄化水平城乡差异明显、老年人口数量不断提高等特点。人口老龄化是社会发展的重要趋势，也是今后较长一段时期我国的基本国情，这既是挑战也存在机遇。从挑战方面看，将减少劳动力的供给数量、增加家庭养老负担和基本公共服务供给的压力。同时也要看到人口老龄化促进了"银发经济"发展，扩大了老年产品和服务消费，还有利于推动技术进步。

思考：

1. 人口数据从哪里来？哪些指标可以用来描述人口特征？

2. 什么是人口老龄化？如何界定一个国家或地区步入老龄化阶段？

第一节　人口特征统计指标

一、人口统计资料的来源

（一）人口普查资料

人口普查（census）是在某一特定时间点，按照统一的方法和统一的调查表，对一个国家或地区的全部人口全面地、逐户逐人进行的一次性调查登记。人口普查工作包括人口普查资料的搜集、整理、评估、分析和发布等全部过程，是基本人口数据的主要来源。通过开展人口普查，可以清楚了解全国人口的数量、结构和分布等基本情况和该国家或地区人口的家庭特征、教育特征、经济特征、社会特征等，还能查清普查标准时间前一年人口的出生与死亡情况。目前人口普查数据已成为世界各国最具有权威性，并可用于国家或者地区间比较的重要人口数据。

我国在 1953 年、1964 年、1982 年、1990 年、2000 年、2010 年和 2020 年进行了 7 次人口普查。第七次人口普查标准时点为 2020 年 11 月 1 日零时，普查对象是普查标准时点在中华人民共和国境内的自然人以及在中华人民共和国境外但未定居的中国公民，不包括在中华人民共和国境内短期停留的境外人员，主要调查内容包括：性别、出生年月/年龄、民族、宗教、受教育程度、行业、职业、收入、住房、人口迁移、社会保障、婚姻生育、死亡等情况。

第七次人口普查数据显示，全国人口数（全国人口是指大陆 31 个省、自治区、直辖市和现役军人的人口，不包括居住在 31 个省、自治区、直辖市的港澳台居民和外籍人员）为 1 411 778 724 人，全国人口与 2010 年第六次全国人口普查的 1 339 724 852 人相比，增加了 72 053 872 人，增长 5.38%，年平均增长率为 0.53%，比 2000 年到 2010 年的年平均增长率 0.57% 下降 0.04%。与 2010 年相比，0～14 岁、15～59 岁、60 岁及以上人口的比重分别上升 1.35%、下降 6.79%、上升 5.44%。数据表明，我国人口 10 年来继续保持低速增长态势，少儿人口比重回升，生育政策调整取得了积极成效。同时，人口老龄化程度进一步加深，未来一段时期将持续面临人口长期均衡发展的压力。

（二）人口抽样调查资料

人口抽样调查（population sampling survey）是指从被研究的人口总体中随机抽取一部分样本进行调查，并根据对样本人口调查所得到的资料推断总体人口的相应指标。抽样调查比全面普查更为经济，内容更加深入具体，也可以更及时地报告调查结果，这一方法自 20 世纪 30 年代以来得到广泛应用。人口抽样调查的目的主要包括：用于专项人口调查，如妇女生育率抽样调查和老年人口抽样调查；用于定期人口抽样调查，如人口迁移情况调查；用于两次人口普查间的人口调查。国务院 2010 年颁布的《全国人口普查条例》规定，人口普查每 10 年进行一次，尾数逢 0 的年份为普查年度，在两次人口普查之间开展一次较大规模的人口调查，即 1% 人口抽样调查。另外，中国自 2000 年第五次全国人口普查开始，采取了全面调查和抽样调查相结合的方法。普查所涉及的是全部人口，需耗费大量人力、资金和时间，也无法一次调查很多项目或对某一问题进行深入研究，与抽样调查两者结合使用，取长补短，以获取更准确、更详细的人口统计数据。

（三）人口登记资料

人口登记（population registration）是指人口事件发生后随即进行的登记。按所登记人口资料的性质可分为户口登记、生命事件登记和人口迁移变动登记三类。

1. 户口登记　是指户口登记机关依据户口管理法规，以户为单位建立每个人从出生到死亡一切人口事件的记录，内容包括姓名、性别、曾用名、出生日期、出生地、籍贯、与户主的关系、血型、婚姻状况、民族、文化程度、职业等，还包括因出生、死亡、迁移及常住人口婚姻状况变动、分居、合居、失踪、寻回、收养和认领引起户口变动方面的登记。当变动发生时，居民应按规定报告户口登记机关，并作相应改动。目前只有我国和其他少数几个国家建立了户口登记制度。

2. 生命事件登记　对生命事件的特征及发生的登记简称生命登记，联合国将其定义为对生命事件（包括活产、死亡、结婚、离婚、分居、收养、生育、认领和离弃）的法定登记，记录和报告生命事件的发生，收集、整理和分析生命事件的有关资料。生命登记是获得医学人口动态资料的重要方式，目前世界大多数国家建立了生命登记制度。

3. 人口迁移变动登记 是对所发生的人口迁入或迁出事件进行记录，包括人员的基本情况、迁入或迁出的时间、地点、原因等。就国家范围而言，迁移事件可分为国内迁移和国际迁移。人口迁移变动信息可以通过户口管理部门及海关得到相应的资料。

二、描述人口特征的常用指标

（一）人口数

1. 人口总数与平均人口数 人口总数（population size）又称总人口数，指一个国家或地区在某一特定时间点的人口数，是人口统计中最基本的指标。为避免调查时的重复或遗漏，国际上统一规定了统计人口总数的两种方法，一种称为实际制，只统计标准时点某地实际存在的人口数（包括临时在该地的人）；另一种称为法定制，只统计某地的常住人口数。按照联合国的建议，为方便国际比较，一个国家开展的人口普查，除了应该说明使用的是实际制或法定制以外，还应阐明是否包括以下人员：①土著居民及游牧部落；②住在国外的军队、海员、外交人员及其家属；③住在本国，但普查时在国外的商人和海员；④除②③两项外，暂时外出的本国公民；⑤住在本国的外国军队、海员、外交人员及其家属；⑥普查时暂时住在本国的外国公民。

在实际工作中，有时用某一时期的平均人口数来代表人口总数。理论上讲，平均人口数的准确计算方法是将每一时点的人数相加，除以相应的总时点数。但在实际中不可能获得各个时点的人口数字，一般只能计算一定时期平均人口数的近似值。当人口数在一年中是均匀变动时，可用相邻两年年末（12月31日24时）人口数的平均值计算年平均人口数或用年中（7月1日零时）人口数代表年平均人口数。

2. 户籍人口与常住人口 户籍人口是指公民依《中华人民共和国户口登记条例》已在其经常居住地的公安户籍管理机关登记了常住户口的人。这类人口不管其是否外出，也不管外出时间长短，只要在某地注册有常住户口，则为该地区的户籍人口。常住人口是指全年经常在家或在家居住6个月以上，经济和生活与本户连成一体的人口。常住人口等于现有的常住人口加上暂时外出的常住人口，一个公民只能在一个地方登记为常住人口。

（二）人口构成及其统计指标

1. 人口构成 是人口内部不同人口学特征人口的数量和比例关系。基本的人口学特征包括性别、年龄、文化程度和职业等，其中描述人口构成常用的指标有人口的性别构成和年龄构成。表13-1是2020年第七次人口普查数据中我国不同年龄人口数及其占全国人口的比重。

表13-1 2020年第七次人口普查全国人口年龄构成

年龄（岁）	人口数（人）	比重（%）
0~14岁	253 383 938	17.95
15~59岁	894 376 020	63.35
60岁及以上	264 018 766	18.70
其中65岁及以上	190 635 280	13.50

2. 人口金字塔（population pyramid） 是描述人口性别、年龄分布的一种塔状条形图。以年龄（或出生年份）为纵轴，以人口数或人口构成比（其和为1）为横轴，以左侧为男性、右侧为女性绘制图形，其形如金字塔，故称人口金字塔。它形象直观地刻画了人口的性别、年龄构成，便于分析人口的现状、类型和发展趋势。图13-1是根据2020年第七次人口普查数据制作的人口金字塔。

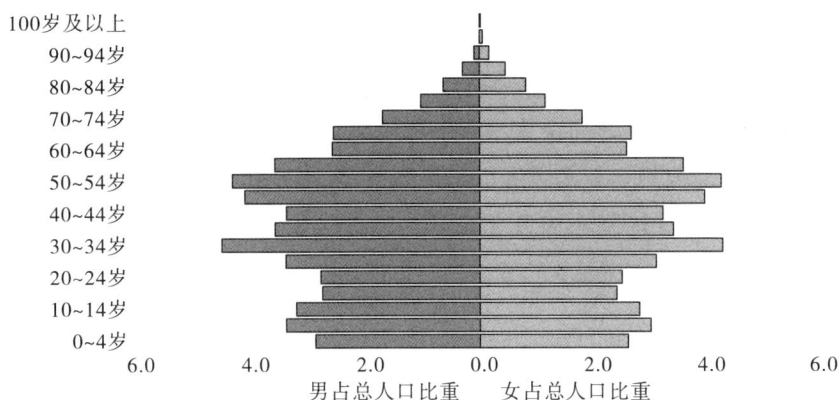

图 13 - 1　2020 年第七次人口普查人口金字塔

（三）人口特征其他统计指标

1. 老年人口系数　简称老年系数，指老年人口（发达国家 65 岁及以上，发展中国家 60 岁及以上）在总人口中的构成比，是判断一个国家或地区是否进入老龄化社会的依据，可以反映人口老龄化的程度。当一个国家或地区的 65 岁及以上人口超过总人口的 7%，或 60 岁及以上人口超过总人口的 10% 时，则这个国家或地区进入老龄化社会，一般使用 65 岁及以上的人口数据进行数据计算。计算公式为：

$$\text{老年人口系数} = \frac{65 \text{ 岁及以上人口数}}{\text{人口总数}} \times 100\% \tag{13 - 1}$$

2. 少年儿童人口系数　简称少年儿童系数，指 14 岁及以下少年儿童在总人口中的构成比，其大小主要受生育水平的影响。少年儿童系数较大的国家或地区，面临的主要社会经济问题是儿童青少年的抚养、教育、未来就业和住房需求等。计算公式为：

$$\text{少年儿童人口系数} = \frac{14 \text{ 岁及以下人口数}}{\text{人口总数}} \times 100\% \tag{13 - 2}$$

3. 抚养比　又称抚养系数或负担系数，是指非劳动年龄人口数与劳动年龄人口数之比。由于成年人口在社会经济生活中担负着主要责任，少儿人口和老年人口受生理年龄和身体能力局限，往往需要依赖成年人口的经济活动，因而一般以 15 ~ 64 岁为劳动年龄，14 岁及以下和 65 岁及以上为非劳动年龄（又称被抚养年龄）。负担系数分为总负担系数、少儿负担系数和老年负担系数，这些负担系数均为相对比指标，分别是非劳动年龄的人口数（≤14 岁人口数 + ≥65 岁人口数）、少儿人口数（≤14 岁人口数）和老年人口数（≥65 岁人口数）与劳动年龄人数的比值。计算公式为：

$$\text{总负担系数} = \frac{14 \text{ 岁及以下人口数} + 65 \text{ 岁及以上人口数}}{15 \sim 64 \text{ 岁人口数}} \times 100\% \tag{13 - 3}$$

$$\text{少儿负担系数} = \frac{14 \text{ 岁及以下人口数}}{15 \sim 64 \text{ 岁人口数}} \times 100\% \tag{13 - 4}$$

$$\text{老年负担系数} = \frac{65 \text{ 岁及以上人口数}}{15 \sim 64 \text{ 岁人口数}} \times 100\% \tag{13 - 5}$$

4. 老少比　指同一人口总体中 65 岁及以上的老年人口数与 14 岁及以下少年儿童人口数之比，可以反映人口年龄结构上下两端相对变动的趋势。2020 年第七次人口普查数据显示：我国 2020 年全国人口中，0 ~ 14 岁人口为 253 383 938 人，占 17.95%；65 岁及以上人口为 190 635 280 人，占 13.50%。与 2010 年第六次全国人口普查相比，0 ~ 14 岁人口的比重上升 1.35%，65 岁及以上人口的比重上升 4.63%。说明我国人口年龄结构发生变化，生育率持续保持较低水平，老龄化进程逐步加快。计算公式为：

$$老少比 = \frac{65 \ 岁及以上老年人口数}{14 \ 岁及以下少年儿童人口数} \times 100\% \qquad (13-6)$$

5. 性别比　指男性人口数与女性人口数的比值，除全人口性别比之外，根据需要，还可计算全国、各省或地区的不同年龄组性别比。第七次人口普查数据显示：我国 2020 年全国人口中，男性人口为 723 339 956 人，占 51.24%；女性人口为 688 438 768 人，占 48.76%。总人口性别比（以女性为 100，男性对女性的比例）为 105.07%，与 2010 年第六次全国人口普查基本持平。计算公式为：

$$性别比 = \frac{男性人口数}{女性人口数} \times 100\% \qquad (13-7)$$

2020 年第七次人口普查数据显示：我国 2020 年全国人口 1 411 778 724 人，男性人口为 723 339 956 人，女性人口为 688 438 768 人，≥65 岁人口数为 190 635 280 人，≤14 岁人口数为 253 383 938 人，15~64 人口数为 967 759 506 人，计算老年人口系数、少年儿童人口系数、总负担系数、老少比和性别比。根据上述的定义，各指标计算结果如下：

$$老年人口系数 = \frac{65 \ 岁及以上人口数}{人口总数} = \frac{190 \ 635 \ 280}{1 \ 411 \ 778 \ 724} \times 100\% = 13.50\%$$

$$少年儿童人口系数 = \frac{14 \ 岁及以下人口数}{人口总数} = \frac{253 \ 383 \ 938}{1 \ 411 \ 778 \ 724} \times 100\% = 17.95\%$$

$$总负担系数 = \frac{14 \ 岁及以下人口数 + 65 \ 岁及以上人口数}{15~64 \ 岁人口数} = \frac{444 \ 019 \ 218}{967 \ 759 \ 506} \times 100\% = 45.88\%$$

$$老少比 = \frac{65 \ 岁及以上老年人口数}{14 \ 岁及以下少年儿童人口数} = \frac{190 \ 635 \ 280}{253 \ 383 \ 938} \times 100\% = 75.24\%$$

$$性别比 = \frac{男性人口数}{女性人口数} = \frac{723 \ 339 \ 956}{688 \ 438 \ 768} \times 100\% = 105.07\%$$

三、人口生育的统计指标

生育行为的发生严格来讲与育龄妇女的生育能力和婚姻状况有关，生育能力除了受病理因素的影响外，也会随着年龄而变化。在进行生育水平统计分析时，我们通常关注 15~49 岁的育龄妇女，无论其是否有生育能力和是否已婚。生育分析难度较大，这主要源于生育行为的复杂性特点。反映生育水平的指标是研究人口发展趋势的基础和重要依据，有关人口生育的统计指标包括测量人口生育水平和测量人口再生育水平的统计指标两类。

（一）测量人口生育水平的指标

1. 出生率（birth rate）　又称粗出生率，指某年某地区出生人口数（活产数）与年平均人口数之比。出生率是最简单常用的人口统计指标，能够反映一个国家或地区人口出生情况，是人口问题综合决策的基础性数据，一般用千分率表示，计算公式为：

$$出生率 = \frac{某年某地区的活产数}{该年该地区年平均人口数} \times 1000\text{‰} \qquad (13-8)$$

出生通常指活产，按照世界卫生组织的界定，妊娠满 28 周及以上（如孕周不清，参考出生体重达 1000g 及以上），从母体娩出时，具有呼吸、心脏跳动、脐带搏动、明确的随意肌运动四种生命现象之一者，即为活产，不管这种生命现象持续多长时间，反之称作死产。无论婴儿是生下后立即死亡还是在登记时已经死亡，只要出生时为活产，就应该登记为出生人口，因此出生人口数用活产数。年平均人口数为相邻两年年末人口数的平均值或年中人口数。若是人口普查年份，则取调查地区该年 7 月 1 日 0 时的人口数，若非普查年份，则取上年末和本年末人口数的平均值。

出生率计算方法简单，所需资料容易获取，但并未考虑调查地区人口的年龄、性别、婚姻状况、育龄妇女比例等具体因素的影响。若调查地区人群中育龄妇女比重较大，则该地区的出生率偏高。因而，出生率只能粗略反映当地的生育水平。

据 2022 年《中国卫生健康统计年鉴》数据显示，我国 1990 年、2000 年、2010 年、2020 和 2021 年的出生率分别为 21.06‰、14.03‰、11.90‰、8.52‰和 7.52‰。

2. 总生育率（general fertility rate） 指是某年某地区的活产数与同年该地区育龄妇女平均人数之比。国际上大多数国家以 15 ~ 49 岁作为育龄妇女的年龄界限。一般用千分率表示，计算公式为：

$$总生育率 = \frac{某年某地区的活产数}{同年该地区育龄妇女数} \times 1000‰ \tag{13 - 9}$$

与粗出生率相比，总生育率消除了总人口中年龄、性别结构、育龄妇女比重等因素对地区生育水平的影响，更加准确地反映当地的生育水平。但在育龄妇女中，不同的年龄阶段生育能力也存在很大差别，生育旺盛期为 20 ~ 39 岁，因此该指标易受育龄妇女内部年龄结构的影响。

3. 年龄别生育率（age – specific fertility rate） 也称年龄组生育率，指某一年龄组育龄妇女的活产数与该年龄组育龄妇女数之比。这一指标消除了育龄妇女年龄结构不同对生育水平的影响，比总生育率能更好地反映生育水平。一般用千分率表示，计算公式为：

$$年龄别生育率 = \frac{某年某地区某年龄组育龄妇女活产数}{同年该地区该年龄组育龄妇女数} \times 1000‰ \tag{13 - 10}$$

4. 总和生育率（total fertility rate） 表示每个妇女一生平均生育的活产儿数。总和生育率计算的基本思想是：假定有同时出生的一代妇女，按照某地某年各年龄段育龄妇女的生育率度过其一生的生育历程，平均每个妇女可能生育的子女数。因而各年龄段生育率之和乘以年龄组组距，即为这一代妇女的总和生育率。计算公式为：

$$总和生育率 = 组距 \times \sum 年龄别生育率 \tag{13 - 11}$$

总和生育率是根据某年横断面的年龄别生育率资料计算的，因此消除了人口的年龄结构对生育水平的影响，不同时期和地区的总和生育率可以直接进行比较，它是衡量生育水平较理想的指标。但是需要注意的是，总和生育率是一个假定的妇女队列一生平均生育的子女数，因而不能用此来推断当前育龄妇女未来的实际生育数量。用总和生育率指标可以判断该指标所基于的时期生育水平的高低，但若用于推断未来生育水平发展趋势则存在一定的风险。在实际使用时，还要注意总和生育率并不是一个千分率指标，而是一个人均指标，因此它的单位不是千分数，而是以人为单位。

如某地区某年以 5 岁为年龄别组距，年龄别生育率之和为 390‰，则总和生育率为 5 × 390‰ = 1.95，则该地区每个妇女一生平均生育 1.95 个子女。

5. 青少年生育率（adolescent fertility rate） 指某年每千名 15 ~ 19 岁育龄妇女的活产数，即 15 ~ 19 岁育龄妇女年龄别生育率。该指标可按婚姻状况、居住地和社会经济状况分别计算青少年生育率。该指标是世界卫生组织 2015 年发布的全球 100 个核心卫生指标之一。

（二）测量人口再生育水平的指标

测量人口再生育水平需从新一代的出生和老一代的死亡两方面考虑，通过人口的世代更替而实现人口不断更新和延续的循环往复的过程。常用的统计指标有人口自然增长率、粗再生育率和净再生育率。

1. 人口自然增长率（natural increase rate） 指某地某年人口自然增长数与该地区同年平均人口数之比，即粗出生率与粗死亡率之差，一般用千分率表示。计算公式为：

$$人口自然增长率 = \frac{某年某地区人口自然增长数}{同年该地区平均人口数} \times 1000‰ \tag{13 - 12}$$

人口自然增长率取决于出生率和死亡率两者之间的相对水平，当年内出生人数多于死亡人数时，人口自然增长率为正值，反之则为负值。因此，它能够反映人口自然增长的程度和趋势，是制定人口规划的重要参考指标。需要注意的是，人口自然增长率受人口年龄、性别构成因素的影响，只能粗略地反映人口增长趋势，而不能用其来预测未来人口的发展速度。

2. 粗再生育率（gross reproduction rate） 也称总再生育率，是指每个妇女一生中平均生育的女婴数。计算公式为：

$$粗再生育率 = 总和生育率 \times 女婴占出生婴儿的构成比$$

$$= 组距 \times \sum 年龄别生育女婴率 \tag{13-13}$$

粗再生育率的值如果大于1，表示母亲一代所生女婴数量超过母亲人数；粗再生育率的值如果小于1，表示母亲一代生育女婴数少于母亲人数，未来承担生育职责的人数将少于现在的人数。在生育率不变的情况下可以大致预示未来新增人口数量的增长或缩减趋势。

如前面提到的某年某地总和生育率为1.95，假设女婴占出生婴儿的45.5%，则总再生育率为0.89，表明所生的女婴数少于母亲人数。

3. 净再生育率（net reproduction rate） 由于母亲一代所生的女婴并不是都能存活至育龄期，并经历完整的育龄阶段，有人未达到生育年龄已夭折，有人在育龄期内死亡，未经历整个育龄阶段。假设某地一群妇女从出生开始就按照年龄别死亡率和年龄别生育率死亡和生育，那么净再生育率是这群妇女一生中平均生育女婴的数量，即总再生育率扣除母亲一代所生的女婴中0~49岁的死亡数，剩下的为真正能取代母亲一代的女婴数。计算公式为：

$$净再生育率 = 组距 \times \sum (年龄别生育女婴率 \times 女性年龄别生存率) \tag{13-14}$$

净再生育率总是低于总再生育率，因为它扣除了一些在育龄期结束前死亡的女性。若净再生育率等于1，表示未来人口将保持恒定，处于更替水平；若净再生育率大于1，表示未来人口将增多；若净再生育率小于1，表示未来人口将减少。

第二节 疾病统计指标

一、疾病统计的概念

疾病统计是居民健康统计的重要内容之一，它的任务是研究疾病在人群中的发生、发展、流行规律以及分布特征，阐明各种社会、自然以及生物因素对疾病发生、发展的影响，为病因研究、疾病防治、卫生保健工作的计划、政策和评价提供科学依据。

二、疾病统计的资料来源

疾病统计资料主要来源于三个方面：疾病报告和报表资料、医疗卫生工作记录和疾病调查资料。疾病报告和报表资料是指国家规定的如法定传染病报告、地方病和寄生虫病报告、工矿企业职业病报告，某些部门规定的一些重要慢性病报表；医疗卫生工作记录包括门诊医疗记录、门诊病历、住院病历、出院卡片等各种医疗记录；疾病调查资料包括健康检查、专题调查、疾病普查和疾病抽样调查等。

三、疾病统计的常用指标

（一）发病率

发病率（incidence rate）是表示一定时期内，在某地区可能发生某病的人群中该病新发生病例出现的频率，是反映疾病对人群健康影响和描述疾病分布状态的一项测量指标。计算公式为：

$$发病率 = \frac{某时期观察人群中某病新发生的病例数}{同时期内观察人群总数或年平均人口数} \times 比例基数 \qquad (13-15)$$

这里需要注意的是，发病率的分子是某病新发病例数，是指在观察期内新发生的病例，在观察期之前已患病且迁延至观察期内的病例不计算在内；发病率的分母是有可能发生该病的人群，对于那些已经患病或者不可能患该病的人（对该病免疫）不应计算在内。发病率为频率指标，通常是通过队列研究获得的，分子是分母的一部分，是对某病或伤害发生概率的一种估计。

发病率观察期的时间范围，可以根据疾病病程的不同设定为年、月、旬等。分母可以是某地区的全部人口，也可以是根据疾病特点或研究目的选定的某一特定人群。公式中的比例基数，可以选择%、‰、或1/10万，视疾病发病率的高低和习惯而定。发病率的大小取决于疾病发生的频率、疾病的定义、诊断标准、有可能发生疾病的人口数以及发病资料登记的完整性。

（二）累积发病率

累积发病率（cumulative incidence）是发病率指标的延伸，指一定时期内某人群中某病新发病例数占期初观察人群总数的比例。计算公式为：

$$累积发病率 = \frac{一定时期内观察人群中某病新发病例数}{同时期初该人群可能发生该病的人口总数} \times 比例基数 \qquad (13-16)$$

发病率和累积发病率一般可在队列研究中获得，与发病率的计算相同的是，累积发病率的观察人群也是有可能发生该病的人群，对于那些已经患病或者不可能患该病的人（对该病免疫）应该从分母中去掉。由于累积发病率的大小与观察期的长短密切相关，因此，在报告累积发病率时必须同时报告观察时间。计算累积发病率时，公式中的比例基数，可以选择%、‰、或1/10万。此外，发病率和累积发病率还可按性别、年龄、民族、职业和婚姻状况等人口学特征来计算发病专率。需要注意的是，当两个或多个率之间进行比较时，人群内部构成可能不同，应进行标准化率比较。

（三）患病率

患病率（prevalence rate）也称现患率，表示某一时点或某一时期内调查人群中患某病的人数所占的比例，根据观察时间期限的不同可分为时点患病率和期间患病率。计算公式为：

$$时点患病率 = \frac{检查时该人群中某病现患病例数}{检查时接受检查的人数} \times 100\% \qquad (13-17)$$

$$期间患病率 = \frac{同期该人群中某病现患病例数}{检查期间内的受检人数} \times 100\% \qquad (13-18)$$

患病率通常是通过现况研究或横断面调查获得，常用于描述病程较长或发病时间不易明确的慢性病患病情况，只要被检查者在受检时处于患病状态，不管其何时开始患病，是否为新发病例，均需纳入患病率的分子中。患病率分为时点患病率和期间患病率，如在横断面调查时选取某一时点进行调查，在调查或检查的人中发现患某种疾病的人数所占的比例为时点患病率；横断面调查若是在一段时期内进行，在这一时期内发现患某种疾病的人数所占的比例为期间患病率。

（四）残疾患病率

残疾患病率（prevalence rate of disability）是通过询问调查或健康检查发现的残疾患者与接受调查

（检查）人数之比，说明某人群患残疾的频率。计算公式为：

$$残疾患病率 = \frac{残疾人口的数量或分类残疾人口的数量}{受调查或检查人口数} \times 100\% \qquad (13-19)$$

残疾包括视力残疾、听力残疾、言语残疾、肢体残疾、智力残疾、精神残疾、多重残疾和其他残疾等。对残疾患病率进行统计便于掌握某个国家或地区各类残疾人的数量和类别，为当地制定有关残疾人的政策、法规或法律提供科学依据。

（五）治愈率

治愈率（cure rate）表示医疗机构一定时间内接受某病治疗的患者中治愈的人数所占的比例。计算公式为：

$$治愈率 = \frac{一定时期某病的治愈人数}{该时期接受治疗的该病患者总数} \times 100\% \qquad (13-20)$$

治愈率主要用于对急性疾病治疗效果的评价。当应用于慢性疾病的比较时，治愈的判定标准需要明确且统一，在对治愈率进行比较时，还要考虑年龄、性别、病情轻重等因素的分布是否均衡。

（六）生存率

生存率（survival rate）是指患者能活到某一时点的概率。常用于对某些慢性疾病的疗效进行评价或预后估计，也可反映该疾病的危害程度。生存率通常随时间的变化而变化，一般计算 1 年生存率、3 年生存率和 5 年生存率等。计算患者存活年数的起点可以是发病日期、确诊日期、接受某种治疗的日期或出院日期，计算资料需通过随访获得，常用的计算方法有直接法和寿命表法。

第三节　死亡统计指标

死亡是一种生物学现象，也是一种社会现象，是重要的生命事件之一。世界卫生组织将死亡明确定义为在出生以后的任何时候，全部生命现象永远消失称为死亡。死亡的界定在不同的学科中并不相同，且随着科学的进步，对死亡的判断也在不断变化。以心跳和呼吸永久停止判断死亡的界定已被打破，越来越多的国家采用脑死亡作为判断死亡的标准。从目前的医学水平看，一旦脑死亡，则很难恢复其功能。死亡意味着个体生命的结束，但死亡发生的原因以及死亡水平的高低，则与社会经济发展有着直接的依存关系。

一、测量死亡水平的常用指标

（一）死亡率

死亡率（mortality rate）又称粗死亡率或普通死亡率，指某地某年平均每 1000 人口中的死亡数，用于测量一个国家或地区在一定时期内的死亡水平，是最为简便、资料也相对易得的一个死亡统计指标，一般用千分率表示。计算公式为：

$$死亡率 = \frac{某年某地区的死亡数}{该年该地区的平均人口数} \times 1000‰ \qquad (13-21)$$

粗死亡率指标易于计算和理解，但一个地区死亡率的高低总会受到人口性别和年龄结构等因素的影响，通常老年人、婴幼儿和孕产妇的死亡率高于普通成年人，男性和女性的死亡率也不同。因此，在进行地区间或不同年代的死亡率水平比较时不能直接使用粗死亡率，而需要注意年龄、性别等因素的影响。若年龄、性别结构不一致，需先根据性别、年龄因素对死亡率进行标准化后再比较，或直接进行不同性别、不同年龄组死亡率的比较。

（二）年龄别死亡率

年龄别死亡率（age – specific death rate）又称年龄组死亡率，是某年某年龄组死亡人口数与该时期同年龄组平均人口数之比。测量的是不同年龄人口的死亡强度，一般用千分率表示，计算公式为：

$$年龄别死亡率 = \frac{某年某地区某年龄段人口的死亡数}{同年该地区该年龄段平均人口数} \times 1000‰ \qquad (13 - 22)$$

年龄别死亡率以年龄为特征进行人口区分，不受人口年龄构成不同的影响，不同地区或不同年代同一年龄组的死亡率可以直接进行比较，揭示不同年龄人口死亡强度的差异。

（三）死因别死亡率

死因别死亡率（cause – specific mortality rate）是指某年某地区因某大类、某类或某种疾病死亡的人数与该年平均人口数之比。死因别死亡率是死因分析的主要指标，是按各种病伤死因分别计算的死亡率，它反映不同种类疾病对人群生命健康的危害程度，为疾病预防控制提供科学依据，一般用十万分率表示，计算公式为：

$$死因别死亡率 = \frac{某年某地区因某病死亡数}{同年该地区平均人口数} \times 100000/10万 \qquad (13 - 23)$$

知识链接 --

国际疾病分类

判断死因可以依据国际疾病分类（international classification of diseases，ICD），这是国际通用的传染病、健康管理和临床标准诊断工具，它把数千种病伤和众多的死亡原因按一定标准分成若干类，大类下再分小类。ICD – 11 的全称为"疾病和有关健康问题的国际统计分类第 11 次修订本"，由 WHO 负责制定、编辑出版、修订、维护和更新。ICD – 11 共收录了 55000 个编码，首次采用全电子版本，并首次将起源于中医药的传统医学纳入其中，这是中国政府和中医专家历经 10 余年持续努力取得的宝贵成果。

据 2022 年《中国卫生健康统计年鉴》数据显示，2021 年我国城市居民主要疾病死亡率排名前 5 位为：心脏病（165.37/10 万）、恶性肿瘤（158.70/10 万）、脑血管病（140.02/10 万）、呼吸系统疾病（54.49/10 万）、损伤和中毒外部原因（35.22/10 万）。2021 年我国农村居民主要疾病死亡率排名前 5 位为：心脏病（188.58/10 万）、脑血管病（175.58/10 万）、恶性肿瘤（167.06/10 万）、呼吸系统疾病（65.23/10 万）、损伤和中毒外部原因（52.98/10 万）。由此可见我国城市和农村居民死因别死亡率排名前 5 位的疾病类别相同，但死因顺位不同。

（四）死胎死产率

死胎死产率（stillbirth rate）指每千名分娩（死胎＋死产＋活产）中死胎死产发生的频率。计算公式为：

$$死胎死产率 = \frac{某年某地区死胎数 + 死产数}{同年该地区死胎数 + 死产数 + 活产数} \times 1000‰ \qquad (13 - 24)$$

死胎死产可发生在分娩前或分娩期。死胎指妊娠 28 周及以上或胎儿体重 1000g 及以上，临产前胎儿死于宫内，娩出后无生命迹象。死产指妊娠 28 周及以上或胎儿体重 1000g 及以上，临产前胎儿存活，生产过程中胎儿死亡，娩出后无生命迹象。死胎死产率是衡量产前和产中妇幼保健工作质量的重要指标，它不能由出生报告和死亡报告数据直接统计获得，需要利用产科病例记录进行分析。

（五）围产儿死亡率

围产儿死亡率（prenatal mortality rate）又称围生儿死亡率。围生期指围绕孕产妇分娩前后的一定时期，目前我国对于围生期的定义是指从妊娠满 28 周（以胎儿或新生儿出生体重等于或大于 1000g 或身长等于或大于 35cm 作为判定孕周满 28 周的依据）至出生后 7 天。在此期间发生的死亡为围生期死亡，包括死胎、死产和新生儿死亡。

围产儿死亡率指围产期的胎儿死亡数（死胎、死产）和出生 7 天内的新生儿死亡数占死亡数（死胎数 + 死产数）与活产数之和的比。围生儿死亡率是衡量孕前、孕期、产期和产后妇幼保健工作质量的重要指标，一般用千分率表示，计算公式为：

$$围产儿死亡率 = \frac{某年某地围产期死胎数 + 死产数 + 出生 7 天内新生儿死亡数}{同年该地围产期死胎数 + 死产数 + 活产数} \times 1000‰ \quad (13-25)$$

（六）婴儿死亡率

婴儿死亡率（infant mortality rate）指某年某地区每千名活产儿中未满 1 周岁婴儿的死亡数。婴儿死亡率一般用千分率表示，计算公式为：

$$婴儿死亡率 = \frac{某年某地区未满 1 周岁婴儿死亡人数}{同年该地区活产数} \times 1000‰ \quad (13-26)$$

婴儿死亡率是反映居民健康状况和医疗卫生服务能力的重要指标之一，对人群的粗死亡率和期望寿命影响较大。人自出生后从母体内的稳定环境转到多变的外界环境，对疾病的抵抗力低，因而婴儿死亡率高于成年人。

（七）5 岁以下儿童死亡率

5 岁以下儿童死亡率（under-five mortality rate）是综合反映儿童健康和死亡水平的主要指标之一，计算公式为：

$$5 岁以下儿童死亡率 = \frac{某年某地区 5 岁以下儿童死亡人数}{同年该地区活产数} \times 1000‰ \quad (13-27)$$

在许多发展中国家和地区，婴儿死亡率的资料并不准确，而 5 岁以下儿童的死亡率又很高，因此，世界卫生组织推荐用 5 岁以下儿童死亡率来衡量各国的儿童健康和死亡水平。

（八）孕产妇死亡率

孕产妇死亡率（maternal mortality rate）指某年某地区从妊娠期至产后 42 天内，由于妊娠或与妊娠有关的原因导致的孕产妇死亡人数（不包括意外原因导致的死亡）与该地区同年出生的活产数之比。需要注意的是，按世界卫生组织的定义，孕产妇死亡率的分母不用孕产妇总数而用活产数。计算公式为：

$$孕产妇死亡率 = \frac{某年某地区孕产妇死亡人数}{同年该地区活产数} \times 100000/10 万 \quad (13-28)$$

孕产妇死亡与妊娠有关的原因包括两类：一类是妊娠并发症以及对妊娠并发症处理导致的死亡；另一类是指在妊娠之前已存在的疾病，由于妊娠分娩导致病情恶化引起的死亡。对孕产妇死亡的判断必须依据医疗部门的诊断资料。孕产妇死亡率是评价妇女保健工作的重要指标，也可反映一个国家或地区人群健康和医疗卫生服务水平。

（九）病死率

病死率（case fatality rate）指一定时期内，某人群中患某疾病的患者因该病而死亡的百分比。病死率反映该疾病的严重程度，也可以在一定程度上反映医疗机构医疗水平的高低，但是由于医疗机构收治的患者类型、年龄结构、病情轻重和患病年限不同，因而在对不同医疗机构之间进行比较时需进行标准化。另外需要注意的是，根据医院资料只能计算病死率而不是死亡率。计算公式为：

$$病死率 = \frac{一定时期内因某病死亡人数}{同期患该病的总人数} \times 100\% \quad (13-29)$$

二、反映死因构成比和死因顺位的指标

（一）死因构成比

为了说明某种死亡原因的严重程度，可计算死因构成比指标。死因构成比是指某年某地区全部死亡者中，由于某死因导致的死亡者所占的比例，以此指标来衡量各种死因的相对重要性。计算公式为：

$$死因构成比 = \frac{某年某地区因某死因死亡人数}{同年该地区总死亡人数} \times 100\% \qquad (13-30)$$

死因构成比可以从侧面反映居民的健康状况及该地区卫生工作的水平。在一些发展中国家的死因构成中，各种传染病仍然占据较高比重，而卫生事业较发达国家的死因构成中，心脏病、恶性肿瘤、脑血管疾病等慢性疾病占据较高比重。

（二）死因顺位

在某人群死因分析中，按死因构成比的大小顺序排列即为死因顺位，以便医务工作者找出重点防治的疾病。

据 2022 年《中国卫生健康统计年鉴》数据显示，2021 年城市居民男性死因顺位前 5 位的疾病类别（死亡率，死因构成比）分别为：恶性肿瘤（200.10/10 万，27.20%）、心脏病（171.26/10 万，23.28%）、脑血管病（155.32/10 万，21.11%），呼吸系统疾病（67.30/10 万，9.15%）、损伤和中毒外部原因（42.93/10 万，5.83%）。女性死因顺位前 5 位疾病类别（死亡率，死因构成比）分别为：心脏病（159.40/10 万，28.83%）、脑血管病（124.52/10 万，22.52%），恶性肿瘤（116.76/10 万，21.11%），呼吸系统疾病（41.51/10 万，7.51%）、损伤和中毒外部原因（27.41/10 万，4.96%）。由此可见，全国范围内男性、女性前 5 位死因一样，但男性、女性死因顺位有差异。

✎ 练习题

答案解析

一、单项选择题

1. 在死因统计分析中，死因顺位是按下列何种指标排序的（　）

  A. 发病率   B. 患病率   C. 粗死亡率

  D. 死因别病死率   E. 死因构成比

2. 人口金字塔可以用来反映（　）

  A. 人口出生情况   B. 人口死亡情况   C. 人口的年龄性别构成情况

  D. 人口迁入情况   E. 人口迁出情况

3. 总和生育率是指（　）

  A. 一批妇女按某年的年龄别生育水平计算，一生平均生育的子女数

  B. 一批妇女一生平均生育的子女数

  C. 一批妇女某年的平均活产数

  D. 某年龄段的育龄妇女某年的平均活产数

  E. 一批妇女某年平均生育的子女数

4. 下列关于粗死亡率的叙述，正确的是（　）

  A. 受人口年龄构成影响不大   B. 与人口年龄构成相关

C. 与人口性别构成无关　　　　　　　　D. 可反映某人群主要的死亡原因

E. 可以精确地反映人口的死亡水平

5. 计算孕产妇死亡率的分母是（　　）

A. 妊娠 28 周以上的妇女数　　　　　　B. 某年新生儿总数

C. 某年活产总数　　　　　　　　　　　D. 当年怀孕的妇女数

E. 妊娠 28 周以上出生并存活的新生儿

6. 计算某年某地平均每千人口中的活产数的指标是（　　）

A. 粗出生率　　　　　　B. 总生育率　　　　　　C. 年龄别生育率

D. 总和生育率　　　　　E. 自然增长率

7. 计算某年某地平均每千人口中的增长人数是（　　）

A. 粗出生率　　　　　　B. 总生育率　　　　　　C. 年龄别生育率

D. 总和生育率　　　　　E. 自然增长率

8. 老年人口系数下降，可使（　　）

A. 粗死亡率上升　　　　B. 粗死亡率下降　　　　C. 年龄别生育率下降

D. 总和生育率下降　　　E. 出生率下降

9. 少年儿童人口系数下降，可使（　　）

A. 出生率上升　　　　　B. 出生率下降　　　　　C. 粗死亡率下降

D. 粗死亡率上升　　　　E. 生育率下降

10. 反映某地某年十万人中因某病死亡人情况的指标是（　　）

A. 婴儿死亡率　　　　　B. 死因构成百分比　　　C. 5 岁以下儿童死亡率

D. 死因别死亡率　　　　E. 死因顺位

二、简答题

1. 简述发病率与时点患病率的区别。

2. 简述某病病死率与某病死亡率、死亡率的区别。

（李　科）

书网融合……

本章小结　　　　　　　微课　　　　　　　题库

第十四章　调查研究与设计

学习目标

知识目标

1. 掌握　调查研究的种类；抽样方法。

2. 熟悉　调查研究的特点；偏倚控制；调查设计的一般内容。

3. 了解　调查研究和调查设计的一般步骤。

能力目标

具备某项调查研究和调查设计的能力。

素质目标

通过本章的学习，了解调查研究的各个流程，提升全方位思考问题的能力。

情景导入

情景描述：2022 年秋季学期，北京市某中学开学入学体检时，老师发现入学新生有部分学生佩戴眼镜，进一步调查发现，今年入学新生有1000 人，其中戴眼镜的同学有80 人。

思考：

1. 2022 年秋季学期，北京市所有入学新生近视率是多少？为调查这一现象，应采用什么调查方法？为计算入学新生近视率，应收集哪些资料？

2. 佩戴眼镜的影响因素有哪些？

第一节　调查研究

在医学卫生领域，调查研究是一种常用的基本研究方法，属于观察性研究。调查研究是指在没有任何干预措施的条件下，客观地观察和记录研究对象的现状及其相关特征。狭义上的调查研究专指采用问卷或结构式访问的方法，有目的、直接地从某社会群体或其样本中搜集相关资料，对相关资料进行统计分析，从而认识社会现象及其规律的研究方法。

一、调查研究的特点

1. 研究的对象及其相关因素（包括研究因素和非研究因素）是客观存在的，不施加处理因素。
2. 不能用随机化分组来平衡混杂因素对调查结果的影响。
调查研究的特点决定了研究者只能对研究对象进行客观观察，因此又称观察性研究。

二、调查研究的种类

调查研究是一大类研究方法的统称，可以从不同的角度进行分类。

（一）按调查对象的范围分类

调查研究依据调查对象的范围可以分为全面调查和非全面调查，后者又以抽样调查和典型调查最为常见。

1. 全面调查　是对总体中所有的观察单位进行调查，如我国的人口普查。普查没有抽样误差，但其他误差较大，因此，普查需要有严密的组织计划，特别要统一调查时点、统一标准、统一方法等。

2. 抽样调查　是从总体中随机抽取一定数量具有代表性的观察单位组成样本，然后用样本的资料来推断总体特征。抽样调查分为单阶段抽样和多阶段抽样。单阶段抽样是一次抽样产生一份完整的样本；多阶段抽样是指将抽样过程分阶段进行，每个阶段使用的抽样方法往往不同，即将各种抽样方法结合使用，在大型流行病学调查中常用。实际调查过程中要根据调查目的和调查对象的特点，采用适当的抽样方法。

3. 典型调查　是有目的地选择典型的人和单位进行调查。如调查某个生态保护先进市，可总结该市生态保护的经验教训，以便推广。

（二）按调查时间顺序划分

调查研究按调查时间的顺序可分为：现况调查、回顾性调查（如病例对照研究）、前瞻性调查（如队列研究）。

1. 现况调查　又称横断面调查，是在一个确定的人群中，在某一时点或短时期内，同时评价暴露与疾病的状况，或在某特定时点（如参加工作前、入学或退休时）所做的体检等调查。现况调查是通过完成某特定时间该人群健康经历的一个"快照"，提供某病频率和特征的信息。

2. 病例对照研究　是研究与患病有关的因素，即从果到因，先选定病例组和对照组，然后分别回顾两组暴露情况，比较其差异，探索可能发病的原因。

3. 队列研究　是将选定的人群随机分成暴露组和对照组，暴露组暴露于某因素之下，而对照组不受该因素的影响，其他所有条件两组基本相同。经过一定时间，比较暴露组和对照组的发病率，如果暴露组和对照组的发病率不同，则归因于该暴露因素。

三、调查研究的一般步骤

（一）选题

选题和立题的过程就是建立假说的过程。假说是根据已知的科学事实和科学理论或者实际工作中想要解决的问题，提出一种假定的解释。实际工作中，研究者根据专业知识、经验以及大量文献中得到的启示，对本领域某问题提出理论假设，并据此立题。整个研究设计就是围绕着如何验证假说而进行的。医学研究课题切忌过大或过于笼统，一个包罗万象、内容抽象、可行性差的研究方案是不可取的。特别是刚刚开始做研究的科研人员，应遵循先易后难、由小到大、由浅入深、不断积累、循序渐进的选题原则。

（二）制定研究方案

一个好的研究设计应做到用较少的人力、物力、财力和时间，最大限度地获得丰富而可靠的信息资料。

1. 合理安排研究因素，提高研究质量　如规定实验组的条件，配置适当的对照组，选择研究方法等。

2. 严格控制非处理误差，使研究结果保持较好的稳定性　如对混杂因素的处理，对不同来源变异的控制与分析，维护必要的均衡性等。

3. 正确估计样本含量，通过较少的观察例数，获取尽可能丰富的信息 研究者在设计时，需根据研究目的、现有资源（人力、物力、财力）和时间要求等选择合理的研究设计，制定周密的研究方案。

确定研究对象的数量就是估计样本含量。样本含量太少，会受偶然性的影响，不易得出明确的结论；样本含量太大，不仅增加研究成本，还耗时、费力，不易控制实验误差。因此样本含量的估计在研究设计中是一个非常关键的问题。样本含量一般根据主要观察指标来确定。

（三）收集资料

观察的指标有客观和主观之分。客观指标是指观察对象的客观状态，或经仪器测定的结果记录或计算的统计指标，具有良好的真实性、可靠性，是研究设计中应着重选取的主要指标。主观指标包括研究者依据自己的经验判断和观察对象本身的感觉、记忆、陈述等所得结果的统计指标，往往含有主观上的认识以及随意性、偶然性因素，有时难以保证指标的真实性和稳定性，甚至可能出现矛盾、误判，故在研究设计中仅可作为辅助指标。前者如血常规、心电图以及实验动物的反应、死亡等；后者如医生对病情、疗效的判定，患者自述疼痛、失眠等。指标的观察、记录过程就是数据收集的过程。为保证研究的质量，在数据收集的过程中，一切可能干扰研究结果的因素均应有效地控制，例如，各种处理方法应保持不变，实验的条件、环境应保持不变，采集、测量数据的方法和手段应保持不变。如果是多人合作、多中心合作，需在正式试验前进行统一培训。研究过程中的所有观测结果都应该认真、实事求是地记录在案。对研究中出现的异常值，要持审慎的态度，不应简单地丢弃，应该查明原因，核查纠正。

（四）数据整理与分析

数据管理是研究质量的又一重要保证。为了减少数据录入的错误，对每个字段都要增加录入范围的控制和跳项选择。数据必须双份独立录入，且每一位数据录入员只能录入单份。对两次录入的数据进行比对，对发现的错误双份独立修改，直至两个数据库完全一致为止。研究期限较长的课题，数据管理员需根据课题需要，定时报告所收集数据的质量（如果是双盲实验，则进行盲态核查）。包括：数据的逻辑检查，异常值、可疑数据的咨询，缺失数据的报告，课题进展速度的报告，数据质量评价等，为课题负责人掌握课题进展，进行质量控制提供依据。

统计分析方法的选择是以研究目的和资料的性质为依据，以统计理论为指导的。对数据的分析（特别是大型资料）要有统计分析计划。且计划在先，分析在后，尤其是验证性研究。每种统计分析方法均有其应用条件，且在满足该条件时方能达到最佳效果，在制订统计分析计划时应充分考虑到这一点。切不可没有计划，无视统计方法的应用条件，而根据统计分析结果的提示选择合乎主观愿望的方法和结果。进行统计分析应尽可能选用专门的统计分析软件（如 SPSS、Stata、R 语言等）。除了专门针对统计方法进行研究，一般应用的统计分析方法均须是国际公认的、争议少的方法。应用统计分析软件时，要充分了解其功能和特性，正确选用相应的方法，谨慎设置各种方法的选项，确保分析结果正确无误，并审慎依据统计分析结果做出结论。

（五）撰写研究报告

研究报告包括总结报告和研究论文，是科研成果的高度概括，是从实践到理论的提炼，可供医学学术期刊或学术会议发表、交流，目的在于将有价值的研究成果进行推广、应用、转化，并接受实践的进一步的严峻考验。研究论文的质量取决于研究课题本身的学术价值，包括研究问题本身的理论价值和应用价值；取决于研究设计和手段的科学性、先进性、创新性；取决于研究质量的可靠性和可信性；取决于成果推广应用的普遍性、安全性和有效性。

第二节　调查设计

　　调查是根据设计要求在现场通过提问、观察、测试收集研究资料的一种方法，例如，为了探讨个人的生活习惯与高血压的关系而开展的调查研究。调查获得的数据资料多数直接来自人群或人群中的个体，因此是关于疾病或健康问题的第一手资料，与动物实验相比，研究结果更具有说服力，可以直接用于指导健康促进和疾病防治实践。但在现场调查中，很多因素不易被有效控制，如环境因素、研究对象的行为、研究对象的主观意识等，使得调查结果容易出现偏倚，影响了研究结果的真实性。因此调查前的严格设计，是保障调查质量的一个重要环节。

一、调查设计的内容

　　调查设计是依据客观允许程度而制订的尽可能严密的调查计划，是实施调查研究的行动纲领。尽管调查研究的题目来源有多种渠道，设计报告的格式各不相同，但具体的内容是一致的，主要包括立题依据、研究目的、研究内容、研究方法、预期结果、研究基础、研究进度、经费预算等几个方面。

二、调查设计的步骤

　　调查设计是针对某个问题进行的系统性探索研究，需要遵循系统性、科学性、严谨性的原则，具体步骤如下。

　　1. 明确调查目的　调查目的是本次调查工作具体要达到的目标和解决的问题。调查目的必须明确、具体，因为它决定了调查的内容和调查的方法。调查目的通常包括以下几个方面。

　　（1）描述自然现象　例如对新发疾病的调查，通过描述疾病的临床表现、分布特征，可以掌握疾病的自然史、流行规律，是临床诊治和预防控制的重要基础。

　　（2）了解目前状况　即对一个社区存在的健康问题进行调查研究，探索危害社区人群健康的主要疾病和卫生服务存在的问题，为卫生决策提供可靠的依据。

　　（3）筛选危险因素　疾病的发生发展过程受到许多因素的影响与作用，当某些因素存在时，疾病的发生概率有所变化，这些因素被称为危险因素。具有危险因素的人群，就是这种疾病的危险人群，是预防和保护的重点。针对某种疾病的影响因素进行调查研究，可发现可疑的危险因素和危险人群，是疾病防治工作的重要内容。

　　（4）检验病因假设　如果有迹象表明某因子与某疾病的发生有关系，可以提出病因假设，但假设是否成立，需要通过调查，收集和分析二者之间存在关联的证据，进行假设检验。但观察性研究的证据力度有限，即使证明假设成立，也不能肯定为因果关系。

　　（5）评价防治效果　对人群中自觉或不自觉采用过有关健康促进和疾病防治的措施和策略的效果，可以通过调查研究进行评价。例如临床上通常使用利多卡因预防急性心肌梗死患者室性心律失常，效果比较肯定，但有调查研究显示，利多卡因虽然可以改善心律失常，但并不能降低心肌梗死患者的病死率。

　　（6）开展疾病监测　定期、连续地对一个人群的疾病发生情况进行调查研究，可获得疾病动态变化资料。当疾病的发病率、患病率、死亡率有明显上升趋势时，提示人群的致病因素增强，是疾病防治系统预警预报的基础。同样，根据疾病的动态变化特征可以预测该人群疾病发展趋势。

　　在一次调查设计中，可以围绕一个目的进行深入细致地研究，也可以几个目的同时进行，提高研究的效率，增加投入与产出比，但在有限的精力和能力前提下，目的不宜过多，避免研究结果发散。

2. 制定调查内容 调查内容是实现调查目的所需要完成的具体调查项目，例如调查目的是评价吸烟对人群健康的影响，显然要实现这个目的，必须调查吸烟与不吸烟人群的基本特征、某些疾病的发病或患病情况、吸烟人群的吸烟习惯（开始吸烟年龄、每日吸烟量、吸烟类型、是否戒烟等）。研究内容的设计需要依据文献提供线索、咨询专家获得启发、先期工作积累经验和预调查的重要发现等。调查内容设计需要做到周密、细致、翔实和全面，在设计时，考虑的研究内容越多，对问题的解释越深入，研究的收获将越大。

3. 撰写调查方案 每项调查内容需要具体的调查方法去实现，这就是调查方案，是调查设计的核心内容。调查方案设计必须具备可操作性，要求非设计人员按照设计方案完全可以实现调查目的。调查方案设计一旦通过，必须严格执行，贯穿调查的全过程。除非在调查中发现方案存在严重问题，否则不得任意变更有关内容。如果调查工作是多人或多地进行，实施前必须通过严格的培训，使每个执行者熟悉和掌握基本操作规范，统一标准、统一方法、统一形式。

调查方案设计包括以下主要内容。

（1）确定调查方法 调查方法的确定取决于研究的目的和内容，常见的调查方法分类如下。①按照调查数据的性质分为定性调查与定量调查两大类：定性调查获取的数据没有量的概念，主要通过采访和观察了解目标人群对某事物的态度、信念和行为等方面的问题，例如调查人们对被动吸烟的态度和感受等较深层次的反应信息；定量调查是按照一定尺度或量化标准收集数据，数据需要进行统计学分析。一次调查可以完全是定性的或定量的，也可结合使用。②按照调查对象的范围分为普查和抽样调查：普查是对目标人群全部个体进行的调查，其结果最具有代表性，可如实反映目标人群的实际情况；如果目标人群较大或投入（人力、物力、时间等）有限，不可能完成普查，可选择抽样调查，即从目标人群中选取一个样本人群进行调查，最后以样本人群的调查结果推测或代表总体人群的情况，抽样调查的优点是工作面缩小、力量集中，调查工作容易做得细致，减少了系统误差，缺点是如果样本量小，抽样误差增大，或者选择样本的偏性较大，致使样本结果不能反映实际情况，失去研究意义。③按照调查研究的目的可分为描述性调查和分析性调查：描述性调查的目的是描述自然现象、了解事物实质、揭示自然规律，是科学研究中发现问题、形成假设的过程，是对一个问题研究的起步阶段；分析性调查的目的是探求在自然条件下，事物间存在关系的证据，是科学研究中分析原因、检验假设的过程，通常是在描述性调查基础上的进一步调查。如果我们所关心的问题在目标人群中已描述得很清楚并已形成假设，就需要选择分析性调查，如病例对照研究和队列研究方法。

（2）确定调查对象 设计时要根据研究目的和研究内容的需要，选择恰当的调查对象，确定调查对象的步骤如下。①确定目标人群：目标人群为调查结果和结论适用的人群，也可称为目标总体。目标人群可以很大，如一个国家、一个省或市的人口；也可以是一个具体的人群，如一个社区、一个机构或团体。目标人群越大，研究结果应用的范围越大，研究的相对意义就越大。但目标人群过大需要有足够的能力和投入，因此目标人群的确定要根据调查者的实际能力和拥有的资源以及研究目的来确定。在设计中对目标人群要有明确的定义，包括时间、地域、人员特征等信息，如 2020 年北京市在校大学生，或 2020 年北京市某高校新入学学生等。②确定研究人群：研究人群是用于进行调查研究的人群，如果采用普查的方法，目标人群就是研究人群；如果采用抽样调查，进行抽样的人群即为研究人群。抽样调查通常要求按照随机的方法抽取研究人群，以减少人为的选择偏倚，最大限度地提高样本代表性。③确定样本大小：理论上调查的样本越大，调查的结果越稳定，越具有代表性，但样本过大耗费的人力、物力和时间增加，同时组织工作复杂，容易出现系统误差，因此，设计中需要明确调查需要多大样本量合适。样本大小的确定可以通过计算获取。④确定纳入和排除条件：按照设计被抽中的个体不一定都符合调查要求，需要根据目的制定具体的纳入和排除条件。例如对某项生理或生化指标的正常值研究，调查对象必须是"正常人"，但正常人是个相对概念，只是不包含某些疾病或病理状态。调查对象应具备哪些条件，或不应包含什么，需要在设计时明确，这就是纳入与排除条件，条件一旦确定必须严格执行。

（3）确定调查因素　调查因素是调查中需要获取和收集的具体数据资料，也是调查研究中进行分析的变量。每项调查内容都包含若干调查因素，例如人口学调查包含年龄、性别、民族、职业、文化等因素；生活习惯调查包含吸烟、饮酒、饮食、运动等因素。调查研究就是根据每个因素所提供的信息进行科学评价和推论，因此调查因素是调查研究的核心内容，关系到调查的成败和质量。调查因素的设计原则是：有用的一项不能少，一次调查中设计的因素越多，调查收获越大；能量化的必须量化，量化的因素提供的信息量大，可以进行量效分析；尽量选择客观性因素，主观感受性指标受个体差异影响大，结果不稳定。①调查因素的选择应依据理论假设、文献报道、专家咨询。理论假设来自设计者前期的观察与经验，以及对问题的了解和认识，是选择调查因素的重要基础，文献报道和专家咨询可以拓展思路，使问题考虑得更加全面和深入。②调查因素按性质初步可分为4类，即人口学因素（一般性资料）、直接作用因素（假设因素或自变量）、干扰作用因素（混杂因素或交互作用因素）和效应因素（目标因素或因变量）。将调查因素进行分类的优点是便于集中思考，避免遗漏。例如一项调查的目的是观察吸烟对血糖水平的影响，那么自变量就是吸烟，有关吸烟的设计包括开始吸烟年龄、吸烟种类、吸烟方式、平均每日吸烟量、戒烟年龄等；干扰因素是年龄、体重指数、饮食习惯等；因变量是空腹血糖等。③对每个入选的调查因素都必须有明确的定义，例如吸烟的定义为：每日至少吸烟1支，持续吸烟1年以上者。调查因素的定义应该选择公认或多数文献使用的，便于相互比较和引用；定义要具有可操作性，而且是唯一的，不能在调查中任意改动。④将选定的因素按照一定关系排列成便于现场使用的问卷表格，即调查表。调查表是包括所有调查项目的书面材料或电子文件材料，可以是简单的调查提纲，可以是包括许多问题的调查表格，也可以是标准的测定量表，统称为问卷。调查表包括标题、说明、基本情况、主要内容、编码和作业证明的记载等。调查表应遵循标准的流程，且应经过信度和效度等方面的考评方可使用。⑤预调查：将完成的调查表在少量调查对象中进行试验，观察每个因素的提问方式及对方的接受能力，修改存在缺陷的项目，完善问卷设计，统一调查方式方法。

（4）调查员培训　如果现场调查工作需要多人共同完成，对调查员应进行适当培训。培训内容是调查的目的及意义、调查内容及说明、调查方式及方法，务必达到每个人对问卷各个要素理解的标准一致、调查的方法一致。

（5）现场调查组织与实施　大规模人群现场调查是一项复杂工作，会有许多意想不到的突发事件，需要周密设计。现场是调查对象接受调查的场所，可以是家庭、居委会、学校、工厂、医院等。现场联系的目标是建立友好合作关系，以最大程度获取信任与支持。①现场联系包括调查现场选择、与现场管理者联系等，重点讲明工作方式、需要给予的配合、可能存在的问题及解决的办法等。②现场调查是调查工作具体实施阶段，设计时需要考虑的问题是现场的组织分工、日工作量、问卷的回收管理、可能的突发事件处理等。③对已经完成回收的问卷，需要有专人负责审核，如有缺项、逻辑错项、模糊不清的内容，尽快与调查员联系，争取在离开现场前补充完善，做好资料审核。④设计时要制订针对无应答者的处理方案，例如调查无应答的原因，分析无应答者的构成，以及无应答者的补救调查方案等。

（6）资料整理与分析　现场调查结束后需要对问卷进行整理和数据的统计分析，设计内容如下：①从专业和逻辑上对每份问卷进行资料核对，制订出数据剔除标准和极端值的处理方法；②核对整理过的问卷，选择计算机数据管理软件，进行数据录入，建立数据文件。数据文件应做好备份，避免损坏或丢失；③对数据文件进行统计分析。定量调查的数据，设计时需要明确分析的指标，如均数、率等，以及进行统计学检验的方法。

4. 预期结果　根据设计和预调查，推测本次调查可能得到的结果以及预期的产出。调查研究的产出多以论文和报告的形式呈现。

5. 明确研究基础　调查研究，特别是较大规模的调查研究需要一定的基础条件，设计时应该充分分析现有基础，是否能够完成本项调查任务及可行性。影响可行性的因素包括研究人员的数量与能力研究经历与成绩、研究方法与技术、可用资源与条件、研究经费与时间等。

6. 进度与经费预算　调查的过程大致可分为 5 个阶段，即选题、设计、调查、分析、论文，设计时要对各阶段需要的时间和经费进行适当安排和预算。

三、抽样方法

抽样调查的目的是通过样本的结果推论总体，例如某高校 2020 年入学的新生有 1000 人，我们想了解新生入学时乙型肝炎表面抗原携带率，最好的方法是普查。如果没有足够的投入进行普查，只能对 1/10 的学生进行抽样调查，那么选取的样本结果能否反映出全部学生的实际情况，取决于所选样本的代表性，而样本的代表性与抽样的方法有关。抽样方法包括随机抽样和非随机抽样，前者包括简单随机抽样、系统随机抽样、分层随机抽样、整群随机抽样和多阶段随机抽样，下面分别予以介绍。

（一）随机抽样

按照随机化的原则抽取样本的方法为随机抽样。随机抽样是抽样研究中采用最多的方法，不仅样本的代表性好，还可以计算抽样误差来推论总体。随机化原则是指在抽样调查中总体中每个个体被抽中的机会（概率）均等，目的是避免在抽样过程中受到主观因素的干扰，减少样本的偏性。随机与随意、随便有本质上的区别，后两者均不能保证"机会均等"。

随机抽样是一种具体可以操作的方法，在调查设计中要详细描述抽样过程及其操作步骤。常用的随机方法有以下几种。

1. 简单随机抽样　指通过抽签、查随机数字表、计数器或计算机产生随机数字等方法抽样，这种方法操作和计算抽样误差简单，而且随机化的程度高，即在抽签的时候能够保证总体中每个个体被抽到的机会是均等的。但这种方法只适用于目标人群较小的研究。

例 14.1　抽样调查学生的卫生习惯。某校有学生 100 人，欲抽取 10 人参加调查。为使每个学生都有同等机会参与，采用简单随机抽样。

第一种方法：首先将这 100 名学生编号（如按学号），如 1 ~ 100，并写在 100 张小纸条上，放在盲盒里充分搅匀，然后任意抽出 10 张纸条，上面的号码为入选的学生。

第二种方法：采用随机数字表。首先将这 100 名学生编号（如按学号），然后用附表 13（随机数字表），任意从某个随机数字开始（比如从第一行第一列的两位数 22 开始），横向（或纵向）依次读取 10 个随机数字（每个都是两位数，有相同者跳过）：如 22、17、68、65、81、95、23、92、35、87，于是编号为这 10 个数的学生被抽中。

2. 系统随机抽样　在有序排列的群体中，如果设计的抽样比例为 $1/k$，就制作 k 个签，分别标记为 $1 \sim k$，从中抽取 1 个，如果抽中的数字为 m，则编号为 m，$m+k$，$m+2k$，……$m+nk$ 的个体均为样本，这种抽样方法为系统随机抽样。例如学校学生有学号，企业职工有工号，医院患者有病历号或床位号等。

例 14.1 中，可将这 100 个学生编号为 1 ~ 100，要抽取 10 人为样本，也就是抽取 1/10 的学生为样本，即每 10 名学生抽 1 名作为研究对象，这时可以先做好 10 个签，分别是 1 ~ 10，从中抽取 1 个，如果抽取的数字为 6，那么学号为 6、16、26……的学生都是样本成员。系统随机抽样方法简单，适合相对较大人群的研究。但是如果研究对象的排列顺序有某种特征或规律，则容易出现系统误差，例如在医院进行医院感染的检测，如果按照床位号在每个病房里抽取 1 名患者观察，恰好这个床位的通风、光照条件都很好或都很差，那么检测结果就会出现偏差。

3. 分层随机抽样　指将目标人群按照某些特征分成若干个层，然后在各个层间按随机的方法抽取观察对象。例如可以将目标人群按性别分成两个层，然后分别在各性别层中按照随机的方法抽取等量的观察对象组成研究样本。由于这个样本男女比例一致，因此研究结果可以反映一般人群的情况。分层抽样的优点是可以避免样本偏向于某个方面，提高了样本的代表性。

4. 整群随机抽样　当目标人群非常大，以个体为抽样单位难以实现时，可以将目标人群分成若干个亚群，以亚群为抽样单位进行随机抽样，以被抽取的亚群所有个体组成研究样本的抽样方法为整群随机抽样。例如在工厂以车间，在市区以居民委员会，在农村以自然村，在学校以班级为单位等。整群抽样操作简单，被抽中的人员集中，便于现场组织调查，但抽样误差较大。

5. 多阶段随机抽样　在大范围人群内开展调查研究时可以采取分阶段抽样的方法为多级抽样。例如研究某市肿瘤发病情况，准备抽取该市 1/1000 人口为样本，那么第一阶段是抽取县、区，第二阶段是抽取乡镇和居委会，第三阶段是抽取村和居民区，在每个阶段可以根据分层、整群、随机的方法抽取样本。

（二）非随机抽样

如果抽样调查的目的不是为推论总体，或者目标总体缺乏随机抽样的信息，如人员名册、基本信息登记表等，或者按照随机抽取的样本很难取得配合，如因为影响工作、学习，抽样单位拒绝调查等，可以选择非随机抽样方法，但非随机的调查结果是有局限性的，研究结果仅仅适用于调查的样本。

1. 任意抽样　也可以叫做便利抽样、方便抽样或者偶遇抽样，这种抽样方法是以便利为原则，所以带有很大的偶然性和随意性。常见的街头随访或拦截式访问、邮寄式调查、杂志内问卷调查等都属于便利抽样的方式。这种方法能及时获得信息数据，省时省力，能为非正式的探索性研究提供很好的数据来源。

2. 判断抽样　是指基于调查人员的主观意愿、经验知识，依据对总体相关特征的了解，从目标总体中抽取有代表性的典型样本的做法，又称选择性抽样。

3. 滚雪球抽样　这种方式，指的是以"滚雪球"似的方法，通过接触少量样本，再逐步通过这些少量样本获取大量样本。比如，我们随机选择了 1 个人作为样本，然后他推荐了 6 个人，6 个人推荐了 11 个人，依此类推。

四、偏倚控制

医学调查研究通常是以人为对象，由于人的心理反应和依从性在调查中难以控制，且容易受到外界因素的干扰，因此调查研究的结果极易出现各种误差，如调查对象回答问题的真实性（是否如实回答问题）、对发生在过去的事件回忆的准确性（时间、数量记忆是否准确）等，如果不真实、不准确将会使调查结果系统地偏离其真实值，这种现象称为偏倚。偏倚是影响调查质量的重要因素，在调查研究中不可能做到完全没有偏倚，只能通过周密设计和科学处理尽量减少偏倚。偏倚控制需要贯穿于调查的全过程，包括调查设计、现场调查、资料分析、结果评价等各个阶段。

由于研究的方法、对象、方案等一系列问题是设计阶段决定的，如果存在问题将会直接影响研究结果的真实性，而且一旦执行了设计方案，产生的许多偏倚是无法消除的，因此研究者在设计上的严格把关是预防和控制偏倚的重要环节。

（一）偏倚的类型

1. 选择偏倚　由于设计时选择调查对象的方法不当而引起的偏倚，例如利用非随机样本推论总体，或样本的依从性较差造成的无应答率偏高等。常见的选择偏倚包括入院率偏倚、现患病例偏倚和无应答偏倚。选择偏倚主要影响样本的代表性。

（1）入院率偏倚　如果要调查某种疾病的特征，选择住院患者为调查对象时会出现入院率偏倚，因为各种疾病的入院率不同，也不会100%的患者都到一个医院住院，患者对医院有选择性，医院对患者也有选择性，因而在一个医院住院的患者必定是一个患该病的特殊群体，以他们为对象进行调查研究，显然结果是有偏性的，这就导致入院率偏倚。

（2）现患病例偏倚　如果某种疾病早期部分患者死去（如急性心肌梗死患者），那么存活下来的患者就是一个特殊群体，选择存活的患者（现患病例）为调查对象，显然不能代表该病的总体情况，这就是现患病例偏倚，又称奈曼偏倚。

（3）无应答偏倚　设计时被选定的样本中没有接受调查的个体为无应答者，如果无应答者较多，或无应答者是因为某种原因拒绝调查，那么仅凭应答者的调查结果产生结论是有偏性的。例如在人群健康普查中，身体状况较好者参与的比率低于健康状况较差者，如果按照这样的普查结果，人群的患病率将会高于实际水平。

2. 信息偏倚　设计时选择了不恰当的调查和检测方法导致获取的数据不准确而引起的偏倚为信息偏倚，如非盲法调查、对比组间调查方式不一致、使用的仪器设施未经校正等。常见的信息偏倚包括调查者偏倚和回忆偏倚。

（1）调查者偏倚　如果参与调查的调查员均与调查密切相关，希望获得某种调查结局，因此在调查中会不自觉地、或多或少地将个人的意愿表露出来，影响调查对象对问题答案的选择，致使调查数据不够真实，又称诱导偏倚。

（2）回忆偏倚　来自调查对象对发生在过去事件的回忆主动性和准确性，例如在有关环境污染和职业危害对健康影响的调查中，调查对象往往回忆得比较主动，对细节问题也不放过，甚至夸大，导致调查得到的数据不准确。

3. 混杂偏倚　在资料分析过程中，由于外界因素的干扰，使研究结果发生偏离的现象为混杂偏倚。虽然混杂偏倚出现在资料的分析阶段，但由于混杂因素是自然存在的，因此设计时可以采取措施对可疑的混杂因素进行控制，例如匹配设计、分层抽样等。

（二）偏倚的控制措施

1. 提高抽样技术　根据研究目的，选择适当的抽样方法是控制选择偏倚的重要措施。需要推论总体的调查，应以人群为基础，采用随机抽样；需要选择病例为调查对象时，尽量选用新发病例；对特殊目的的调查研究，如总结经验、教训等可选择典型样本，将目标人群局限化。

2. 重视无应答　理论上无应答率不能超过5%，否则结果不可靠。如果无应答率较高，需要采取措施。首先是分析无应答的原因，制定补救措施；其次是分析无应答者的特征，估计无应答对结果的影响程度。如果确定无应答者是有偏性的，必须通过沟通，最大限度地调查无应答者。

3. 盲法调查　调查时如果调查对象或调查者不知道调查分组情况则为盲法调查，如果只有一方不知道为单盲，双方均不知道为双盲。盲法调查可以克服来自调查对象及调查者的主观因素的干扰，减少数据的偏性。

4. 平衡调查　调查研究很多情况下需要设置对照，通过实验组与对照组的相互比较产生结论。在调查设计时，要保证每个调查员调查的实验组与对照组人数的比例接近，例如一个调查员调查的实验组人数占全部实验组的30%，那么这个调查员调查的对照组人数也应该占全部对照组的30%，这就是平衡调查。因为每个调查员对问题的理解、技术的掌握及工作的态度不尽相同，因此平衡调查可以减少对比组间人为的差别，使比较结果更趋合理。

5. 匹配设计　是设计阶段控制混杂偏倚的有效方法。通常年龄、性别、种族、职业、经济文化水平等是各类研究首选的匹配条件；疾病类型、病程、病情、并发症及治疗经过等是临床研究中需要考虑的匹配条件，因为这些因素是最为常见的混杂因素。但采用匹配设计，应该符合以下要求：①因为条件限制，如时间、经费、人力等资源有限，不能开展大样本研究；②因为研究的疾病罕见，没有足够的研究对象；③匹配的条件不宜过多，除年龄、性别之外，其他因素需要慎重。

6. 控制混杂因素　混杂偏倚是由混杂因素引起的，可以通过分层分析、多因素分析加以调整与控制，然而前提是设计时必须将混杂因素列为调查因素，这样才能在调查中获得混杂因素的信息，才能够通过适当的统计学方法进行控制。因此在设计调查因素时不仅要关注假设因素，还要充分考虑潜在的混杂因素。

✎ 练习题

答案解析

一、单项选择题

1. 对总体中所有的观察单位进行调查称为（　　）
   A. 普查
   B. 抽样调查
   C. 定性调查
   D. 定量调查
   E. 回顾性调查

2. 随机抽样不包括（　　）
   A. 简单随机抽样
   B. 系统随机抽样
   C. 分层随机抽样
   D. 整群抽样
   E. 任意抽样

3. 偏倚的种类不包括（　　）
   A. 入院率偏倚
   B. 现患病例偏倚
   C. 无应答偏倚
   D. 回忆偏倚
   E. 统计偏倚

4. 混杂偏倚的控制包括（　　）
   A. 提高抽样技术
   B. 重视无应答
   C. 盲法调查
   D. 匹配设计
   E. 分层分析、多因素分析

5. 调查研究的步骤不包括（　　）
   A. 选题
   B. 制定研究方案
   C. 收集资料
   D. 现场调查
   E. 数据整理分析

二、简答题

1. 简述调查研究的一般步骤。
2. 简述如何控制混杂因素。

（王保东）

书网融合……

本章小结　　　微课　　　题库

第十五章 实验设计

学习目标

知识目标

1. **掌握** 实验设计的基本要素；对照的基本形式。
2. **熟悉** 实验设计的特点、基本原则。
3. **了解** 实验设计的分类。

能力目标

具备通过人为干预措施实施实验设计能力。

素质目标

通过本章的学习，树立求真务实的核心价值观念。

情景导入

情景描述：大骨节病是一种地方性软骨骨关节畸形病，是以软骨坏死为主的变形性骨关节病。该病多发生于儿童和少年，主要侵犯骨骼与关节系统，导致软骨内成骨障碍、管状骨变短和继发的变形性关节病，管状长骨发育障碍，关节增粗、疼痛、肌肉松弛、萎缩和运动障碍。患者以身材矮小、短指、关节畸形、步态异常（呈典型跛行、鸭步）等为特征。本病尚有"矮人病""算盘子病""柳拐子病"等之称。大骨节病发病率的高低和病情的严重程度可能与粮食中脱氧雪腐镰刀菌烯醇含量有一定的关联性。为验证该假说，科学家以新西兰家兔为实验对象，不同的新西兰家兔接受不同剂量的脱氧雪腐镰刀菌烯醇后，结果使新西兰家兔发生骨关节炎。

思考：

1. 该实验的受试对象、处理因素和实验效应分别是什么？
2. 该实验应如何科学设计？

第一节 实验设计概述

实验设计是统计学中重要的组成部分，科学的设计是顺利完成科学研究和数据统计分析的基础条件，也是获得预期结果的重要保证。设计包括专业设计和统计设计两部分。专业设计是从各专业角度考虑欲研究的问题，它包括选题、建立假说、确定研究对象和技术方法等；统计设计则是从统计学的角度考虑设计的科学性和逻辑性，使研究结果更可靠、更科学，经得起验证。统计设计是对资料搜集、整理和分析全过程的设想和安排，包括确定设计类型、样本含量的估计、选定统计分析指标和统计分析方法等。

本章主要介绍实验设计的统计设计部分，包括实验设计的特点、分类、基本要素、基本原则、常用的几种实验设计方案、假设检验时样本含量的估计和临床试验设计等内容。

一、实验设计的特点

1. 研究者能够根据实验设计的目的及要求设置处理因素。实验研究与调查研究的本质区别在于实验研究可人为地对实验对象施以处理（干预）实施。

2. 研究对象接受处理因素或处理因素的不同水平是随机分组的，保证各组的非处理因素均衡，组间具有可比性。

3. 实验研究设计能使实验因素即使在较少次数的实验中，更有效地控制实验误差，提高了实验研究的效率以及实验结果的可靠性。

实验研究具备的三个特点，使得研究中各比较组之间具有较好的均衡性和可比性，大大减少了非处理因素或干扰因素对实验效应或结果的影响，可以更有效地控制实验误差，提高实验研究的效能及实验结果的可靠性。

二、实验设计的分类

根据研究目的和对象不同，实验设计可分为动物实验、临床试验、社区试验三种。

（一）动物实验

受试对象通常为动物，也可以是人体器官、组织或血清等生物材料。动物实验容易控制处理因素及干预因素，实验误差小，实验成本较低，观察的实验效应较为客观。医学研究一般需要先进行动物实验，在确定无害的前提下再进行临床试验。

（二）临床试验

临床试验研究对象的基本单位是患者个体。如在药物的临床试验效果评价中，研究者通常将研究对象随机分为实验组和对照组，实验组给予干预措施如新药、新疗法，对照组采用安慰剂或传统疗法，随访观察并比较两组相应的疾病或健康状况差异，从而评价干预措施的效果。

由于临床试验是以人为研究对象，因此不可能采取严格的控制措施，同时人是有思想的，存在着心理、社会活动，研究者必须周密考虑，认真设计，采取相应的措施控制误差和偏倚，以保证研究结果不受干扰。

（三）社区试验

以社区人群为研究对象，接受某种处理或干预措施的基本单位是整个社区或某一人群的亚群，如一个学校的班级、某工厂的车间、某城市的街道、农村的乡镇、自然村等。其主要目的是通过降低某些危险因素或施加某些保护性措施，观察其对人群产生的预防效果，如接种肾综合征出血热疫苗对肾综合征出血热的预防作用等。由于社区干预试验难以将受试者进行随机分配，因此又称半试验性研究。

三、实验设计的基本原则

实验设计的主要作用是控制或减小误差，提高实验的效率，根据误差产生的来源，在实验设计中必须遵循对照原则、随机化原则和重复原则。这三个基本原则最早由英国统计学家 R. A. Fisher 于 1935 年提出，后来的统计学家又提出了很多设计方法和技巧，但都未能脱离这三个基本原则。

（一）对照原则

在确定接受处理因素的实验组时，应同时设立对照组。对照是比较的基础，设立对照是控制混杂因素和偏倚不可缺少的手段。设立对照应满足均衡性，即在设立对照时除给予的处理因素不同外，其他对实验效应有影响的非处理因素应尽量保持一致，将处理因素的效应充分显露出来，消除或减少实验误差。对照的形式有多种，可根据研究目的和内容加以选择。常用的对照形式有以下几种。

1. 安慰剂对照　安慰剂是一种无药理作用的"假药"或称伪药物，其外观如剂型、大小、颜色、重量、气味及口味等与试验药物一致，但不含试验药物的有效成分，在处置上不能为受试对象所识别。设置安慰剂对照的目的在于克服研究者、受试对象、评价者等由于心理因素所形成的偏倚。安慰剂对照还可消除疾病自然进程的影响，分离出由于试验药物所引起的真正反应，从而直接度量试验药物和安慰剂的不同。安慰剂对照的使用应以不损害患者的健康为前提。

2. 空白对照　即对照组不接受任何处理因素。这在动物实验和实验室方法研究中最常见，常用来评定测量方法的准确度，观察实验是否处于正常状态等。例如，在实验中设置空白管并同时测定，以检测本底值。在临床试验中，因涉及伦理道德问题，不宜使用空白对照。但空白对照可用于以下两种不适用于安慰剂对照的情况：一是由于处理手段非常特殊，安慰剂盲法试验无法执行，或者执行起来非常困难，例如，实验组为放射治疗或外科手术等；二是试验药的不良反应非常特殊，以至于无法使研究者处于盲态，这时使用安慰剂对照的意义不大，不如采用空白对照。

空白对照与安慰剂对照的不同在于空白对照并未给予任何药物。空白对照简单易行，但由于它非盲，在以人为对象的研究中容易引起对照组和实验组在心理上的差异，可能影响结果的可靠性。

3. 实验对照　对照组不施加处理因素，但施加某种与处理因素有关的实验因素。例如，赖氨酸添加实验中，实验组儿童的课间餐为添加赖氨酸的面包，对照组为不添加赖氨酸的面包，这里面包是与处理有关的实验因素，两组儿童除是否添加赖氨酸外，其他条件一致，这样才能显示和分析赖氨酸的作用。由此可见，当处理因素的施加需伴随其他因素（如赖氨酸添入面包），而这些因素可能影响实验结果时，应设立实验对照，以保证组间的均衡性。

4. 自身对照　对照与实验在同一受试对象身上进行，如身体对称部位或实验前后接受不同研究因素，一个为对照，一个为实验，比较其差异。例如，研究某治疗烧伤新药的疗效，就可选用有对称部位被烧伤（如双上肢或双下肢等）的受试对象，一部位用烧伤新药，另一部位用其他公认有效的药物。又如，研究盐酸西布曲明的减肥效果，以肥胖患者用药前的体重作对照，自身对照简单易行，使用广泛。但后一个减肥药例子是将处理前作为对照，严格地说，它不是同期对照，若实验前后某些环境因素或自身因素发生了改变，并且可能影响实验结果，这种对照就难以说明任何问题。因此，在实验中同样需要另外设立一个对照组，用处理前后效应的差值来比较实验组与对照组。

5. 标准对照　用现有标准方法或常规方法，或者现有标准值或参考值作为对照。这种对照在临床试验中用得较多，因为很多情况下不给患者任何治疗是不道德的。另外，在实验室研究中常用于某种新检验方法是否能代替传统方法的研究。

（二）随机化原则

随机化是采用随机的方式，使每个受试对象都有同等的机会被抽取或分到不同的实验组和对照组。随机化是控制非处理因素的另一个重要统计学手段，它使不可控的混杂因素在实验组和对照组中的影响相当，同时随机化也是对资料进行统计推断的前提。各种统计分析方法都是建立在随机化的基础上。

随机化应贯穿于研究设计和实施的全过程，具体体现在以下三个方面。

1. 抽样的随机　每个符合条件的受试对象被抽取的机会相等，即总体中每个个体都有相同机会被抽到样本中来。它保证所得样本均有代表性，使实验结论具有普遍意义。

2. 分组的随机　每个受试对象被分配到各组的机会相等。它保证受试对象的其他状况在对比组间尽可能均衡，以提高组间的可比性。

3. 实验顺序的随机　每个受试对象先后接受处理的机会相等，它使实验顺序的影响也达到均衡。

随机化的方法有多种，最简单的是抽签或掷硬币。这两种方法简单易行，但不适用于受试对象数目大的多组分配。在实际工作中常通过随机数来实现。获得随机数的常用方法有两种，即由随机数字表和计算机程序产生随机数。随机数字表是统计学家根据随机抽样原理而编制的（附表13）。计算机中的各种统计软件如 SPSS、SAS 以及办公软件 Excel 均可以产生随机数字。

（三）重复原则

重复是指在相同实验条件下，重复进行多次研究或观察。重复是消除非处理因素影响的又一重要方法，表现为样本含量的大小和重复次数的多少。由于个体变异等影响因素的存在，同一种处理对不同的研究对象所产生的效果不尽相同，其具体指标的数值也有大小之分，只有在大量重复试验的条件下，该处理的真实效应才能被明确显露出来。所以在试验研究中，需要坚持重复的原则。反之，如果样本含量不够，结果就不够稳定，不能获得应有的结论。从统计学的角度看，观察例数越多，根据样本计算的统计量越接近总体参数。值得注意的是，重复原则并非样本含量越大越好，若样本含量太大，工作量和人力物力的消耗会随之增加，难以控制实验条件，影响研究结果。样本含量的大小可采用统计学方法进行计算。

四、质量控制

在实验研究过程的每个阶段都有可能产生误差，从而影响结果的可靠性和真实性。因此在设计阶段就要了解和掌握可能产生的各种误差，并提前计划相应的控制方法，从而提高研究的质量。

（一）误差来源

1. 随机误差　是由于一系列实验或观察条件的随机波动造成的实测值与真值之差。这种波动是随机的，在一次测定中随机误差的大小、方向无法预测，但在大量重复测定中，具有统计规律性。

2. 系统误差　又称偏倚，是研究因素之外的某些非实验因素干扰造成的实测值与真值之差，测量值呈现一定的方向性。主要包括选择偏倚、测量偏倚和混杂偏倚。

（1）选择偏倚　常出现在研究初期或引入研究对象的各个阶段。由于选择实验对象的方法不正确，或纳入和排除标准不明确而产生的偏倚。例如，选入实验组和对照组的对象在病情、年龄、性别方面差异悬殊。

（2）测量偏倚　又称信息偏倚，可能发生在正式研究的全部测定过程或观察过程。主要由于实验条件、操作标准与方法以及主观方面等因素造成。

（3）混杂偏倚　由于某些非处理因素与处理因素同时并存而影响到观察结果，从而导致处理因素与效应的联系被歪曲，这样的非处理因素也称为混杂因素。

实验设计的目的就是在于消除或控制系统误差对实验结果的影响，减少随机误差以利于进行统计推断，提高研究的效率。

（二）质量控制措施

1. 设计阶段　明确定义实验对象；正确划分观察范围；避免遗漏研究对象或包含非研究对象；正确选择观察指标；明确定义观察项目；开展预实验对实验方案进行可行性评估，考察是否合理可行，能否达到预期目的。

2. 数据收集阶段　此阶段误差主要来源于研究人员和研究对象，如研究对象缺失、拒绝回答或记忆不清等影响研究的准确性和应答率。为减少此类误差，可从以下方面加以控制：做好对研究人员的仔细选择与培训；在实施过程中应定期督导和检查研究记录。如某研究要收集研究对象的血压值，在对研究人员培训时要求血压值获取的正确方法（规定用每日清晨以同一血压计重复测量三次的平均值作为报告值，而不是仅报告单次测量结果）。

3. 数据整理分析阶段　检查记录的完整性与正确性；数据双录入，由不同人员独立地进行数据整理，并核对结果是否一致；利用计算机程序对数据整理进行核查，针对重要的非研究因素进行分层分析或多因素分析，以调整和控制其对研究结果的影响等。

第二节　实验设计的基本要素

研究对象、处理因素和实验效应是实验设计的三个基本要素。科学研究目的就是要证明某种或某些处理因素对研究对象产生的效应。如何选择这三个要素，是科研设计的关键。因此，设计时首先应明确这三个要素，再根据它来制定详细的研究计划。

一、研究对象

研究对象又称受试对象或实验对象，是指在实验研究中根据研究目的确定的观察客体，即处理因素作用的对象。受试对象的选择十分重要，对实验结果有极为重要的影响。根据研究目的不同，医学研究的对象可以是人、动物、微生物以及人或动物的实验材料。如器官、组织、细胞、血清、尿液、粪便等材料。例如欲研究某种新药的疗效，一般先通过动物实验观察其疗效和副作用，然后在患者身上进行临床试验，以确定其疗效和副作用。

实验进行前，必须对研究对象的条件进行严格控制，即明确纳入标准与排除标准以保证其同质性。作为研究对象应满足两个基本条件：①对处理因素敏感；②反应稳定。例如，研究某药物对高血压的治疗效果，宜选用Ⅱ期高血压患者作为研究对象，因Ⅰ期高血压患者血压波动较大，而Ⅲ期高血压患者对药物不够敏感。同时研究对象还应有明确的标准，如动物实验中，动物的选择应注意动物种类、品系、年龄、性别、体重、窝别和营养状况；预防医学的人群试验，应注意其性别、年龄、民族、职业、文化程度和经济状况等；临床试验选择患者应诊断明确、依从性好，还应注意性别、年龄、病情和病程等的基本一致等。

二、处理因素

根据研究目的确定欲施加或欲观察的并能引起受试对象直接或间接效应的因素，称为处理因素或受试因素，简称处理或因素。处理因素既可以是生物的，也可以是化学的或物理的。处理因素可以是主动施加的某种外部干预措施，如某种减肥药物盐酸西布曲明（实验性研究）；也可以是客观存在的某种因素，如婴儿的母乳喂养或人工喂养（观察性研究）。

与处理因素相对应并同时存在、能使受试对象产生效应的因素称为非处理因素，又称混杂因素。如在肺癌发生与吸烟关系的研究中，若吸烟与不吸烟组人群的年龄分布不同，则年龄可能会干扰肺癌与吸烟相关程度的分析，成为一个混杂因素。

处理因素为单个时，称为单因素。每个因素在数量上或强度上各有不同，这种数量或强度上的不同就称为水平。依照研究因素与水平的不同，可产生四类试验：①单因素单水平，如研究某药物对原发性高血压患者的降压作用；②单因素多水平，如研究某药不同剂量的降血糖作用；③多因素单水平，如比较不同药物或不同疗法对某病的治疗效果；④多因素多水平，如临床上探索某肿瘤的联合化疗方案等。在确定处理因素时应当注意以下两点。

1. 分清处理因素和混杂因素　处理因素是根据研究目的确定的主要因素。一次实验中处理因素不宜太多，否则会使分组以及所需受试对象的数目增多，整个实验难以控制。但处理因素过少，又难以提高实验的深度和广度。在确定处理因素的同时，还需根据专业知识和实验条件，找出重要的非处理因素，以便进行控制。一项优良的研究设计，应该突出研究因素之主导作用，排除混杂因素的干扰。

2. 保持处理因素恒定不变　处理因素在整个实验中应始终保持不变，包括处理因素的施加方法、强度、频率和持续时间等。如在临床试验中，药品的性质、成分、批号、保存方法等应完全相同；手术或操作的熟练程度都应当自始至终保持恒定，否则将会影响结果的稳定性。

三、实验效应

实验效应是处理因素作用于研究对象的反应和结局，它通过观察指标（统计学常将指标称为变量）来体现。如果指标选择不当，未能准确反映处理因素的作用，获得的研究结果就缺乏科学性，因此选择好观察指标是关系整个研究成败的重要环节。观察指标应具有客观性、精确性、特异性和灵敏性，此外，指标的观察应避免带有偏性或偏倚。

（一）观察指标的种类

1. 定量指标　采用定量方法测量获得，常可用具体的度量衡单位表示的指标，如人体的身高（cm）、体重（kg）、脉搏（次/分）等。

2. 分类无序指标　按研究对象的属性或特征先分类，再清点各类的个数，常用绝对数或相对数来表示。如根据检查结果分为"阳性"和"阴性"，或"是"和"否"，然后再清点各类的人数。

3. 等级资料　按实验效应的程度分为若干等级，并计录各级的人数。如用某治疗方案治疗患者，其观察结果可分为治愈、显效、好转、无效四个等级。

（二）观察指标选择的要求

1. 关联性　指观察指标与研究目的有着本质并且密切的联系，该指标能够准确反映处理因素的实验效应。这些指标可通过查阅文献或根据经验获得。

2. 客观性　观察指标有主观指标和客观指标之分，主观指标是受试对象的主观感觉、记忆、陈述或实验者的主观判断结果；而客观指标则是借助测量仪器和检验等手段来反映的观察结果。在临床试验中，一般来说，主观指标易受研究者和受试对象心理因素的影响，具有随意性和偶然性；而客观指标具有较好的真实性和可靠性。但现代医学越来越重视主观指标的应用，如生存质量分析是一门专门的学问，通常采用经严格测试而制定的量表来考核处理因素的效应。

3. 精确性　包括准确度和精密度两层含义。准确度指观察值与真实值的接近程度，主要受系统误差的影响；精密度指重复观察时，观察值与其均数的接近程度，其差值属于随机误差。观察指标应当既准确又精密。在实际工作中，应根据研究目的来权衡两者的重要性。

4. 灵敏度和特异度　灵敏度反映其检出真阳性的能力，特异度反映其鉴别真阴性的能力。特异度高的指标不易受混杂因素的干扰；灵敏度高的指标能将处理因素的效应更好地显示出来。例如，研究某药治疗缺铁性贫血的效果，既可选用临床症状、体征，也可选用血红蛋白含量等作为观察指标，但这些指标均不够灵敏，只有在缺铁比较明显的情况下才有较大变动；若选用血清铁蛋白作为观察指标，则可敏锐地反映出处理因素的效应。

5. 稳定性　指观察指标变异度的大小。稳定性高，则变异度小，指标的代表性强。稳定性一般可以用该指标的变异系数来表示，如果变异系数控制在15%～20%，则该指标的稳定性较好。

第三节　常用的几种设计方案

研究者可根据研究目的及处理因素的个数，结合专业要求选择合适的设计方案。若只考虑单个因素的影响，可选用完全随机设计、配对设计、随机区组设计；若考虑多个因素的影响，可选用析因设计、正交设计等。下面对常见的单因素实验设计方案进行介绍。

一、完全随机设计

完全随机设计采用完全随机化的方法将同质的受试对象分配到各处理组，各处理组分别接受不同的处理，观察实验效应是否相同（图 15 – 1）。各组样本含量相等，称为平衡设计；样本含量不等，称为非平衡设计。平衡设计检验效率高于非平衡实验设计，值得推荐。

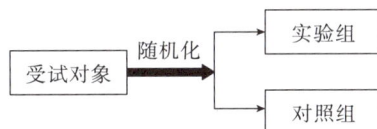

图 15 – 1　完全随机设计方案示意图

完全随机设计的优点是设计简单，容易实施，出现缺失数据时仍可以进行统计分析。缺点是小样本时，均衡性较差，抽样误差较大。与随机区组设计相比，效率较低。

二、配对设计

配对设计是将受试对象按照一定条件配成对子，再将对子中的两个受试对象随机分配到不同处理组，观察实验效应。配对的因素为可能影响实验效应的主要非处理因素。在动物实验中，常将窝别、性别、体重等作为配对条件；在临床试验中，常将病情轻重、性别、年龄、职业等作为配对条件。医学科研中，配对设计主要有以下情形。

1. 将两个条件相同或相近的受试对象配成对子，分别接受两种不同的处理　如欲研究维生素 E 缺乏时对肝中维生素 A 含量的影响，将同种属的大白鼠按性别相同，月龄、体重相近配成对子，分别随机给予正常饲料和维生素 E 缺乏饲料。

2. 同一受试对象（人或标本）分别接受两种不同的处理　如对同一份血标本，采用甲、乙两种血红蛋白仪器测定其血红蛋白含量。

3. 同一受试对象接受某种处理的前后　若仅观察一组，则要求在处理因素实施前后的影响因素如气候、饮食、心理状态等要相同，常很难做到，存在一定缺陷，不提倡单独使用。

配对设计和完全随机设计相比，优点在于抽样误差较小、实验效率较高、所需样本含量也较小；缺点是如配对条件未能严格控制造成配对失败或配对欠佳时，反而会降低效率。

三、随机区组设计

随机区组设计又称随机配伍组设计或双因素设计。它是配对设计的扩展，也可看成是 1∶m 匹配设计。该设计是将受试对象按性质（如动物的性别、体重，患者的病情、性别、年龄等非实验因素）相同或相近者组成 b 个区组，每个区组中的 k 个受试对象分别随机分配到 k 个处理组中去。其区组因素可以是第二个处理因素，也可以是一种非处理因素（图 15 – 2）。随机区组设计的优点是每个区组内的 k

个受试对象有较好的同质性，因此组间均衡性也较好。比完全随机设计减少了误差，因而更容易察觉处理组间的差别，提高了实验效率。缺点是要求区组内受试对象数与处理数相等，实验结果中若有数据缺失，统计分析较麻烦。

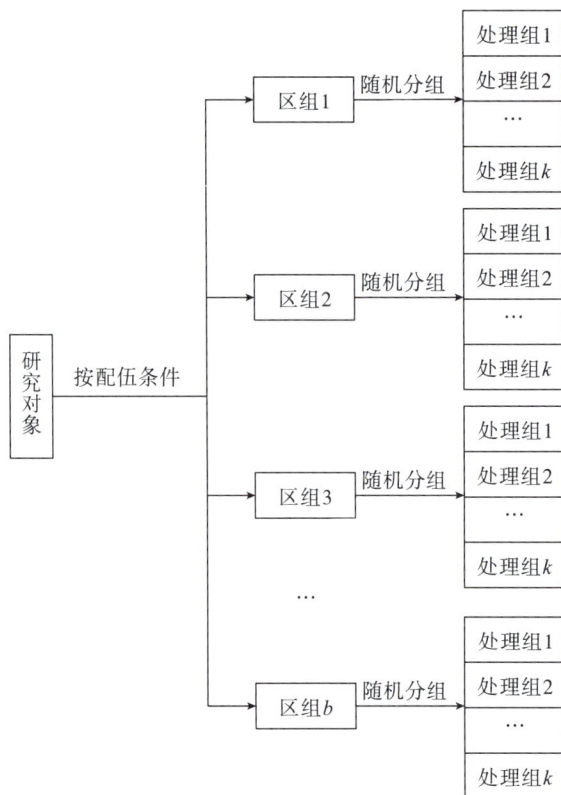

图 15 - 2 随机区组设计方案示意图

练习题

答案解析

一、单项选择题

1. 实验设计和调查设计的根本区别是（　　）
   A. 实验设计以动物为研究对象　　　　　　B. 调查设计以人为研究对象
   C. 实验设计可随机分组　　　　　　　　　D. 实验设计可人为设置处理因素
   E. 两者无差别

2. 实验设计的三个基本原则是（　　）
   A. 随机化、盲法、对照　　　　　　　　　B. 随机化、重复、对照
   C. 随机化、盲法、均衡　　　　　　　　　D. 重复、随机化、均衡
   E. 均衡、配对、随机化

3. 实验设计的三个基本要素是（　　）
   A. 受试对象、实验效应、观察指标　　　　B. 随机化、重复、对照
   C. 齐同对比、均衡性、随机化　　　　　　D. 处理因素、研究对象、实验效应
   E. 对照、重复、盲法

4. 为研究某新药治疗胃溃疡的疗效，某医院抽取 60 名胃溃疡患者，随机分为 A、B 两组，A 组采用新药治疗，B 组采用传统公认有效的药物治疗。这种对照在实验设计中称为（　　）

  A. 安慰剂对照   B. 空白对照   C. 实验对照

  D. 自身对照   E. 标准对照

5. 某医师研究丹参预防冠心病的作用，实验组服用丹参，对照组服用无任何作用的糖丸。这种对照属于（　　）

  A. 安慰剂对照   B. 空白对照   C. 实验对照

  D. 自身对照   E. 标准对照

二、简答题

1. 实验设计的三个基本要素是什么？

2. 完全随机设计与随机区组设计有何区别？

（王保东）

书网融合……

本章小结   微课   题库

附录　统计用表

附表1　标准正态分布（Z分布）曲线下的面积（Φ(Z)值）

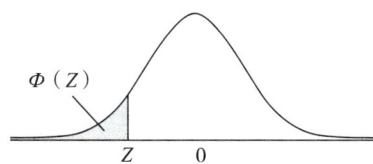

Z	0.00	0.01	0.02	0.03	0.04	0.05	0.06	0.07	0.08	0.09
−3.0	0.00135	0.00131	0.00126	0.00122	0.00118	0.00114	0.00111	0.00107	0.00104	0.00100
−2.9	0.00187	0.00181	0.00175	0.00169	0.00164	0.00159	0.00154	0.00149	0.00144	0.00139
−2.8	0.00256	0.00248	0.00240	0.00233	0.00226	0.00219	0.00212	0.00205	0.00199	0.00193
−2.7	0.00347	0.00336	0.00326	0.00317	0.00307	0.00298	0.00289	0.00280	0.00272	0.00264
−2.6	0.00466	0.00453	0.00440	0.00427	0.00415	0.00402	0.00391	0.00379	0.00368	0.00357
−2.5	0.00621	0.00604	0.00587	0.00570	0.00554	0.00539	0.00523	0.00508	0.00494	0.00480
−2.4	0.00820	0.00798	0.00776	0.00755	0.00734	0.00714	0.00695	0.00676	0.00657	0.00639
−2.3	0.01072	0.01044	0.01017	0.00990	0.00964	0.00939	0.00914	0.00889	0.00866	0.00842
−2.2	0.01390	0.01355	0.01321	0.01287	0.01255	0.01222	0.01191	0.01160	0.01130	0.01101
−2.1	0.01786	0.01743	0.01700	0.01659	0.01618	0.01578	0.01539	0.01500	0.01463	0.01426
−2.0	0.02275	0.02222	0.02169	0.02118	0.02068	0.02018	0.01970	0.01923	0.01876	0.01831
−1.9	0.02872	0.02807	0.02743	0.02680	0.02619	0.02559	0.02500	0.02442	0.02385	0.02330
−1.8	0.03593	0.03515	0.03438	0.03362	0.03288	0.03216	0.03144	0.03074	0.03005	0.02938
−1.7	0.04457	0.04363	0.04272	0.04182	0.04093	0.04006	0.03920	0.03836	0.03754	0.03673
−1.6	0.05480	0.05370	0.05262	0.05155	0.05050	0.04947	0.04846	0.04746	0.04648	0.04551
−1.5	0.06681	0.06552	0.06426	0.06301	0.06178	0.06057	0.05938	0.05821	0.05705	0.05592
−1.4	0.08076	0.07927	0.07780	0.07636	0.07493	0.07353	0.07215	0.07078	0.06944	0.06811
−1.3	0.09680	0.09510	0.09342	0.09176	0.09012	0.08851	0.08691	0.08534	0.08379	0.08226
−1.2	0.11507	0.11314	0.11123	0.10935	0.10749	0.10565	0.10383	0.10204	0.10027	0.09853
−1.1	0.13567	0.13350	0.13136	0.12924	0.12714	0.12507	0.12302	0.12100	0.11900	0.11702
−1.0	0.15866	0.15625	0.15386	0.15151	0.14917	0.14686	0.14457	0.14231	0.14007	0.13786
−0.9	0.18406	0.18141	0.17879	0.17619	0.17361	0.17106	0.16853	0.16602	0.16354	0.16109
−0.8	0.21186	0.20897	0.20611	0.20327	0.20045	0.19766	0.19489	0.19215	0.18943	0.18673
−0.7	0.24196	0.23885	0.23576	0.23270	0.22965	0.22663	0.22363	0.22065	0.21770	0.21476
−0.6	0.27425	0.27093	0.26763	0.26435	0.26109	0.25785	0.25463	0.25143	0.24825	0.24510
−0.5	0.30854	0.30503	0.30153	0.29806	0.29460	0.29116	0.28774	0.28434	0.28096	0.27760
−0.4	0.34458	0.34090	0.33724	0.33360	0.32997	0.32636	0.32276	0.31918	0.31561	0.31207
−0.3	0.38209	0.37828	0.37448	0.37070	0.36693	0.36317	0.35942	0.35569	0.35197	0.34827
−0.2	0.42074	0.41683	0.41294	0.40905	0.40517	0.40129	0.39743	0.39358	0.38974	0.38591
−0.1	0.46017	0.45620	0.45224	0.44828	0.44433	0.44038	0.43644	0.43251	0.42858	0.42465
0.0	0.50000	0.49601	0.49202	0.48803	0.48405	0.48006	0.47608	0.47210	0.46812	0.46414

附表2 t界值表

自由度ν		概率（P值）								
	双侧	0.50	0.20	0.10	0.05	0.02	0.01	0.005	0.002	0.001
	单侧	0.25	0.10	0.05	0.025	0.01	0.005	0.0025	0.001	0.0005
1		1.000	3.078	6.314	12.706	31.821	63.657	127.321	318.309	636.619
2		0.816	1.886	2.920	4.303	6.965	9.925	14.089	22.327	31.599
3		0.765	1.638	2.353	3.182	4.541	5.841	7.453	10.215	12.924
4		0.741	1.533	2.132	2.776	3.747	4.604	5.598	7.173	8.610
5		0.727	1.476	2.015	2.571	3.365	4.032	4.773	5.893	6.869
6		0.718	1.440	1.943	2.447	3.143	3.707	4.317	5.208	5.959
7		0.711	1.415	1.895	2.365	2.998	3.499	4.029	4.785	5.408
8		0.706	1.397	1.86	2.306	2.896	3.355	3.833	4.501	5.041
9		0.703	1.383	1.833	2.262	2.821	3.250	3.690	4.297	4.781
10		0.700	1.372	1.812	2.228	2.764	3.169	3.581	4.144	4.587
11		0.697	1.363	1.796	2.201	2.718	3.106	3.497	4.025	4.437
12		0.695	1.356	1.782	2.179	2.681	3.055	3.428	3.930	4.318
13		0.694	1.350	1.771	2.160	2.650	3.012	3.372	3.852	4.221
14		0.692	1.345	1.761	2.145	2.624	2.977	3.326	3.787	4.140
15		0.691	1.341	1.753	2.131	2.602	2.947	3.286	3.733	4.073
16		0.690	1.337	1.746	2.120	2.583	2.921	3.252	3.686	4.015
17		0.689	1.333	1.740	2.110	2.567	2.898	3.222	3.646	3.965
18		0.688	1.330	1.734	2.101	2.552	2.878	3.197	3.610	3.922
19		0.688	1.328	1.729	2.093	2.539	2.861	3.174	3.579	3.883
20		0.687	1.325	1.725	2.086	2.528	2.845	3.153	3.552	3.850
21		0.686	1.323	1.721	2.080	2.518	2.831	3.135	3.527	3.819
22		0.686	1.321	1.717	2.074	2.508	2.819	3.119	3.505	3.792
23		0.685	1.319	1.714	2.069	2.500	2.807	3.104	3.485	3.768
24		0.685	1.318	1.711	2.064	2.492	2.797	3.091	3.467	3.745
25		0.684	1.316	1.708	2.060	2.485	2.787	3.078	3.450	3.725
26		0.684	1.315	1.706	2.056	2.479	2.779	3.067	3.435	3.707
27		0.684	1.314	1.703	2.052	2.473	2.771	3.057	3.421	3.690
28		0.683	1.313	1.701	2.048	2.467	2.763	3.047	3.408	3.674
29		0.683	1.311	1.699	2.045	2.462	2.756	3.038	3.396	3.659
30		0.683	1.310	1.697	2.042	2.457	2.750	3.030	3.385	3.646
31		0.682	1.309	1.696	2.040	2.453	2.744	3.022	3.375	3.633
32		0.682	1.309	1.694	2.037	2.449	2.738	3.015	3.365	3.622
33		0.682	1.308	1.692	2.035	2.445	2.733	3.008	3.356	3.611
34		0.682	1.307	1.091	2.032	2.441	2.728	3.002	3.348	3.601
35		0.682	1.306	1.690	2.030	2.438	2.724	2.996	3.340	3.591
36		0.681	1.306	1.688	2.028	2.434	2.719	2.990	3.333	3.582
37		0.681	1.305	1.687	2.026	2.431	2.715	2.985	3.326	3.574
38		0.681	1.304	1.686	2.024	2.429	2.712	2.980	3.319	3.566
39		0.681	1.304	1.685	2.023	2.426	2.708	2.976	3.313	3.558
40		0.681	1.303	1.684	2.021	2.423	2.704	2.971	3.307	3.551
50		0.679	1.299	1.676	2.009	2.403	2.678	2.937	3.261	3.496
60		0.679	1.296	1.671	2.000	2.390	2.660	2.915	3.232	3.460
70		0.678	1.294	1.667	1.994	2.381	2.648	2.899	3.211	3.436
80		0.678	1.292	1.664	1.990	2.374	2.639	2.887	3.195	3.416
90		0.677	1.291	1.662	1.987	2.368	2.632	2.878	3.183	3.402
100		0.677	1.290	1.660	1.984	2.364	2.626	2.871	3.174	3.390
200		0.676	1.286	1.653	1.972	2.345	2.601	2.839	3.131	3.340
500		0.675	1.283	1.648	1.965	2.334	2.586	2.820	3.107	3.310
1000		0.675	1.282	1.646	1.962	2.33	2.581	2.813	3.098	3.300
∞		0.6745	1.2816	1.6449	1.9600	2.3263	2.5758	2.8070	3.0902	3.2905

附表3　**F界值表（方差齐性检验用，双侧界值）**

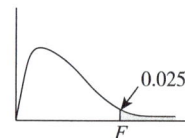

$\alpha = 0.05$

分母自由度	分子自由度 ν_1															
ν_2	1	2	3	4	5	6	7	8	9	10	12	15	20	30	60	∞
1	648	800	864	900	922	937	948	957	963	969	977	985	993	1001	1010	1018
2	38.51	39.00	39.17	39.25	39.30	39.33	39.36	39.37	39.39	39.40	39.41	39.43	39.45	39.46	39.48	39.50
3	17.44	16.04	15.44	15.10	14.88	14.73	14.62	14.54	14.47	14.42	14.34	14.25	14.17	14.08	13.99	13.90
4	12.22	10.65	9.98	9.60	9.36	9.20	9.07	8.98	8.90	8.84	8.75	8.66	8.56	8.46	8.36	8.26
5	10.01	8.43	7.76	7.39	7.15	6.98	6.85	6.76	6.68	6.62	6.52	6.43	6.33	6.23	6.12	6.02
6	8.81	7.26	6.60	6.23	5.99	5.82	5.70	5.60	5.52	5.46	5.37	5.27	5.17	5.07	4.96	4.85
7	8.07	6.54	5.89	5.52	5.29	5.12	4.99	4.90	4.82	4.76	4.67	4.57	4.47	4.36	4.25	4.14
8	7.57	6.06	5.42	5.05	4.82	4.65	4.53	4.43	4.36	4.30	4.20	4.10	4.00	3.89	3.78	3.67
9	7.21	5.71	5.08	4.72	4.48	4.32	4.20	4.10	4.03	3.96	3.87	3.77	3.67	3.56	3.45	3.33
10	6.94	5.46	4.83	4.47	4.24	4.07	3.95	3.85	3.78	3.72	3.62	3.52	3.42	3.31	3.20	3.08
11	6.72	5.26	4.63	4.28	4.04	3.88	3.76	3.66	3.59	3.53	3.43	3.33	3.23	3.12	3.00	2.88
12	6.55	5.10	4.47	4.12	3.89	3.73	3.61	3.51	3.44	3.37	3.28	3.1S	3.07	2.96	2.85	2.73
13	6.41	4.97	4.35	4.00	3.77	3.60	3.48	3.39	3.31	3.25	3.15	3.05	2.95	2.84	2.72	2.60
14	6.30	4.86	4.24	3.89	3.66	3.50	3.38	3.29	3.21	3.15	3.05	2.95	2.84	2.73	2.61	2.49
15	6.20	4.77	4.15	3.80	3.58	3.41	3.29	3.20	3.12	3.06	2.96	2.86	2.76	2.64	2.52	2.40
16	6.12	4.69	4.08	3.73	3.50	3.34	3.22	3.12	3.05	2.99	2.89	2.79	2.68	2.57	2.45	2.32
17	6.04	4.62	4.01	3.66	3.44	3.28	3.16	3.06	2.98	2.92	2.82	2.72	2.62	2.50	2.38	2.25
18	5.98	4.56	3.95	3.61	3.38	3.22	3.10	3.01	2.93	2.87	2.77	2.67	2.56	2.44	2.32	2.19
19	5.92	4.51	3.90	3.56	3.33	3.17	3.05	2.96	2.88	2.82	2.72	2.62	2.51	2.39	2.27	2.13
20	5.87	4.46	3.86	3.51	3.29	3.13	3.01	2.91	2.84	2.77	2.68	2.57	2.46	2.35	2.22	2.09
21	5.83	4.42	3.82	3.48	3.25	3.09	2.97	2.87	2.80	2.73	2.64	2.53	2.42	2.31	2.18	2.04
22	5.79	4.38	3.78	3.44	3.22	3.05	2.93	2.84	2.76	2.70	2.60	2.50	2.39	2.27	2.14	2.00
23	5.75	4.35	3.75	3.41	3.18	3.02	2.90	2.81	2.73	2.67	2.57	2.47	2.36	2.24	2.11	1.97
24	5.72	4.32	3.72	3.38	3.15	2.99	2.87	2.78	2.70	2.64	2.54	2.44	2.33	2.21	2.08	1.94
25	5.69	4.29	3.69	3.35	3.13	2.97	2.85	2.75	2.68	2.61	2.51	2.41	2.30	2.18	2.05	1.91
26	5.66	4.27	3.67	3.33	3.10	2.94	2.82	2.73	2.65	2.59	2.49	2.39	2.28	2.16	2.03	1.88
27	5.63	4.24	3.65	3.31	3.08	2.92	2.80	2.71	2.63	2.57	2.47	2.36	2.25	2.13	2.00	1.85
28	5.61	4.22	3.63	3.29	3.06	2.90	2.78	2.69	2.61	2.55	2.45	2.34	2.23	2.11	1.98	1.83
29	5.59	4.20	3.61	3.27	3.04	2.88	2.76	2.67	2.59	2.53	2.43	2.32	2.21	2.09	1.96	1.81
30	5.57	4.18	3.59	3.25	3.03	2.87	2.75	2.65	2.57	2.51	2.41	2.31	2.20	2.07	1.94	1.79
40	5.42	4.05	3.46	3.13	2.90	2.74	2.62	2.53	2.45	2.39	2.29	2.18	2.07	1.94	1.80	1.64
60	5.29	3.93	3.34	3.01	2.79	2.63	2.51	2.41	2.33	2.27	2.17	2.06	1.94	1.82	1.67	1.48
120	5.15	3.80	3.23	2.89	2.67	2.52	2.39	2.30	2.22	2.16	2.05	1.94	1.82	1.69	1.53	1.31
∞	5.02	3.69	3.12	2.79	2.57	2.41	2.29	2.19	2.11	2.05	1.94	1.83	1.71	1.57	1.39	1.00

附表 4 F 界值表（方差分析用）

上行：$P=0.05$，下行：$P=0.01$

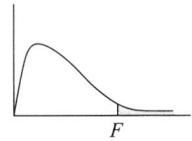

分母的自由度 ν_2	分子的自由度 ν_1											
	1	2	3	4	5	6	7	8	9	10	11	12
1	161.45	199.50	215.71	224.58	230.16	233.99	236.77	238.88	240.54	241.88	242.98	243.91
	4052.18	4999.50	5403.35	5624.58	5763.65	5858.99	5928.36	5981.07	6022.47	6055.85	6083.32	6106.32
2	18.51	19.00	19.16	19.25	19.30	19.33	19.35	19.37	19.38	19.40	19.40	19.41
	98.50	99.00	99.17	99.25	99.30	99.33	99.36	99.37	99.39	99.40	99.41	99.42
3	10.13	9.55	9.28	9.12	9.01	8.94	8.89	8.85	8.81	8.79	8.76	8.74
	34.12	30.82	29.46	28.71	28.24	27.91	27.67	27.49	27.35	27.23	27.13	27.05
4	7.71	6.94	6.59	6.39	6.26	6.16	6.09	6.04	6.00	5.96	5.94	5.91
	21.20	18.00	16.69	15.98	15.52	15.21	14.98	14.80	14.66	14.55	14.45	14.37
5	6.61	5.79	5.41	5.19	5.05	4.95	4.88	4.82	4.77	4.74	4.70	4.68
	16.26	13.27	12.06	11.39	10.97	10.67	10.46	10.29	10.16	10.05	9.96	9.89
6	5.99	5.14	4.76	4.53	4.39	4.28	4.21	4.15	4.10	4.06	4.03	4.00
	13.75	10.92	9.78	9.15	8.75	8.47	8.26	8.10	7.98	7.87	7.79	7.72
7	5.59	4.74	4.35	4.12	3.97	3.87	3.79	3.73	3.68	3.64	3.60	3.57
	12.25	9.55	8.45	7.85	7.46	7.19	6.99	6.84	6.72	6.62	6.54	6.47
8	5.32	4.46	4.07	3.84	3.69	3.58	3.50	3.44	3.39	3.35	3.31	3.28
	11.26	8.65	7.59	7.01	6.63	6.37	6.18	6.03	5.91	5.81	5.73	5.67
9	5.12	4.26	3.86	3.63	3.48	3.37	3.29	3.23	3.18	3.14	3.10	3.07
	10.56	8.02	6.99	6.42	6.06	5.80	5.61	5.47	5.35	5.26	5.18	5.11
10	4.96	4.10	3.71	3.48	3.33	3.22	3.14	3.07	3.02	2.98	2.94	2.91
	10.04	7.56	6.55	5.99	5.64	5.39	5.20	5.06	4.94	4.85	4.77	4.71
11	4.84	3.98	3.59	3.36	3.20	3.09	3.01	2.95	2.90	2.85	2.82	2.79
	9.65	7.21	6.22	5.67	5.32	5.07	4.89	4.74	4.63	4.54	4.46	4.40
12	4.75	3.89	3.49	3.26	3.11	3.00	2.91	2.85	2.80	2.75	2.72	2.69
	9.33	6.93	5.95	5.41	5.06	4.82	4.64	4.50	4.39	4.30	4.22	4.16
13	4.67	3.81	3.41	3.18	3.03	2.92	2.83	2.77	2.71	2.67	2.63	2.60
	9.07	6.70	5.74	5.21	4.86	4.62	4.44	4.30	4.19	4.10	4.02	3.96
14	4.60	3.74	3.34	3.11	2.96	2.85	2.76	2.70	2.65	2.60	2.57	2.53
	8.86	6.51	5.56	5.04	4.69	4.46	4.28	4.14	4.03	3.94	3.86	3.80
15	4.54	3.68	3.29	3.06	2.90	2.79	2.71	2.64	2.59	2.54	2.51	2.48
	8.68	6.36	5.42	4.89	4.56	4.32	4.14	4.00	3.89	3.80	3.73	3.67
16	4.49	3.63	3.24	3.01	2.85	2.74	2.66	2.59	2.54	2.49	2.46	2.42
	8.53	6.23	5.29	4.77	4.44	4.20	4.03	3.89	3.78	3.69	3.62	3.55
17	4.45	3.59	3.20	2.96	2.81	2.70	2.61	2.55	2.49	2.45	2.41	2.38
	8.40	6.11	5.18	4.67	4.34	4.10	3.93	3.79	3.68	3.59	3.52	3.46
18	4.41	3.55	3.16	2.93	2.77	2.66	2.58	2.51	2.46	2.41	2.37	2.34
	8.29	6.01	5.09	4.58	4.25	4.01	3.84	3.71	3.60	3.51	3.43	3.37
19	4.38	3.52	3.13	2.90	2.74	2.63	2.54	2.48	2.42	2.38	2.34	2.31
	8.18	5.93	5.01	4.50	4.17	3.94	3.77	3.63	3.52	3.43	3.36	3.30
20	4.35	3.49	3.10	2.87	2.71	2.60	2.51	2.45	2.39	2.35	2.31	2.28
	8.10	5.85	4.94	4.43	4.10	3.87	3.70	3.56	3.46	3.37	3.29	3.23
21	4.32	3.47	3.07	2.84	2.68	2.57	2.49	2.42	2.37	2.32	2.28	2.25
	8.02	5.78	4.87	4.37	4.04	3.81	3.64	3.51	3.40	3.31	3.24	3.17
22	4.30	3.44	3.05	2.82	2.66	2.55	2.46	2.40	2.34	2.30	2.26	2.23
	7.95	5.72	4.82	4.31	3.99	3.76	3.59	3.45	3.35	3.26	3.18	3.12
23	4.28	3.42	3.03	2.80	2.64	2.53	2.44	2.37	2.32	2.27	2.24	2.20
	7.88	5.66	4.76	4.26	3.94	3.71	3.54	3.41	3.30	3.21	3.14	3.07
24	4.26	3.40	3.01	2.78	2.62	2.51	2.42	2.36	2.30	2.25	2.22	2.18
	7.82	5.61	4.72	4.22	3.90	3.67	3.50	3.36	3.26	3.17	3.09	3.03
25	4.24	3.39	2.99	2.76	2.60	2.49	2.40	2.34	2.28	2.24	2.20	2.16
	7.77	5.57	4.68	4.18	3.85	3.63	3.46	3.32	3.22	3.13	3.06	2.99

续表

分母的自由度 ν_2	分子的自由度 ν_1											
	14	16	20	24	30	40	50	75	100	200	500	∞
1	245.36	246.46	248.01	249.05	250.10	251.14	251.77	252.62	253.04	253.68	254.06	254.31
	6142.67	6170.10	6208.73	6234.63	6260.65	6286.78	6302.52	6323.56	6334.11	6349.97	6359.50	6365.83
2	19.42	19.43	19.45	19.45	19.46	19.47	19.48	19.48	19.49	19.49	19.49	19.50
	99.43	99.44	99.45	99.46	99.47	99.47	99.48	99.49	99.49	99.49	99.50	99.50
3	8.71	8.69	8.66	8.64	8.62	8.59	8.58	8.56	8.55	8.54	8.53	8.53
	26.92	26.83	26.69	26.60	26.50	26.41	26.35	26.28	26.24	26.18	26.15	26.13
4	5.87	5.84	5.80	5.77	5.75	5.72	5.70	5.68	5.66	5.65	5.64	5.63
	14.25	14.15	14.02	13.93	13.84	13.75	13.69	13.61	13.58	13.52	13.49	13.46
5	4.64	4.60	4.56	4.53	4.50	4.46	4.44	4.42	4.41	4.39	4.37	4.37
	9.77	9.68	9.55	9.47	9.38	9.29	9.24	9.17	9.13	9.08	9.04	9.02
6	3.96	3.92	3.87	3.84	3.81	3.77	3.75	3.73	3.71	3.69	3.68	3.67
	7.60	7.52	7.40	7.31	7.23	7.14	7.09	7.02	6.99	6.93	6.90	6.88
7	3.53	3.49	3.44	3.41	3.38	3.34	3.32	3.29	3.27	3.25	3.24	3.23
	6.36	6.28	6.16	6.07	5.99	5.91	5.86	5.79	5.75	5.70	5.67	5.65
8	3.24	3.20	3.15	3.12	3.08	3.04	3.02	2.99	2.97	2.95	2.94	2.93
	5.56	5.48	5.36	5.28	5.20	5.12	5.07	5.00	4.96	4.91	4.88	4.86
9	3.03	2.99	2.94	2.90	2.86	2.83	2.80	2.77	2.76	2.73	2.72	2.71
	5.01	4.92	4.81	4.73	4.65	4.57	4.52	4.45	4.41	4.36	4.33	4.31
10	2.86	2.83	2.77	2.74	2.70	2.66	2.64	2.60	2.59	2.56	2.55	2.54
	4.60	4.52	4.41	4.33	4.25	4.17	4.12	4.05	4.01	3.96	3.93	3.91
11	2.74	2.70	2.65	2.61	2.57	2.53	2.51	2.47	2.46	2.43	2.42	2.40
	4.29	4.21	4.10	4.02	3.94	3.86	3.81	3.74	3.71	3.66	3.62	3.60
12	2.64	2.60	2.54	2.51	2.47	2.43	2.40	2.37	2.35	2.32	2.31	2.30
	4.05	3.97	3.86	3.78	3.70	3.62	3.57	3.50	3.47	3.41	3.38	3.36
13	2.55	2.51	2.46	2.42	2.38	2.34	2.31	2.28	2.26	2.23	2.22	2.21
	3.86	3.78	3.66	3.59	3.51	3.43	3.38	3.31	3.27	3.22	3.19	3.17
14	2.48	2.44	2.39	2.35	2.31	2.27	2.24	2.21	2.19	2.16	2.14	2.13
	3.70	3.62	3.51	3.43	3.35	3.27	3.22	3.15	3.11	3.06	3.03	3.00
15	2.42	2.38	2.33	2.29	2.25	2.20	2.18	2.14	2.12	2.10	2.08	2.07
	3.56	3.49	3.37	3.29	3.21	3.13	3.08	3.01	2.98	2.92	2.89	2.87
16	2.37	2.33	2.28	2.24	2.19	2.15	2.12	2.09	2.07	2.04	2.02	2.01
	3.45	3.37	3.26	3.18	3.10	3.02	2.97	2.90	2.86	2.81	2.78	2.75
17	2.33	2.29	2.23	2.19	2.15	2.10	2.08	2.04	2.02	1.99	1.97	1.96
	3.35	3.27	3.16	3.08	3.00	2.92	2.87	2.80	2.76	2.71	2.68	2.65
18	2.29	2.25	2.19	2.15	2.11	2.06	2.04	2.00	1.98	1.95	1.93	1.92
	3.27	3.19	3.08	3.00	2.92	2.84	2.78	2.71	2.68	2.62	2.59	2.57
19	2.26	2.21	2.16	2.11	2.07	2.03	2.00	1.96	1.94	1.91	1.89	1.88
	3.19	3.12	3.00	2.92	2.84	2.76	2.71	2.64	2.60	2.55	2.51	2.49
20	2.22	2.18	2.12	2.08	2.04	1.99	1.97	1.93	1.91	1.88	1.86	1.84
	3.13	3.05	2.94	2.86	2.78	2.69	2.64	2.57	2.54	2.48	2.44	2.42
21	2.20	2.16	2.10	2.05	2.01	1.96	1.94	1.90	1.88	1.84	1.83	1.81
	3.07	2.99	2.88	2.80	2.72	2.64	2.58	2.51	2.48	2.42	2.38	2.36
22	2.17	2.13	2.07	2.03	1.98	1.94	1.91	1.87	1.85	1.82	1.80	1.78
	3.02	2.94	2.83	2.75	2.67	2.58	2.53	2.46	2.42	2.36	2.33	2.31
23	2.15	2.11	2.05	2.01	1.96	1.91	1.88	1.84	1.82	1.79	1.77	1.76
	2.97	2.89	2.78	2.70	2.62	2.54	2.48	2.41	2.37	2.32	2.28	2.26
24	2.13	2.09	2.03	1.98	1.94	1.89	1.86	1.82	1.80	1.77	1.75	1.73
	2.93	2.85	2.74	2.66	2.58	2.49	2.44	2.37	2.33	2.27	2.24	2.21
25	2.11	2.07	2.01	1.96	1.92	1.87	1.84	1.80	1.78	1.75	1.73	1.71
	2.89	2.81	2.70	2.62	2.54	2.45	2.40	2.33	2.29	2.23	2.19	2.17

分母的自由度 ν_2	分子的自由度 ν_1											
	1	2	3	4	5	6	7	8	9	10	11	12
26	4.23	3.37	2.98	2.74	2.59	2.47	2.39	2.32	2.27	2.22	2.18	2.15
	7.72	5.53	4.64	4.14	3.82	3.59	3.42	3.29	3.18	3.09	3.02	2.96
27	4.21	3.35	2.96	2.73	2.57	2.46	2.37	2.31	2.25	2.20	2.17	2.13
	7.68	5.49	4.60	4.11	3.78	3.56	3.39	3.26	3.15	3.06	2.99	2.93
28	4.20	3.34	2.95	2.71	2.56	2.45	2.36	2.29	2.24	2.19	2.15	2.12
	7.64	5.45	4.57	4.07	3.75	3.53	3.36	3.23	3.12	3.03	2.96	2.90
29	4.18	3.33	2.93	2.70	2.55	2.43	2.35	2.28	2.22	2.18	2.14	2.10
	7.60	5.42	4.54	4.04	3.73	3.50	3.33	3.20	3.09	3.00	2.93	2.87
30	4.17	3.32	2.92	2.69	2.53	2.42	2.33	2.27	2.21	2.16	2.13	2.09
	7.56	5.39	4.51	4.02	3.70	3.47	3.30	3.17	3.07	2.98	2.91	2.84
32	4.15	3.29	2.90	2.67	2.51	2.40	2.31	2.24	2.19	2.14	2.10	2.07
	7.50	5.34	4.46	3.97	3.65	3.43	3.26	3.13	3.02	2.93	2.86	2.80
34	4.13	3.28	2.88	2.65	2.49	2.38	2.29	2.23	2.17	2.12	2.08	2.05
	7.44	5.29	4.42	3.93	3.61	3.39	3.22	3.09	2.98	2.89	2.82	2.76
36	4.11	3.26	2.87	2.63	2.48	2.36	2.28	2.21	2.15	2.11	2.07	2.03
	7.40	5.25	4.38	3.89	3.57	3.35	3.18	3.05	2.95	2.86	2.79	2.72
38	4.10	3.24	2.85	2.62	2.46	2.35	2.26	2.19	2.14	2.09	2.05	2.02
	7.35	5.21	4.34	3.86	3.54	3.32	3.15	3.02	2.92	2.83	2.75	2.69
40	4.08	3.23	2.84	2.61	2.45	2.34	2.25	2.18	2.12	2.08	2.04	2.00
	7.31	5.18	4.31	3.83	3.51	3.29	3.12	2.99	2.89	2.80	2.73	2.66
42	4.07	3.22	2.83	2.59	2.44	2.32	2.24	2.17	2.11	2.06	2.03	1.99
	7.28	5.15	4.29	3.80	3.49	3.27	3.10	2.97	2.86	2.78	2.70	2.64
44	4.06	3.21	2.82	2.58	2.43	2.31	2.23	2.16	2.10	2.05	2.01	1.98
	7.25	5.12	4.26	3.78	3.47	3.24	3.08	2.95	2.84	2.75	2.68	2.62
46	4.05	3.20	2.81	2.57	2.42	2.30	2.22	2.15	2.09	2.04	2.00	1.97
	7.22	5.10	4.24	3.76	3.44	3.22	3.06	2.93	2.82	2.73	2.66	2.60
48	4.04	3.19	2.80	2.57	2.41	2.29	2.21	2.14	2.08	2.03	1.99	1.96
	7.19	5.08	4.22	3.74	3.43	3.20	3.04	2.91	2.80	2.71	2.64	2.58
50	4.03	3.18	2.79	2.56	2.40	2.29	2.20	2.13	2.07	2.03	1.99	1.95
	7.17	5.06	4.20	3.72	3.41	3.19	3.02	2.89	2.78	2.70	2.63	2.56
60	4.00	3.15	2.76	2.53	2.37	2.25	2.17	2.10	2.04	1.99	1.95	1.92
	7.08	4.98	4.13	3.65	3.34	3.12	2.95	2.82	2.72	2.63	2.56	2.50
70	3.98	3.13	2.74	2.50	2.35	2.23	2.14	2.07	2.02	1.97	1.93	1.89
	7.01	4.92	4.07	3.60	3.29	3.07	2.91	2.78	2.67	2.59	2.51	2.45
80	3.96	3.11	2.72	2.49	2.33	2.21	2.13	2.06	2.00	1.95	1.91	1.88
	6.96	4.88	4.04	3.56	3.26	3.04	2.87	2.74	2.64	2.55	2.48	2.42
100	3.94	3.09	2.70	2.46	2.31	2.19	2.10	2.03	1.97	1.93	1.89	1.85
125	3.92	3.07	2.68	2.44	2.29	2.17	2.08	2.01	1.96	1.91	1.87	1.83
			6.84	4.78	3.94	3.47	3.17	2.95	2.79	2.66	2.55	2.47	2.39	2.33
150	3.90	3.06	2.66	2.43	2.27	2.16	2.07	2.00	1.94	1.89	1.85	1.82
	6.81	4.75	3.91	3.45	3.14	2.92	2.76	2.63	2.53	2.44	2.37	2.31
200	3.89	3.04	2.65	2.42	2.26	2.14	2.06	1.98	1.93	1.88	1.84	1.80
	6.76	4.71	3.88	3.41	3.11	2.89	2.73	2.60	2.50	2.41	2.34	2.27
400	3.86	3.02	2.63	2.39	2.24	2.12	2.03	1.96	1.90	1.85	1.81	1.78
	6.70	4.66	3.83	3.37	3.06	2.85	2.68	2.56	2.45	2.37	2.29	2.23
1000	3.85	3.00	2.61	2.38	2.22	2.11	2.02	1.95	1.89	1.84	1.80	1.76
	6.66	4.63	3.80	3.34	3.04	2.82	2.66	2.53	2.43	2.34	2.27	2.20
∞	3.84	3.00	2.61	2.37	2.21	2.10	2.01	1.94	1.88	1.83	1.79	1.75
	6.64	4.61	3.78	3.32	3.02	2.80	2.64	2.51	2.41	2.32	2.25	2.19

分母的自由度 v_2	分子的自由度 v_1											
	14	16	20	24	30	40	50	75	100	200	500	∞
26	2.09	2.05	1.99	1.95	1.90	1.85	1.82	1.78	1.76	1.73	1.71	1.69
	2.86	2.78	2.66	2.58	2.50	2.42	2.36	2.29	2.25	2.19	2.16	2.13
27	2.08	2.04	1.97	1.93	1.88	1.84	1.81	1.76	1.74	1.71	1.69	1.67
	2.82	2.75	2.63	2.55	2.47	2.38	2.33	2.26	2.22	2.16	2.12	2.10
28	2.06	2.02	1.96	1.91	1.87	1.82	1.79	1.75	1.73	1.69	1.67	1.65
	2.79	2.72	2.60	2.52	2.44	2.35	2.30	2.23	2.19	2.13	2.09	2.06
29	2.05	2.01	1.94	1.90	1.85	1.81	1.77	1.73	1.71	1.67	1.65	1.64
	2.77	2.69	2.57	2.49	2.41	2.33	2.27	2.20	2.16	2.10	2.06	2.03
30	2.04	1.99	1.93	1.89	1.84	1.79	1.76	1.72	1.70	1.66	1.64	1.62
	2.74	2.66	2.55	2.47	2.39	2.30	2.25	2.17	2.13	2.07	2.03	2.01
31	2.03	1.98	1.92	1.88	1.83	1.78	1.75	1.70	1.68	1.65	1.62	1.61
	2.72	2.64	2.52	2.45	2.36	2.27	2.22	2.14	2.11	2.04	2.01	1.98
32	2.01	1.97	1.91	1.86	1.82	1.77	1.74	1.69	1.67	1.63	1.61	1.59
	2.70	2.62	2.50	2.42	2.34	2.25	2.20	2.12	2.08	2.02	1.98	1.96
33	2.00	1.96	1.90	1.85	1.81	1.76	1.72	1.68	1.66	1.62	1.60	1.58
	2.68	2.60	2.48	2.40	2.32	2.23	2.18	2.10	2.06	2.00	1.96	1.93
34	1.99	1.95	1.89	1.84	1.80	1.75	1.71	1.67	1.65	1.61	1.59	1.57
	2.66	2.58	2.46	2.38	2.30	2.21	2.16	2.08	2.04	1.98	1.94	1.91
35	1.99	1.94	1.88	1.83	1.79	1.74	1.70	1.66	1.63	1.60	1.57	1.56
	2.64	2.56	2.44	2.36	2.28	2.19	2.14	2.06	2.02	1.96	1.92	1.89
36	1.98	1.93	1.87	1.82	1.78	1.73	1.69	1.65	1.62	1.59	1.56	1.55
	2.62	2.54	2.43	2.35	2.26	2.18	2.12	2.04	2.00	1.94	1.90	1.87
37	1.97	1.93	1.86	1.82	1.77	1.72	1.68	1.64	1.62	1.58	1.55	1.54
	2.61	2.53	2.41	2.33	2.25	2.16	2.10	2.03	1.98	1.92	1.88	1.85
38	1.96	1.92	1.85	1.81	1.76	1.71	1.68	1.63	1.61	1.57	1.54	1.53
	2.59	2.51	2.40	2.32	2.23	2.14	2.09	2.01	1.97	1.90	1.86	1.84
39	1.95	1.91	1.85	1.80	1.75	1.70	1.67	1.62	1.60	1.56	1.53	1.52
	2.58	2.50	2.38	2.30	2.22	2.13	2.07	1.99	1.95	1.89	1.85	1.82
40	1.95	1.90	1.84	1.79	1.74	1.69	1.66	1.61	1.59	1.55	1.53	1.51
	2.56	2.48	2.37	2.29	2.20	2.11	2.06	1.98	1.94	1.87	1.83	1.80
41	1.94	1.90	1.83	1.79	1.74	1.69	1.65	1.61	1.58	1.54	1.52	1.50
	2.55	2.47	2.36	2.28	2.19	2.10	2.04	1.97	1.92	1.86	1.82	1.79
42	1.94	1.89	1.83	1.78	1.73	1.68	1.65	1.60	1.57	1.53	1.51	1.49
	2.54	2.46	2.34	2.26	2.18	2.09	2.03	1.95	1.91	1.85	1.80	1.78
43	1.93	1.89	1.82	1.77	1.72	1.67	1.64	1.59	1.57	1.53	1.50	1.48
	2.53	2.45	2.33	2.25	2.17	2.08	2.02	1.94	1.90	1.83	1.79	1.76
44	1.92	1.88	1.81	1.77	1.72	1.67	1.63	1.59	1.56	1.52	1.49	1.48
	2.52	2.44	2.32	2.24	2.15	2.07	2.01	1.93	1.89	1.82	1.78	1.75
45	1.92	1.87	1.81	1.76	1.71	1.66	1.63	1.58	1.55	1.51	1.49	1.47
	2.51	2.43	2.31	2.23	2.14	2.05	2.00	1.92	1.88	1.81	1.77	1.74

续表

分母的自由度 ν_2	分子的自由度 ν_1											
	14	16	20	24	30	40	50	75	100	200	500	∞
46	1.91	1.87	1.80	1.76	1.71	1.65	1.62	1.57	1.55	1.51	1.48	1.46
	2.50	2.42	2.30	2.22	2.13	2.04	1.99	1.91	1.86	1.80	1.76	1.73
48	1.90	1.86	1.79	1.75	1.70	1.64	1.61	1.56	1.54	1.49	1.47	1.45
	2.48	2.40	2.28	2.20	2.12	2.02	1.97	1.89	1.84	1.78	1.73	1.70
50	1.89	1.85	1.78	1.74	1.69	1.63	1.60	1.55	1.52	1.48	1.46	1.44
	2.46	2.38	2.27	2.18	2.10	2.01	1.95	1.87	1.82	1.76	1.71	1.68
60	1.86	1.82	1.75	1.70	1.65	1.59	1.56	1.51	1.48	1.44	1.41	1.39
	2.39	2.31	2.20	2.12	2.03	1.94	1.88	1.79	1.75	1.68	1.63	1.60
70	1.84	1.79	1.72	1.67	1.62	1.57	1.53	1.48	1.45	1.40	1.37	1.35
	2.35	2.27	2.15	2.07	1.98	1.89	1.83	1.74	1.70	1.62	1.57	1.54
80	1.82	1.77	1.70	1.65	1.60	1.54	1.51	1.45	1.43	1.38	1.35	1.32
	2.31	2.23	2.12	2.03	1.94	1.85	1.79	1.70	1.65	1.58	1.53	1.49
100	1.79	1.75	1.68	1.63	1.57	1.52	1.48	1.42	1.39	1.34	1.31	1.28
	2.27	2.19	2.07	1.98	1.89	1.80	1.74	1.65	1.60	1.52	1.47	1.43
125	1.77	1.73	1.66	1.60	1.55	1.49	1.45	1.40	1.36	1.31	1.27	1.25
	2.23	2.15	2.03	1.94	1.85	1.76	1.69	1.60	1.55	1.47	1.41	1.37
150	1.76	1.71	1.64	1.59	1.54	1.48	1.44	1.38	1.34	1.29	1.25	1.22
	2.20	2.12	2.00	1.92	1.83	1.73	1.66	1.57	1.52	1.43	1.38	1.33
200	1.74	1.69	1.62	1.57	1.52	1.46	1.41	1.35	1.32	1.26	1.22	1.19
	2.17	2.09	1.97	1.89	1.79	1.69	1.63	1.53	1.48	1.39	1.33	1.28
400	1.72	1.67	1.60	1.54	1.49	1.42	1.38	1.32	1.28	1.22	1.17	1.13
	2.13	2.05	1.92	1.84	1.75	1.64	1.58	1.48	1.42	1.32	1.25	1.19
1000	1.70	1.65	1.58	1.53	1.47	1.41	1.36	1.30	1.26	1.19	1.13	1.08
	2.10	2.02	1.90	1.81	1.72	1.61	1.54	1.44	1.38	1.28	1.19	1.11
∞	1.69	1.64	1.57	1.52	1.46	1.40	1.35	1.28	1.25	1.17	1.11	1.02
	2.08	2.00	1.88	1.79	1.70	1.59	1.53	1.42	1.36	1.25	1.16	1.04

附表 5　q 界值表

上行：P=0.05　下行：P=0.01

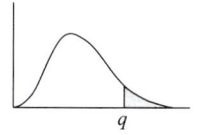

ν	组数，a								
	2	3	4	5	6	7	8	9	10
5	3.64	4.60	5.22	5.67	6.03	6.33	6.58	6.80	6.99
	5.70	6.98	7.80	8.42	8.91	9.32	9.67	9.97	10.24
6	3.46	4.34	4.90	5.30	5.63	5.90	6.12	6.32	6.49
	5.24	6.33	7.03	5.56	7.97	8.32	8.61	8.87	9.10
7	3.34	4.16	4.68	5.06	5.36	5.61	5.82	6.00	6.16
	4.95	5.92	6.54	7.01	7.37	7.68	7.94	8.17	8.37
8	3.26	4.04	4.53	4.89	5.17	5.40	5.60	5.77	5.92
	4.75	5.64	6.20	6.62	6.96	7.24	7.47	7.68	7.86
9	3.20	3.95	4.41	4.76	5.02	5.24	5.43	5.59	5.74
	4.60	5.43	5.96	6.35	6.66	6.91	7.13	7.33	7.49
10	3.15	3.88	4.33	4.65	4.91	5.12	5.30	5.46	5.60
	4.48	5.27	5.77	6.14	6.43	6.67	6.87	7.05	7.21
12	3.08	3.77	4.20	4.51	4.75	4.95	5.12	5.27	5.39
	4.32	5.05	5.50	5.84	6.10	6.32	6.51	6.67	6.81
14	3.03	3.70	4.11	4.41	4.64	4.83	4.99	5.13	5.25
	4.21	4.89	5.32	5.63	5.88	6.08	6.26	6.41	6.54
16	3.00	3.65	4.05	4.33	4.56	4.74	4.90	5.03	5.15
	4.13	4.79	5.19	5.49	5.72	5.92	6.08	6.22	6.35
18	2.97	3.61	4.00	4.28	4.49	4.67	4.82	4.96	5.07
	4.07	4.70	5.09	5.38	5.60	5.79	5.94	6.08	6.20
20	2.95	3.58	3.96	4.23	4.45	4.62	4.77	4.90	5.01
	4.02	4.64	5.02	5.29	5.51	5.69	5.84	5.97	6.09
30	2.89	3.49	3.85	4.10	4.30	4.46	4.60	4.72	4.82
	3.89	4.45	4.80	5.05	5.24	5.40	5.54	5.65	5.76
40	2.86	3.44	3.79	4.04	4.23	4.39	4.52	4.63	4.73
	3.82	4.37	4.70	4.93	5.11	5.26	5.39	5.50	5.60
60	2.83	3.40	3.74	3.98	4.16	4.31	4.44	4.55	4.65
	3.76	4.28	4.59	4.82	4.99	5.13	5.25	5.36	5.45
120	2.80	3.36	3.68	3.92	4.10	4.24	4.36	4.47	4.56
	3.70	4.20	4.50	4.71	4.87	5.01	5.12	5.21	5.30
∞	2.77	3.31	3.63	3.86	4.03	4.17	4.29	4.39	4.47
	3.64	4.12	4.40	4.60	4.76	4.88	4.99	5.08	5.16

附表 6　百分率的置信区间

上行：95% 置信区间　　下行：99% 置信区间

n	X													
	0	1	2	3	4	5	6	7	8	9	10	11	12	13
1	0~98													
	0~100													
2	0~84	1~99												
	0~93	0~100												
3	0~71	1~91	9~99											
	0~83	0~96	4~100											
4	0~60	1~81	7~93											
	0~73	0~89	3~97											
5	0~52	1~72	5~85	15~95										
	0~65	0~81	2~92	8~98										
6	0~46	0~64	4~78	12~88										
	0~59	0~75	2~86	7~93										
7	0~41	0~58	4~71	10~82	18~90									
	0~53	0~68	2~80	6~88	12~94									
8	0~37	0~53	3~65	9~76	16~84									
	0~48	0~63	1~74	5~83	10~90									
9	0~34	0~48	3~60	7~70	14~79	21~86								
	0~45	0~59	1~69	4~78	9~85	15~91								
10	0~31	0~45	3~56	7~65	12~74	19~81								
	0~41	0~54	1~65	4~74	8~81	13~87								
11	0~28	0~41	2~52	6~61	11~69	17~77	23~83							
	0~38	0~51	1~61	3~69	7~77	11~83	17~89							
12	0~26	0~38	2~48	5~57	10~65	15~72	21~79							
	0~36	0~48	1~57	3~66	6~73	10~79	15~85							
13	0~25	0~36	2~45	5~41	9~61	14~68	19~75	25~81						
	0~34	0~45	1~54	3~62	6~69	9~76	14~81	19~86						
14	0~23	0~34	2~43	5~51	8~58	13~65	18~71	23~77						
	0~32	0~42	1~51	3~59	5~66	9~72	13~78	17~83						
15	0~22	0~32	2~41	4~48	8~55	12~62	16~68	21~73	27~79					
	0~30	0~40	1~49	2~56	5~63	8~69	12~74	16~79	21~84					
16	0~21	0~30	2~38	4~46	7~52	11~59	15~65	20~70	25~75					
	0~28	0~38	1~46	2~53	5~60	8~66	11~71	15~76	19~81					
17	0~20	0~29	2~36	4~43	7~50	10~56	14~62	18~67	23~72	28~77				
	0~27	0~36	1~44	2~51	4~57	7~63	10~69	14~74	18~78	22~82				
18	0~19	0~27	1~35	4~41	6~48	10~54	13~59	17~64	22~69	26~74				
	0~26	0~35	1~42	2~49	4~55	7~61	10~66	13~71	17~75	21~79				

n	X													
	0	1	2	3	4	5	6	7	8	9	10	11	12	13
19	0~18	0~26	1~33	3~40	6~46	9~51	13~57	16~62	20~67	24~71	29~76			
	0~24	0~33	1~40	2~47	4~53	6~58	9~63	12~68	16~73	19~77	23~81			
20	0~17	0~25	1~32	3~38	6~44	9~49	12~54	15~59	19~64	23~69	27~73			
	0~23	0~32	1~39	2~45	4~51	6~56	9~61	11~66	15~70	18~74	22~78			
21	0~16	0~24	1~30	3~36	5~42	8~47	11~52	15~57	18~62	22~66	26~70	30~74		
	0~22	0~30	1~37	2~43	3~49	6~54	8~59	11~63	14~68	17~71	21~76	24~80		
22	0~15	0~23	1~29	3~35	5~40	8~45	11~50	14~55	17~59	21~64	24~68	28~72		
	0~21	0~29	1~36	2~42	3~47	5~52	8~57	10~61	13~66	16~70	20~73	23~77		
23	0~15	0~22	1~28	3~34	5~39	8~44	10~48	13~53	16~57	20~62	23~66	27~69	31~73	
	0~21	0~28	1~35	2~40	3~45	5~50	7~55	10~59	13~63	15~67	19~71	22~75	25~78	
24	0~14	0~21	1~27	3~32	5~37	7~42	10~47	13~51	16~55	19~59	22~63	26~67	29~71	
	0~20	0~27	1~33	2~39	3~44	5~49	7~53	9~57	12~61	15~65	18~69	21~73	24~76	
25	0~14	0~20	1~26	3~31	5~36	7~41	9~45	12~49	15~54	18~58	21~61	24~65	28~69	31~72
	0~19	0~26	1~32	1~37	3~42	5~47	7~51	9~56	11~60	14~63	17~67	20~71	23~74	26~77
26	0~13	0~20	1~25	2~30	4~35	7~39	9~44	12~48	14~52	17~56	20~60	23~63	27~67	30~70
	0~18	0~25	0~31	1~36	3~41	4~46	6~50	9~54	11~58	13~62	16~65	19~69	22~72	25~75
27	0~13	0~19	1~24	2~29	4~34	6~38	9~42	11~46	14~50	17~54	19~58	22~61	26~65	29~68
	0~18	0~25	0~30	1~35	3~40	4~44	6~48	8~52	10~56	13~60	16~63	18~67	21~70	24~73
28	0~12	0~18	1~24	2~28	4~33	6~37	8~41	11~45	13~49	16~52	19~56	22~59	25~63	28~66
	0~17	0~24	0~29	1~34	3~39	4~43	6~47	8~51	10~55	12~58	15~62	17~65	20~68	23~71
29	0~12	0~18	1~23	2~27	4~32	6~36	8~40	10~44	13~47	15~51	18~54	21~58	24~61	26~64
	0~17	0~23	0~28	1~33	2~37	4~42	6~46	8~49	10~53	12~57	14~60	17~63	19~66	22~70
30	0~12	0~17	1~22	2~27	4~31	6~35	8~39	10~42	12~46	15~49	17~53	20~56	23~59	26~63
	0~16	0~22	0~27	1~32	2~36	4~40	5~44	7~48	9~52	11~55	14~58	16~62	19~65	21~68
31	0~11	0~17	1~22	2~26	4~30	6~34	8~38	10~41	12~45	14~48	17~51	19~55	22~58	25~61
	0~16	0~22	0~27	1~31	2~35	4~39	5~43	7~47	9~50	11~54	13~57	16~60	18~63	20~66
32	0~11	0~16	1~21	2~25	4~29	5~33	7~36	9~40	12~43	14~47	16~50	19~53	21~56	24~59
	0~15	0~21	0~26	1~30	2~34	4~38	5~42	7~46	9~49	11~52	13~56	15~59	17~62	20~65
33	0~11	0~15	1~20	2~24	3~28	5~32	7~36	9~39	11~42	13~46	16~49	18~52	20~55	23~58
	0~15	0~20	0~25	1~30	2~34	3~37	5~41	7~44	8~48	10~51	12~54	14~57	17~60	19~63
34	0~10	0~15	1~19	2~23	3~28	5~31	7~35	9~38	11~41	13~44	15~48	17~51	20~54	22~56
	0~14	0~20	0~25	1~29	2~33	3~36	5~40	6~43	8~47	10~50	12~53	14~56	16~59	18~62
35	0~10	0~15	1~19	2~23	3~27	5~30	7~34	8~37	10~40	13~43	15~46	17~49	19~52	22~55
	0~14	0~20	0~24	1~28	2~32	3~35	5~39	6~42	8~45	10~49	12~52	14~55	16~57	18~60
36	0~10	0~15	1~18	2~22	3~26	5~29	6~33	8~36	10~39	12~42	14~45	16~48	19~51	21~54
	0~14	0~19	0~23	1~27	2~31	3~35	5~38	6~41	8~44	9~47	11~50	13~53	15~56	17~59
37	0~10	0~14	1~18	2~22	3~25	5~28	6~32	8~35	10~38	12~41	14~44	16~47	18~50	20~53
	0~13	0~18	0~23	1~27	2~30	3~34	4~37	6~40	7~43	9~46	11~49	13~52	15~55	17~58

续表

n	X													
	0	1	2	3	4	5	6	7	8	9	10	11	12	13
38	0~10	0~14	1~18	2~21	3~25	5~28	6~32	8~34	10~37	11~40	13~43	15~46	18~49	20~51
	0~13	0~18	0~22	1~26	2~30	3~33	4~36	6~39	7~42	9~45	11~48	12~51	14~54	16~56
39	0~9	0~14	1~17	2~21	3~24	4~27	6~31	8~33	9~36	11~39	13~42	15~45	17~48	19~50
	0~13	0~18	0~21	1~25	2~29	3~32	4~35	6~38	7~41	9~44	10~47	12~50	14~53	16~55
40	0~9	0~13	1~17	2~21	3~24	4~27	6~30	8~33	9~35	11~38	13~41	15~44	17~47	19~49
	0~12	0~17	0~21	1~25	2~28	3~32	4~35	5~38	7~40	9~43	10~46	12~49	13~52	15~54
41	0~9	0~13	1~17	2~20	3~23	4~26	6~29	7~32	9~35	11~37	12~40	14~43	16~46	18~48
	0~12	0~17	0~21	1~24	2~28	3~31	4~34	5~37	7~40	8~42	10~45	11~48	13~50	15~53
42	0~9	0~13	1~16	2~20	3~23	4~26	6~28	7~31	9~34	10~37	12~39	14~42	16~45	18~47
	0~12	0~17	0~20	1~24	2~27	3~30	4~33	5~36	7~39	8~42	9~44	11~47	13~49	15~52
43	0~9	0~12	1~16	2~19	3~23	4~25	5~28	7~31	8~33	10~36	12~39	14~41	15~44	17~46
	0~12	0~16	0~20	1~23	2~26	3~30	4~33	5~35	6~38	8~41	9~43	11~46	13~49	14~51
44	0~9	0~12	1~15	2~19	3~22	4~25	5~28	7~30	8~33	10~35	11~38	13~40	15~43	17~45
	0~11	0~16	0~19	1~23	2~26	3~29	4~32	5~35	6~37	8~40	9~42	11~45	12~47	14~50
45	0~8	0~12	1~15	2~18	3~21	4~24	5~27	7~30	8~32	9~34	11~37	13~39	15~42	16~44
	0~11	0~15	0~19	1~22	2~25	3~28	4~31	5~34	6~37	8~39	9~42	10~44	12~47	14~49
46	0~8	0~12	1~15	2~18	3~21	4~24	5~26	7~29	8~31	9~34	11~36	13~39	14~41	16~43
	0~11	0~15	0~19	1~22	2~25	3~28	4~31	5~33	6~36	7~39	9~41	10~43	12~46	13~48
47	0~8	0~12	1~15	2~17	3~20	4~23	5~26	6~28	8~31	9~34	11~36	13~38	14~40	16~43
	0~11	0~15	0~18	1~21	2~24	2~27	3~30	5~33	6~35	7~38	9~40	10~42	11~45	13~47
48	0~8	0~11	1~14	2~17	3~20	4~22	5~25	6~28	8~30	9~33	11~35	12~37	14~39	15~42
	0~10	0~14	0~18	1~21	2~24	2~27	3~29	5~32	6~35	7~37	8~40	10~42	11~44	13~47
49	0~8	0~11	1~14	2~17	2~20	4~22	5~25	6~27	7~30	9~32	10~35	12~37	13~39	15~41
	0~10	0~14	0~17	1~20	1~24	2~26	3~29	4~32	6~34	7~36	8~39	9~41	11~44	12~46
50	0~7	0~11	1~14	2~17	2~19	3~22	5~24	6~26	7~29	9~31	10~34	11~36	13~38	15~41
	0~10	0~14	0~17	1~20	1~23	2~26	3~28	4~31	5~33	7~36	8~38	9~40	11~43	12~45

n	X											
	14	15	16	17	18	19	20	21	22	23	24	25
26												
27	32 ~ 71											
	27 ~ 76											
28	31 ~ 69											
	26 ~ 74											
29	30 ~ 68	33 ~ 71										
	25 ~ 72	28 ~ 75										
30	28 ~ 66	31 ~ 69										
	24 ~ 71	27 ~ 74										
31	27 ~ 64	30 ~ 67	33 ~ 70									
	23 ~ 69	26 ~ 72	28 ~ 75									
32	26 ~ 62	29 ~ 65	32 ~ 68									
	22 ~ 67	25 ~ 70	27 ~ 73									
33	26 ~ 61	28 ~ 64	31 ~ 67	34 ~ 69								
	21 ~ 66	24 ~ 69	26 ~ 71	29 ~ 74								
34	25 ~ 59	27 ~ 62	30 ~ 65	32 ~ 68								
	21 ~ 64	23 ~ 67	25 ~ 70	28 ~ 72								
35	24 ~ 58	26 ~ 61	29 ~ 63	31 ~ 66	34 ~ 69							
	20 ~ 63	22 ~ 66	24 ~ 68	27 ~ 71	29 ~ 73							
36	23 ~ 57	26 ~ 59	28 ~ 62	30 ~ 65	33 ~ 67							
	19 ~ 62	22 ~ 64	23 ~ 67	26 ~ 69	28 ~ 72							
37	23 ~ 55	25 ~ 58	27 ~ 61	30 ~ 63	32 ~ 66	34 ~ 68						
	19 ~ 60	21 ~ 63	23 ~ 65	25 ~ 68	28 ~ 70	30 ~ 73						
38	22 ~ 54	24 ~ 57	26 ~ 59	29 ~ 62	31 ~ 64	33 ~ 67						
	18 ~ 59	20 ~ 61	22 ~ 64	25 ~ 66	27 ~ 69	29 ~ 71						
39	21 ~ 53	23 ~ 55	26 ~ 58	28 ~ 60	30 ~ 63	32 ~ 65	35 ~ 68					
	18 ~ 58	20 ~ 60	22 ~ 63	24 ~ 65	26 ~ 68	28 ~ 70	30 ~ 72					
40	21 ~ 52	23 ~ 54	25 ~ 57	27 ~ 59	29 ~ 62	32 ~ 64	34 ~ 66					
	17 ~ 57	19 ~ 59	21 ~ 61	23 ~ 64	25 ~ 66	27 ~ 68	30 ~ 71					
41	20 ~ 51	22 ~ 53	24 ~ 56	26 ~ 58	29 ~ 60	31 ~ 63	33 ~ 65	35 ~ 67				
	17 ~ 55	19 ~ 58	21 ~ 60	21 ~ 63	25 ~ 65	27 ~ 67	29 ~ 69	31 ~ 71				
42	20 ~ 50	22 ~ 52	24 ~ 54	26 ~ 57	28 ~ 59	30 ~ 61	32 ~ 64	34 ~ 66				
	16 ~ 54	18 ~ 57	20 ~ 59	22 ~ 61	24 ~ 64	26 ~ 66	28 ~ 67	30 ~ 70				
43	19 ~ 49	21 ~ 51	23 ~ 53	25 ~ 56	27 ~ 58	29 ~ 60	31 ~ 62	33 ~ 65	36 ~ 67			
	16 ~ 53	18 ~ 56	19 ~ 58	23 ~ 60	23 ~ 62	25 ~ 65	27 ~ 66	29 ~ 69	31 ~ 71			
44	19 ~ 48	21 ~ 50	22 ~ 52	24 ~ 55	26 ~ 57	28 ~ 59	30 ~ 61	33 ~ 63	35 ~ 65			
	15 ~ 52	17 ~ 55	19 ~ 57	21 ~ 59	23 ~ 61	25 ~ 63	26 ~ 65	28 ~ 68	30 ~ 70			
45	18 ~ 47	20 ~ 49	22 ~ 51	24 ~ 54	26 ~ 56	28 ~ 58	30 ~ 60	32 ~ 62	34 ~ 64	36 ~ 66		
	15 ~ 51	17 ~ 54	19 ~ 56	20 ~ 58	22 ~ 60	24 ~ 62	26 ~ 64	28 ~ 66	30 ~ 68	32 ~ 70		
46	18 ~ 46	20 ~ 48	21 ~ 50	23 ~ 53	25 ~ 55	27 ~ 57	29 ~ 59	31 ~ 61	33 ~ 63	35 ~ 65		
	15 ~ 50	16 ~ 53	18 ~ 55	20 ~ 57	22 ~ 59	23 ~ 61	25 ~ 63	27 ~ 65	29 ~ 67	31 ~ 69		
47	18 ~ 45	19 ~ 47	21 ~ 49	23 ~ 52	25 ~ 54	26 ~ 56	28 ~ 58	30 ~ 60	32 ~ 62	34 ~ 64	36 ~ 66	
	14 ~ 19	16 ~ 52	18 ~ 54	19 ~ 56	21 ~ 58	23 ~ 60	25 ~ 62	26 ~ 64	28 ~ 66	30 ~ 68	32 ~ 70	
48	17 ~ 44	19 ~ 46	21 ~ 48	22 ~ 51	24 ~ 53	26 ~ 55	28 ~ 57	30 ~ 59	31 ~ 61	33 ~ 63	35 ~ 65	
	14 ~ 49	16 ~ 51	17 ~ 53	19 ~ 55	21 ~ 57	22 ~ 59	24 ~ 61	26 ~ 63	28 ~ 65	29 ~ 67	31 ~ 69	
49	17 ~ 43	18 ~ 45	20 ~ 47	22 ~ 50	24 ~ 52	25 ~ 54	27 ~ 56	29 ~ 58	31 ~ 60	33 ~ 62	34 ~ 64	36 ~ 66
	14 ~ 48	15 ~ 50	17 ~ 52	19 ~ 54	20 ~ 56	22 ~ 58	23 ~ 60	25 ~ 62	27 ~ 64	29 ~ 66	31 ~ 68	32 ~ 70
50	16 ~ 43	18 ~ 45	20 ~ 47	21 ~ 49	23 ~ 51	25 ~ 53	26 ~ 55	28 ~ 57	30 ~ 59	32 ~ 61	34 ~ 63	36 ~ 65
	14 ~ 47	15 ~ 49	17 ~ 51	18 ~ 53	20 ~ 55	21 ~ 57	23 ~ 59	25 ~ 61	26 ~ 63	28 ~ 65	30 ~ 67	32 ~ 68

附表7 χ^2分布界值表

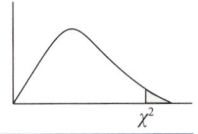

ν	\multicolumn{13}{c}{α（右侧尾部面积）}
	0.995	0.990	0.975	0.950	0.900	0.750	0.500	0.250	0.100	0.050	0.025	0.010	0.005
1	—	—	—	—	0.02	0.10	0.45	1.32	2.71	3.84	5.02	6.63	7.88
2	0.01	0.02	0.05	0.10	0.21	0.58	1.39	2.77	4.61	5.99	7.38	9.21	10.60
3	0.07	0.11	0.22	0.35	0.58	1.21	2.37	4.11	6.25	7.81	9.35	11.34	12.84
4	0.21	0.30	0.48	0.71	1.06	1.92	3.36	5.39	7.78	9.49	11.14	13.28	14.86
5	0.41	0.55	0.83	1.15	1.61	2.67	4.35	6.63	9.24	11.07	12.83	15.09	16.75
6	0.68	0.87	1.24	1.64	2.20	3.45	5.35	7.84	10.64	12.59	14.45	16.81	18.55
7	0.99	1.24	1.69	2.17	2.83	4.25	6.35	9.04	12.02	14.07	16.01	18.48	20.28
8	1.34	1.65	2.18	2.73	3.49	5.07	7.34	10.22	13.36	15.51	17.53	20.09	21.95
9	1.73	2.09	2.70	3.33	4.17	5.90	8.34	11.39	14.68	16.92	19.02	21.67	23.59
10	2.16	2.56	3.25	3.94	4.87	6.74	9.34	12.55	15.99	18.31	20.48	23.21	25.19
11	2.60	3.05	3.82	4.57	5.58	7.58	10.34	13.70	17.28	19.68	21.92	24.72	26.76
12	3.07	3.57	4.40	5.23	6.30	8.44	11.34	14.85	18.55	21.03	23.34	26.22	28.30
13	3.57	4.11	5.01	5.89	7.04	9.30	12.34	15.98	19.81	22.36	24.74	27.69	29.82
14	4.07	4.66	5.63	6.57	7.79	10.17	13.34	17.12	21.06	23.68	26.12	29.14	31.32
15	4.60	5.23	6.26	7.26	8.55	11.04	14.34	18.25	22.31	25.00	27.49	30.58	32.80
16	5.14	5.81	6.91	7.96	9.31	11.91	15.34	19.37	23.54	26.30	28.85	32.00	34.27
17	5.70	6.41	7.56	8.67	10.09	12.79	16.34	20.49	24.77	27.59	30.19	33.41	35.72
18	6.26	7.01	8.23	9.39	10.86	13.68	17.34	21.60	25.99	28.87	31.53	34.81	37.16
19	6.84	7.63	8.91	10.12	11.65	14.56	18.34	22.72	27.20	30.14	32.85	36.19	38.58
20	7.43	8.26	9.59	10.85	12.44	15.45	19.34	23.83	28.41	31.41	34.17	37.57	40.00
21	8.03	8.90	10.28	11.59	13.24	16.34	20.34	24.93	29.62	32.67	35.48	38.93	41.40
22	8.64	9.54	10.98	12.34	14.04	17.24	21.34	26.04	30.81	33.92	36.78	40.29	42.80
23	9.26	10.20	11.69	13.09	14.85	18.14	22.34	27.14	32.01	35.17	38.08	41.64	44.18
24	9.89	10.86	12.40	13.85	15.66	19.04	23.34	28.24	33.20	36.42	39.36	42.98	45.56
25	10.52	11.52	13.12	14.61	16.47	19.94	24.34	29.34	34.38	37.65	40.65	44.31	46.93
26	11.16	12.20	13.84	15.38	17.29	20.84	25.34	30.43	35.56	38.89	41.92	45.64	48.29
27	11.81	12.88	14.57	16.15	18.11	21.75	26.34	31.53	36.74	40.11	43.19	46.96	49.64
28	12.46	13.56	15.31	16.93	18.94	22.66	27.34	32.62	37.92	41.34	44.46	48.28	50.99
29	13.12	14.26	16.05	17.71	19.77	23.57	28.34	33.71	39.09	42.56	45.72	49.59	52.34
30	13.79	14.95	16.79	18.49	20.60	24.48	29.34	34.80	40.26	43.77	46.98	50.89	53.67
40	20.71	22.16	24.43	26.51	29.05	33.66	39.34	45.62	51.81	55.76	59.34	63.69	66.77
50	27.99	29.71	32.36	34.76	37.69	42.94	49.33	56.33	63.17	67.50	71.42	76.15	79.49
60	35.53	37.48	40.48	43.19	46.46	52.29	59.33	66.98	74.40	79.08	83.30	88.38	91.95
70	43.28	45.44	48.76	51.74	55.33	61.70	69.33	77.58	85.53	90.53	95.02	100.43	104.21
80	51.17	53.54	57.15	60.39	64.28	71.14	79.33	88.13	96.58	101.88	106.63	112.33	116.32
90	59.20	61.75	65.65	69.13	73.29	80.62	89.33	98.65	107.57	113.15	118.14	124.12	128.30
100	67.33	70.06	74.22	77.93	82.36	90.13	99.33	109.14	118.50	124.34	129.56	135.81	140.17

附表 8 *T* 界值表（配对比较的符号秩和检验用）

n	单侧：0.05 双侧：0.10	0.025 0.05	0.01 0.02	0.005 0.010
5	0 – 15			
6	2 – 19	0 – 21		
7	3 – 25	2 – 26	0 – 28	
8	5 – 31	3 – 33	1 – 35	0 – 36
9	8 – 37	5 – 40	3 – 42	1 – 44
10	10 – 45	8 – 47	5 – 50	3 – 52
11	13 – 53	10 – 56	7 – 59	5 – 61
12	17 – 61	13 – 65	9 – 69	7 – 71
13	21 – 70	17 – 74	12 – 79	9 – 82
14	25 – 80	21 – 84	15 – 90	12 – 93
15	30 – 90	25 – 95	19 – 101	15 – 105
16	35 – 101	29 – 107	23 – 113	19 – 117
17	41 – 112	34 – 119	27 – 126	23 – 130
18	47 – 124	40 – 131	32 – 139	27 – 144
19	53 – 137	46 – 144	37 – 153	32 – 158
20	60 – 150	52 – 158	43 – 167	37 – 173
21	67 – 164	58 – 173	49 – 182	42 – 189
22	75 – 178	65 – 188	55 – 198	48 – 205
23	83 – 193	73 – 203	62 – 214	54 – 222
24	91 – 209	81 – 219	69 – 231	61 – 239
25	100 – 225	89 – 236	76 – 249	68 – 257
26	110 – 241	98 – 253	84 – 267	75 – 276
27	119 – 259	107 – 271	92 – 286	83 – 295
28	130 – 276	116 – 290	101 – 305	91 – 315
29	140 – 295	126 – 309	110 – 325	100 – 335
30	151 – 314	137 – 328	120 – 345	109 – 356
31	163 – 333	147 – 349	130 – 366	118 – 378
32	175 – 353	159 – 369	140 – 388	128 – 400
33	187 – 374	170 – 391	151 – 410	138 – 423
34	200 – 395	182 – 413	162 – 433	148 – 447
35	213 – 417	195 – 435	173 – 457	159 – 471
36	227 – 439	208 – 458	185 – 481	171 – 495
37	241 – 462	221 – 482	198 – 505	182 – 521
38	256 – 485	235 – 506	211 – 530	194 – 547
39	271 – 509	249 – 531	224 – 556	207 – 573
40	286 – 534	264 – 556	238 – 582	220 – 600
41	302 – 559	279 – 582	252 – 609	233 – 628
42	319 – 584	294 – 609	266 – 637	247 – 656
43	336 – 610	310 – 636	281 – 665	261 – 685
44	353 – 637	327 – 663	296 – 694	276 – 714
45	371 – 664	343 – 692	312 – 723	291 – 744
46	389 – 692	361 – 720	328 – 753	307 – 774
47	407 – 721	378 – 750	345 – 783	322 – 806
48	426 – 750	396 – 780	362 – 814	339 – 837
49	446 – 779	415 – 810	379 – 846	355 – 870
50	466 – 809	434 – 841	397 – 878	373 – 902

附表 9 *T* 界值表（两样本比较的秩和检验用）

	单侧	双侧
1 行	$P = 0.05$	$P = 0.10$
2 行	$P = 0.025$	$P = 0.05$
3 行	$P = 0.01$	$P = 0.02$
4 行	$P = 0.005$	$P = 0.01$

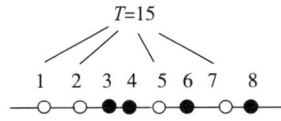

$T=15$

1 2 3 4 5 6 7 8

n_1（较小者）	$n_2 - n_1$										
	0	1	2	3	4	5	6	7	8	9	10
2				3 – 13	3 – 15	3 – 17	4 – 18	4 – 20	4 – 22	4 – 24	5 – 25
							3 – 19	3 – 21	3 – 23	3 – 25	4 – 26
3	6 – 15	6 – 18	7 – 20	8 – 22	8 – 25	9 – 27	10 – 29	10 – 32	11 – 34	11 – 37	12 – 39
			6 – 21	7 – 23	7 – 26	8 – 28	8 – 31	9 – 33	9 – 36	10 – 38	10 – 41
				6 – 27	6 – 30	7 – 32	7 – 35	7 – 38	8 – 40	8 – 43
						6 – 33	6 – 36	6 – 39	7 – 41	7 – 44
4	11 – 25	12 – 28	13 – 31	14 – 34	15 – 37	16 – 40	17 – 43	18 – 46	19 – 49	20 – 52	21 – 55
	10 – 26	11 – 29	12 – 32	13 – 35	14 – 38	14 – 42	15 – 45	16 – 48	17 – 51	18 – 54	19 – 57
		10 – 30	11 – 33	11 – 37	12 – 40	13 – 43	13 – 47	14 – 50	15 – 53	15 – 57	16 – 60
			10 – 34	10 – 38	11 – 41	11 – 45	12 – 48	12 – 52	13 – 55	13 – 59	14 – 62
5	19 – 36	20 – 40	21 – 44	23 – 47	24 – 51	26 – 54	27 – 58	28 – 62	30 – 65	31 – 69	33 – 72
	17 – 38	18 – 42	20 – 45	21 – 49	22 – 53	23 – 57	24 – 61	26 – 64	27 – 68	28 – 72	29 – 76
	16 – 39	17 – 43	18 – 47	19 – 51	20 – 55	21 – 59	22 – 63	23 – 67	24 – 71	25 – 75	26 – 79
	15 – 40	16 – 44	16 – 49	17 – 53	18 – 57	19 – 61	20 – 65	21 – 69	22 – 73	22 – 78	23 – 82
6	28 – 50	29 – 55	31 – 59	33 – 63	35 – 67	37 – 71	38 – 76	40 – 80	42 – 84	44 – 88	46 – 92
	26 – 52	27 – 57	29 – 61	31 – 65	32 – 70	34 – 74	35 – 79	37 – 83	38 – 88	40 – 92	42 – 96
	24 – 54	25 – 59	27 – 63	28 – 68	29 – 73	30 – 78	32 – 82	33 – 87	34 – 92	36 – 96	37 – 101
	23 – 55	24 – 60	25 – 65	26 – 70	27 – 75	28 – 80	30 – 84	31 – 89	32 – 94	33 – 99	34 – 104
7	39 – 66	41 – 71	43 – 76	45 – 81	47 – 86	49 – 91	52 – 95	54 – 100	56 – 105	58 – 110	61 – 114
	36 – 69	38 – 74	40 – 79	42 – 84	44 – 89	46 – 94	48 – 99	50 – 104	52 – 109	54 – 114	56 – 119
	34 – 71	35 – 77	37 – 82	39 – 87	40 – 93	42 – 98	44 – 103	45 – 109	47 – 114	49 – 119	51 – 124
	32 – 73	34 – 78	35 – 84	37 – 89	38 – 95	40 – 100	41 – 106	43 – 111	44 – 117	45 – 122	47 – 128
8	51 – 85	54 – 90	56 – 96	59 – 101	62 – 106	64 – 112	67 – 117	69 – 123	72 – 128	75 – 133	77 – 139
	49 – 87	51 – 93	53 – 99	55 – 105	58 – 110	60 – 116	62 – 122	65 – 127	67 – 133	70 – 138	72 – 144
	45 – 91	47 – 97	49 – 103	51 – 109	53 – 115	56 – 120	58 – 126	60 – 132	62 – 138	64 – 144	66 – 150
	43 – 93	45 – 99	47 – 105	49 – 111	51 – 117	53 – 123	54 – 130	56 – 136	58 – 142	60 – 148	62 – 154
9	66 – 105	69 – 111	72 – 117	75 – 123	78 – 129	81 – 135	84 – 141	87 – 147	90 – 153	93 – 159	96 – 165
	62 – 109	65 – 115	68 – 121	71 – 127	73 – 134	76 – 140	79 – 146	82 – 152	84 – 159	87 – 165	90 – 171
	59 – 112	61 – 119	63 – 126	66 – 132	68 – 139	71 – 145	73 – 152	76 – 158	78 – 165	81 – 171	83 – 178
	56 – 115	58 – 122	61 – 128	63 – 135	65 – 142	67 – 149	69 – 156	72 – 162	74 – 169	76 – 176	78 – 183
10	82 – 128	86 – 134	89 – 141	92 – 148	96 – 154	99 – 161	103 – 167	106 – 174	110 – 180	113 – 187	117 – 193
	78 – 132	81 – 139	84 – 146	88 – 152	91 – 159	94 – 166	97 – 173	100 – 180	103 – 187	107 – 193	110 – 200
	74 – 136	77 – 143	79 – 151	82 – 158	85 – 165	88 – 172	91 – 179	93 – 187	96 – 194	99 – 201	102 – 208
	71 – 139	73 – 147	76 – 154	79 – 161	81 – 169	84 – 176	86 – 184	89 – 191	92 – 198	94 – 206	97 – 213

附表 10　*H* 界值表（三样本比较的秩和检验用）

n	n_1	n_2	n_3	P	
				0.05	0.01
7	3	2	2	4.71	
	3	3	1	5.14	
8	3	3	2	5.36	
	4	2	2	5.33	
	4	3	1	5.21	
	5	2	1	5.00	
9	3	3	3	5.60	7.20
	4	3	2	5.44	6.44
	4	4	1	4.97	6.67
	5	2	2	5.16	6.53
	5	3	1	4.96	
10	4	3	3	5.73	6.75
	4	4	2	5.45	7.04
	5	3	2	5.25	6.82
	5	4	1	4.99	6.95
11	4	4	3	5.60	7.14
	5	3	3	5.65	7.08
	5	4	2	5.27	7.12
	5	5	1	5.13	7.31
12	4	4	4	5.69	7.65
	5	4	3	5.63	7.44
	5	5	2	5.34	7.27
13	5	4	4	5.62	7.76
	5	5	3	5.71	7.54
14	5	5	4	5.64	7.79
15	5	5	5	5.78	7.98

附表 11　相关系数 r 界值表（Pearson 相关系数检验用）

自由度 ν	单侧：0.25 双侧：0.50	0.10 0.20	0.05 0.10	0.025 0.05	0.01 0.02	0.005 0.01	0.0025 0.005	0.001 0.002	0.000 0.001
1	0.707	0.951	0.988	0.997	1.000	1.000	1.000	1.000	1.000
2	0.500	0.800	0.900	0.950	0.980	0.990	0.995	0.998	0.999
3	0.404	0.687	0.805	0.878	0.934	0.959	0.974	0.986	0.991
4	0.347	0.608	0.729	0.811	0.882	0.917	0.942	0.963	0.974
5	0.309	0.551	0.669	0.755	0.833	0.875	0.906	0.935	0.951
6	0.281	0.507	0.621	0.707	0.789	0.834	0.870	0.905	0.925
7	0.260	0.472	0.582	0.666	0.750	0.798	0.836	0.875	0.898
8	0.242	0.443	0.549	0.632	0.715	0.765	0.805	0.847	0.872
9	0.228	0.419	0.521	0.602	0.685	0.735	0.776	0.820	0.847
10	0.216	0.398	0.497	0.576	0.658	0.708	0.750	0.795	0.823
11	0.206	0.380	0.467	0.553	0.634	0.684	0.726	0.772	0.801
12	0.197	0.365	0.457	0.532	0.612	0.661	0.703	0.750	0.780
13	0.189	0.351	0.441	0.514	0.592	0.641	0.683	0.730	0.760
14	0.182	0.338	0.426	0.497	0.574	0.623	0.664	0.711	0.742
15	0.176	0..327	0.412	0.482	0.558	0.606	0.647	0.694	0.725
16	0.170	0.317	0.400	0.468	0.542	0.590	0.631	0.678	0.708
17	0.165	0.308	0.389	0.456	0.529	0.575	0.616	0.662	0.693
18	0.160	0.299	0.378	0.444	0.515	0.561	0.602	0.648	0.679
19	0.156	0.291	0.369	0.433	0.503	0.549	0.589	0.635	0.665
20	0.152	0.284	0.360	0.423	0.492	0.537	0.576	0.622	0.652
21	0.148	0.277	0.352	0.413	0.482	0.526	0.565	0.610	0.640
22	0.145	0.271	0.344	0.404	0.472	0.515	0.554	0.599	0.629
23	0.141	0.265	0.337	0.396	0.462	0.505	0.543	0.588	0.618
24	0.138	0.260	0.330	0.388	0.453	0.496	0.534	0.578	0.607
25	0.136	0.255	0.323	0.381	0.445	0.487	0.524	0.568	0.597
26	0.133	0.250	0.317	0.374	0.437	0.479	0.515	0.559	0.588
27	0.131	0.245	0.311	0.367	0.430	0.471	0.507	0.550	0.579
28	0.128	0.241	0.306	0.361	0.423	0.463	0.499	0.541	0.570
29	0.126	0.237	0.301	0.355	0.416	0.456	0.491	0.533	0.562
30	0.124	0.233	0.296	0.349	0.409	0.449	0.484	0.526	0.554
31	0.122	0.229	0.291	0.344	0.403	0.442	0.477	0.518	0.546
32	0.120	0.225	0.287	0.339	0.397	0.436	0.470	0.511	0.539
33	0.118	0.222	0.283	0.334	0.392	0.430	0.464	0.504	0.532
34	0.116	0.219	0.279	0.329	0.386	0.424	0.458	0.498	0.525
35	0.115	0.216	0.275	0.325	0.381	0.418	0.452	0.492	0.519
36	0.113	0.213	0.271	0.320	0.376	0.413	0.446	0.486	0.513
37	0.111	0.210	0.267	0.316	0.371	0.408	0.441	0.480	0.507
38	0.110	0.207	0.264	0.312	0.367	0.403	0.435	0.474	0.501
39	0.108	0.204	0.261	0.308	0.362	0.398	0.430	0.469	0.495
40	0.107	0.202	0.257	0.304	0.358	0.393	0.425	0.463	0.490
41	0.106	0.199	0.254	0.301	0.354	0.389	0.420	0.458	0.484
42	0.104	0.197	0.251	0.297	0.350	0.384	0.416	0.453	0.479
43	0.103	0.195	0.248	0.294	0.346	0.380	0.411	0.449	0.474
44	0.102	0.192	0.246	0.291	0.342	0.376	0.407	0.444	0.469
45	0.101	0.190	0.243	0.288	0.338	0.372	0.403	0.439	0.465
46	0.100	0.188	0.240	0.285	0.335	0.368	0.399	0.435	0.460
47	0.099	0.186	0.186	0.282	0.331	0.365	0.395	0.431	0.456
48	0.098	0.184	0.184	0.279	0.328	0.361	0.391	0.427	0.451
49	0.097	0.182	0.182	0.276	0.325	0.358	0.387	0.423	0.447
50	0.096	0.181	0.181	0.273	0.322	0.354	0.384	0.419	0.443

附表 12　r_s 界值表（Spearman 相关系数检验用）

自由度 ν		概率，P								
	单侧：	0.25	0.10	0.05	0.025	0.01	0.005	0.0025	0.001	0.0005
	双侧：	0.50	0.20	0.10	0.05	0.02	0.01	0.005	0.002	0.001
4		0.600	1.000	1.000						
5		0.500	0.800	0.900	1.000	1.000				
6		0.371	0.657	0.829	0.886	0.943	1.000	1.000		
7		0.321	0.571	0.714	0.786	0.893	0.929	0.964	1.000	1.000
8		0.310	0.524	0.643	0.738	0.833	0.881	0.905	0.952	0.976
9		0.267	0.483	0.600	0.700	0.783	0.833	0.867	0.917	0.933
10		0.248	0.455	0.564	0.648	0.745	0.794	0.830	0.879	0.903
11		0.236	0.427	0.536	0.618	0.709	0.755	0.800	0.845	0.873
12		0.217	0.406	0.503	0.587	0.678	0.727	0.769	0.818	0.846
13		0.209	0.385	0.484	0.560	0.648	0.703	0.747	0.791	0.824
14		0.200	0.367	0.464	0.538	0.626	0.679	0.723	0.771	0.802
15		0.189	0.354	0.446	0.521	0.604	0.654	0.700	0.750	0.779
16		0.182	0.341	0.429	0.503	0.582	0.635	0.679	0.729	0.762
17		0.176	0.328	0.414	0.485	0.566	0.615	0.662	0.713	0.748
18		0.170	0.317	0.401	0.472	0.550	0.600	0.643	0.695	0.728
19		0.165	0.309	0.391	0.460	0.535	0.548	0.628	0.677	0.712
20		0.161	0.299	0.380	0.447	0.520	0.570	0.612	0.662	0.696
21		0.156	0.292	0.370	0.435	0.508	0.556	0.599	0.648	0.681
22		0.152	0.284	0.361	0.425	0.496	0.544	0.586	0.634	0.667
23		0.148	0.278	0.353	0.415	0.486	0.532	0.573	0.622	0.654
24		0.144	0.271	0.344	0.406	0.476	0.521	0.562	0.610	0.642
25		0.142	0.265	0.337	0.398	0.466	0.511	0.551	0.598	0.630
26		0.138	0.259	0.331	0.390	0.457	0.501	0.541	0.587	0.619
27		0.136	0.255	0.324	0.382	0.448	0.491	0.531	0.577	0.608
28		0.133	0.250	0.317	0.375	0.440	0.483	0.522	0.567	0.598
29		0.130	0.245	0.312	0.368	0.433	0.475	0.513	0.558	0.589
30		0.128	0.240	0.306	0.362	0.425	0.467	0.504	0.549	0.580
31		0.16	0.236	0.301	0.356	0.418	0.459	0.496	0.541	0.571
32		0.124	0.232	0.296	0.350	0.412	0.452	0.489	0.533	0.563
33		0.121	0.229	0.291	0.345	0.405	0.446	0.482	0.525	0.554
34		0.120	0.225	0.287	0.340	0.399	0.439	0.475	0.517	0.547
35		0.118	0.222	0.283	0.335	0.394	0.433	0.468	0.510	0.539
36		0.116	0.219	0.279	0.330	0.388	0.427	0.462	0.504	0.533
37		0.114	0.216	0.275	0.325	0.382	0.421	0.456	0.497	0.526
38		0.113	0.212	0.217	0.321	0.378	0.415	0.450	0.491	0.519
39		0.111	0.210	0.267	0.317	0.373	0.410	0.444	0.485	0.513
40		0.110	0.207	0.264	0.313	0.368	0.405	0.439	0.479	0.507
41		0.108	0.204	0.261	0.309	0.364	0.400	0.433	0.473	0.501
42		0.107	0.202	0.257	0.305	0.359	0.395	0.428	0.468	0.495
43		0.105	0.199	0.254	0.301	0.355	0.391	0.423	0.463	0.490
44		0.104	0.197	0.251	0.298	0.351	0.386	0.419	0.458	0.484
45		0.103	0.194	0.248	0.294	0.347	0.382	0.414	0.453	0.479
46		0.102	0.192	0.246	0.291	0.343	0.378	0.410	0.448	0.474
47		0.101	0.190	0.243	0.288	0.340	0.374	0.405	0.443	0.469
48		0.100	0.188	0.240	0.285	0.336	0.370	0.401	0.439	0.465
49		0.098	0.186	0.238	0.282	0.333	0.366	0.397	0.434	0.460
50		0.097	0.184	0.235	0.279	0.329	0.363	0.393	0.430	0.456

附表 13　随机数字表

编号	1~10					11~20					21~30					31~40					41~50				
1	22	17	68	65	81	68	95	23	92	35	87	02	22	57	51	61	09	43	95	06	58	24	82	03	47
2	19	36	27	59	46	13	79	93	37	55	39	77	32	77	09	85	52	05	30	62	47	83	51	62	74
3	16	77	23	02	77	09	61	84	25	21	28	06	24	25	93	16	71	13	59	78	23	05	47	47	25
4	78	43	76	71	61	20	44	90	32	64	97	67	63	99	61	46	38	03	93	22	69	81	21	99	21
5	03	28	28	26	08	73	37	32	04	05	69	30	16	09	05	88	69	58	28	99	35	07	44	75	47
6	93	22	53	64	39	07	10	63	76	35	84	03	04	79	88	08	13	13	85	51	55	34	57	72	69
7	78	76	58	54	74	92	38	70	96	92	52	06	79	79	45	82	63	18	27	44	69	66	92	19	09
8	23	68	35	26	00	99	53	93	61	28	52	70	05	48	34	56	65	05	61	86	90	92	10	70	80
9	15	39	25	70	99	93	86	52	77	65	15	33	59	05	28	22	87	26	07	47	86	96	98	29	06
10	58	71	96	30	24	18	46	23	34	27	85	13	99	24	44	49	18	09	79	49	74	16	32	23	02
11	57	35	27	33	72	24	53	63	94	09	41	10	76	47	91	44	04	95	49	66	39	60	04	59	81
12	48	50	86	54	48	22	06	34	72	52	82	21	15	65	20	33	29	94	71	11	15	91	29	12	03
13	61	96	48	95	03	07	16	39	33	66	98	56	10	56	79	77	21	30	27	12	90	49	22	23	62
14	36	93	89	41	26	29	70	83	63	51	99	74	20	52	36	87	09	41	15	09	98	60	16	03	03
15	18	87	00	42	31	57	90	12	02	07	23	47	37	17	31	54	08	01	88	63	39	41	88	92	10
16	88	56	53	27	59	33	35	72	67	47	77	34	55	45	70	08	18	27	38	90	16	95	86	70	75
17	09	72	95	84	29	49	41	31	06	70	42	38	06	45	18	64	84	73	31	65	52	53	37	97	15
18	12	96	88	17	31	65	19	69	02	83	60	75	86	90	68	24	64	19	35	51	56	61	87	39	12
19	85	94	57	24	16	92	09	84	38	76	22	00	27	69	85	29	81	94	78	70	21	94	47	90	12
20	38	64	43	59	98	98	77	87	68	07	91	51	67	62	44	40	98	05	93	78	23	32	65	41	18
21	53	44	09	42	72	00	41	86	79	79	68	47	22	00	20	35	55	31	51	51	00	83	63	22	55
22	40	76	66	26	84	57	99	99	90	37	36	63	32	08	58	37	40	13	68	97	87	64	81	07	83
23	02	17	79	18	05	12	59	52	57	02	22	07	90	47	03	28	14	11	30	79	20	69	22	40	98
24	95	17	82	06	53	31	51	10	96	46	92	06	88	07	77	56	11	50	81	69	40	23	72	51	39
25	35	76	22	42	92	96	11	83	44	80	34	68	35	48	77	33	42	40	90	60	73	96	53	97	86
26	26	29	31	56	41	85	47	04	66	08	34	72	57	59	13	82	43	80	46	15	38	26	61	70	04
27	77	80	20	75	82	72	82	32	99	90	63	95	73	76	63	89	73	44	99	05	48	67	26	43	18
28	46	40	66	44	52	91	36	74	43	53	30	82	13	54	00	78	45	63	98	35	55	03	36	67	68
29	37	56	08	18	09	77	53	84	46	47	31	91	18	95	58	24	16	74	11	53	44	10	13	85	57
30	61	65	61	68	66	37	27	47	39	19	84	83	70	07	48	53	21	40	06	71	95	06	79	88	54
31	93	43	69	64	07	34	18	04	52	35	56	27	09	24	86	61	85	53	83	45	19	90	70	99	00
32	21	96	60	12	99	11	20	99	45	18	48	13	93	55	34	18	37	79	49	90	65	97	38	20	46
33	95	20	47	97	97	27	37	83	28	71	00	06	41	41	74	45	89	09	39	84	51	67	11	52	49
34	97	86	21	78	73	10	65	81	92	59	58	76	17	14	97	04	76	62	16	17	17	95	70	45	80
35	69	92	06	34	13	59	71	74	17	32	27	55	10	24	19	23	71	82	13	74	63	52	52	01	41
36	04	31	17	21	56	33	73	99	19	87	26	72	39	27	67	53	77	57	68	93	60	61	97	22	61
37	61	06	98	03	91	87	14	77	43	96	43	00	65	98	50	45	60	33	01	07	98	99	46	50	47
38	85	93	85	86	88	72	87	08	62	40	16	06	10	89	20	23	21	34	74	97	76	38	03	29	63
39	21	74	32	47	45	73	96	07	94	52	09	65	90	77	47	25	76	16	19	33	53	05	70	53	30
40	15	69	53	82	80	79	96	23	53	10	65	39	07	16	29	45	33	02	43	70	02	87	40	41	45
41	02	89	08	04	49	20	21	14	68	86	87	63	93	95	17	11	29	01	95	80	35	14	97	35	33
42	87	18	15	89	79	85	43	01	72	73	08	61	74	51	69	89	74	39	82	15	94	51	33	41	67
43	98	83	71	94	22	59	97	50	99	52	08	52	85	08	40	87	80	61	65	31	91	51	80	32	44
44	10	08	58	21	66	72	68	49	29	31	89	85	84	46	06	89	73	19	85	23	65	09	29	75	63
45	47	90	56	10	08	88	02	84	27	83	42	29	72	23	19	66	56	46	65	79	20	71	53	20	25
46	22	85	61	68	90	49	64	92	85	44	16	40	12	89	88	50	14	49	81	06	01	82	77	45	12
47	67	80	43	79	33	12	83	11	41	16	25	58	19	68	70	77	02	54	00	52	53	43	37	15	26
48	27	62	50	96	72	79	44	61	40	15	14	53	40	65	39	27	31	58	50	28	11	39	03	34	25
49	33	78	80	87	15	38	30	06	38	21	14	47	47	07	26	54	96	87	53	32	40	36	40	96	76
50	13	13	92	66	99	47	24	49	57	74	32	25	43	62	17	10	97	11	69	84	99	63	22	32	98

参考文献

［1］方积乾. 生物医学研究的统计方法 ［M］. 2 版. 北京：高等教育出版社，2019.

［2］方积乾. 卫生统计学 ［M］. 7 版. 北京：人民卫生出版社. 2012.

［3］方积乾，孙振球. 卫生统计学 ［M］. 北京：人民卫生出版社，2006.

［4］张雪飞. 医学统计学 ［M］. 北京：中国医药科技出版社，2016.

［5］孙振球，徐勇勇. 医学统计学 ［M］. 北京：人民卫生出版社，2008.

［6］李晓松，陈峰，郝元涛，等. 卫生统计学 ［M］. 北京：人民卫生出版社，2017.

［7］李晓松. 医学统计学 ［M］. 3 版. 北京：高等教育出版社，2013.

［8］李立明，叶冬青，詹思延. 流行病学 ［M］. 北京：人民卫生出版社，2007.

［9］贾俊平，何晓群，金勇进. 统计学 ［M］. 8 版. 北京：中国人民大学出版社，2023.

［10］刘江涛，刘立佳. SPSS 数据统计与分析应用教程：基础篇 ［M］. 北京：清华大学出版社，2020.

［11］李康，贺佳. 医学统计学 ［M］. 7 版. 北京：人民卫生出版社，2018.

［12］丁元林，王彤. 卫生统计学 ［M］. 2 版. 北京：科学出版社，2021.

［13］叶海，孙静. 医药数理统计 ［M］. 2 版. 北京：人民卫生出版社，2020.

［14］李新林. 医学统计学 ［M］. 2 版. 北京：人民卫生出版社，2021.

［15］康晓平. 实用卫生统计学 ［M］. 2 版. 北京：北京大学医学出版社，2010.